# 疫苗接种后不良反应典型案例百则

主　审　张　颖　丁亚兴　陈　伟
主　编　高志刚　李永成　骆晓艳

天津出版传媒集团
天津科技翻译出版有限公司

**图书在版编目(CIP)数据**

疫苗接种后不良反应典型案例百则 / 高志刚, 李永成, 骆晓艳主编. -- 天津 : 天津科技翻译出版有限公司, 2025. 5. -- ISBN 978-7-5433-4721-2

Ⅰ. R186

中国国家版本馆CIP数据核字第202582QA69号

**疫苗接种后不良反应典型案例百则**

YIMIAO JIEZHONGHOU BULIANG FANYING DIANXING ANLI BAIZE

**出　　版**:天津科技翻译出版有限公司
**出 版 人**:方　艳
**地　　址**:天津市和平区西康路35号
**邮政编码**:300051
**电　　话**:(022)87894896
**传　　真**:(022)87893237
**网　　址**:www.tsttpc.com
**印　　刷**:天津中图印刷科技有限公司
**发　　行**:全国新华书店
**版本记录**:787mm×1092mm　16开本　22印张　400千字
2025年5月第1版　2025年5月第1次印刷
定价:108.00元

# 编者名单

**主　　审**

张　颖　丁亚兴　陈　伟

**主　　编**

高志刚　李永成　骆晓艳

**副 主 编**

张国平　曲江文　李彦坤　郭玉婷

**编　　者**（按姓氏汉语拼音排序）

鲍立玲　蔡　岩　曹文秀　曹鑫鑫　付天宝　高　月

郭百慧　郝宝云　胡鸿媛　李　芳　李　楠　李国红

李淑翠　李晓静　刘　莹　王鹤霏　王志雄　吴小丽

邢　娜　徐津西　张谊微　郑向宇　朱　迪

# 序　言

预防接种是预防和控制相应传染病最有效、最经济的手段。近年来，随着卫生事业改革的不断推进，扩大免疫接种为儿童健康带来了巨大的社会效益和经济效益，疫苗预防的传染病发病率大幅度下降。另外，随着预防接种在助力人类全生命周期健康的重要作用逐渐显现，成年人和老年人疫苗的接种量不断上升。

疫苗是一种异源物质，人体在接种获得免疫保护的同时，也会有极少数人发生一些不良反应。我国对于疫苗接种后的不良反应有一整套完整的报告、监测、鉴定及补偿管理规定。近年来，随着疫苗可预防疾病发病率的降低，公众安全意识不断增强，关于疫苗安全性和对疫苗质疑的话题一直不断，疫苗犹豫也在发生。其中，公众对疫苗接种后发生疑似预防接种异常反应（AEFI）也越发关注。正确、规范地处置AEFI是预防接种工作人员需要掌握的基本技能。

我与高志刚同志同龄，相识多年。本书凝聚了他从事预防接种职业生涯的精华，学术价值高，实用性强。全书文字通顺、分类清楚，是预防接种工作者案头的必备书籍。

中华预防医学会副会长

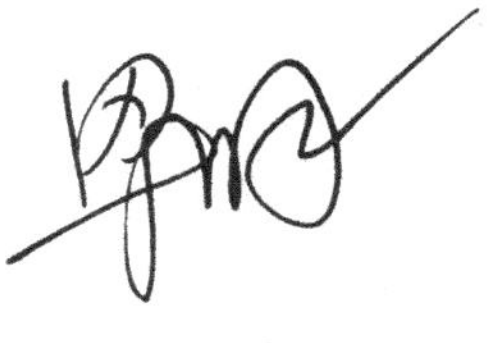

# 前　言

预防接种作为防控传染性疾病的有效经济手段，在保障全生命周期健康中发挥重要作用，然而少数不良反应引发的公众质疑和疫苗犹豫凸显了规范处置AEFI的重要性。

全书分为两部分共18章。第一部分总论包括疫苗的基本概念、AEFI概念及分类释义、AEFI监测与调查诊断、AEFI鉴定与预防接种异常反应补偿，简单介绍疫苗种类、疫苗分类及成分，概述疫苗的免疫反应及接种后可能发生不良反应的免疫学基本概念，并对AEFI监测的定义及分类进行释义，分析可能发生的原因及描述发生后的处置原则，同时对目前关于AEFI的监测、报告、调查诊断、鉴定补偿等流程进行梳理，以便读者正确认识预防接种不良反应，一旦在接种疫苗后发生AEFI应理性对待，按规范流程处置。

第二部分按照疫苗种类收录100个案例，案例均为《全国疑似预防接种异常反应监测方案》下发后报告、处置的AEFI病例，全部病例均经过各级疾病预防控制机构组织预防接种异常反应调查诊断专家组开展调查诊断，逐一进行讨论分析，最终得出分类诊断结论。案例分析内容包括病例摘要、调查处置措施、临床诊断及依据、分类诊断结论及依据、处置流程等部分。编者在遵从调查诊断专家组结论的基础上，对病例调查诊断经过及结论进行点评，给出案例关注的核心点及问题，以及案例启示，希望为相关工作提供参考和借鉴。

由于案例全部来源于天津市调查诊断的AEFI病例，涉及的疾病种类可能不够全面，同时受编者水平和时间所限，难免存在疏漏及不足之处，恳请同道批评指正。

本书属学术论著，仅供各地处理AEFI时作为技术参考使用，不作为处理接种反应纠纷的法律依据。

编者

# 目　录

## 第一部分　总论



## 第二部分　案例

# 第一部分　总论

预防接种是预防和控制相应传染病最有效、最经济的手段。近年来，随着卫生事业改革的不断推进，扩大免疫接种为儿童健康带来了巨大的社会效益和经济效益，随着成年人疫苗的不断推出，预防接种在助力人类全生命周期健康中发挥着重要作用。对于受种者而言，疫苗毕竟是一种异源物质，接种后获得免疫保护的同时，也会有极少数人发生一些与疫苗接种目的无关的不良反应。近年来，关于疫苗安全性和对疫苗质疑的话题一直不断。随着疫苗可预防疾病发病率的降低，公众的安全意识不断增强，疫苗接种犹豫也在发生。公众对疫苗接种后发生疑似预防接种异常反应也越发关注。本部分对疫苗概念、种类、分类及成分进行简单的介绍，概述规范的接种流程，同时对疑似预防接种异常反应监测的定义及分类进行释义，描述发生后的一般处置原则，分析接种疫苗为什么会发生疑似预防接种异常反应，对目前疑似预防接种异常反应的监测、报告、调查诊断、鉴定补偿等流程进行梳理，以便读者正确认识预防接种不良反应，一旦在接种疫苗后发生疑似预防接种异常反应应理性对待，按照规范流程进行处置。

# 第一章
# 疫苗与AEFI

## 第一节　疫苗的概念

根据《中华人民共和国疫苗管理法》，疫苗是指为预防、控制疾病的发生、流行，用于人体免疫接种的预防性生物制品。Edward Jenner在1796年为预防天花而使用接种牛痘的方法，揭开了疫苗学和近代免疫学的序幕；1880年，Louis Pasteur发现体外培养细菌可以减毒，催生了系列细菌疫苗的诞生；1950年以后，病毒组织培养技术的发展和成熟，促进了病毒疫苗的大幅度发展；在经历了1970—1985年的过渡期后，疫苗学进行了第三次革命，疫苗与前沿免疫理论、生命科学技术深度融合，从传染病拓展到非传染病、从预防拓展到治疗、从暴露前拓展到暴露后。至今疫苗已成为疾病预防最有效、最有治疗潜力的手段之一。

### 一、疫苗种类

疫苗研发的技术路线，大致经历了三代的发展：以灭活、减毒工艺为主的第一代传统技术路线；将病毒内能够诱导免疫反应发生的基因片段植入到工具细胞中，体外表达目标蛋白的第二代技术路线；将病毒中能够诱导合成具有免疫原性的蛋白质或亚单位的基因片段嫁接到没有致病性或致病性极低的病毒中，体内表达目标蛋白的第三代新型技术路线。通常也将核酸疫苗、合成肽疫苗和抗独特型抗体疫苗纳入新型疫苗的范畴。按照不同的技术路线，常见疫苗种类如下。

#### 1.灭活疫苗

指选用免疫原性强的病原体，经人工大量培养后，用理化方法灭活制成。灭活疫苗主要诱导特异性抗体的产生，为维持血清抗体水平，常需多次接种，有时会引起较重的局部和全身反应。由于灭活的病原体不能进入宿主细胞内增殖，不能通过内源性抗原提呈途径诱导细胞毒性T细胞的产生，免疫效果有一定的局限性。

目前，我国使用的灭活疫苗主要有脊髓灰质炎灭活疫苗（IPV）、狂犬病疫苗（RabV）、百日咳菌体疫苗（PV）、甲型肝炎（简称“甲肝”）灭活疫苗（HepA-I）、乙型脑炎（简称“乙脑”）灭活疫苗（JE-I）、肠道病毒71型灭活疫苗（EV71）、肾综合征出血热灭活疫苗（EHF）、钩端螺旋体疫苗（Lep）、新型冠状病毒灭活疫苗（nCov-Vac）等。

### 2. 类毒素疫苗

将某些细菌外毒素用甲醛等处理后脱毒的制品。毒性虽消失，但免疫原性不变，故仍然具有刺激人体产生抗毒素，以起到机体对某些疾病的主动免疫作用。该类疫苗含有氢氧化铝吸附剂，在体内吸收较慢，能较长时间刺激机体，使机体产生高滴度抗体，增强免疫效果。

常用的类毒素疫苗有吸附破伤风疫苗（TT）、吸附白喉疫苗（DV）。

### 3. 减毒活疫苗

指用减毒或无毒力的活病原微生物制成。传统的制备方法是将病原体在培养基或动物细胞中反复传代，使其失去或明显降低毒力，但保留免疫原性。活疫苗接种类似隐性感染或轻症感染，病原体在体内有一定的生长繁殖能力，免疫效果良好、持久，除诱导机体产生体液免疫和细胞免疫外，经自然感染途径接种还可形成黏膜局部免疫。具有接种剂量小、针次少、效果好的优点。其不足之处是疫苗在体内存在着恢复突变的危险，但在实践中比较罕见。免疫缺陷者和妊娠女性一般不宜接种减毒活疫苗。

目前，我国使用的减毒活疫苗主要包括卡介苗（BCG）、口服脊髓灰质炎减毒活疫苗（bOPV）、麻疹风疹腮腺炎联合减毒活疫苗（MMR）、乙脑减毒活疫苗（JE-L）、甲肝减毒活疫苗（HepA-L）、水痘减毒活疫苗（VZV）、轮状病毒减毒疫苗（RV）、冻干鼻喷流感减毒活疫苗（Flu-L）、带状疱疹减毒活疫苗（HZV-L）、皮上划痕人用布氏菌活疫苗（Bruc）、皮上划痕人用炭疽活疫苗（Anth）、皮上划痕用鼠疫活疫苗等（Plag）。

### 4. 多糖/多糖结合疫苗

细菌荚膜多糖和脂多糖具有免疫原性，可刺激机体产生保护性抗体，特异性的多糖纯化后制成的疫苗称为多糖疫苗。多糖均属于2型T细胞非依赖性抗原，在整个免疫过程中没有T细胞的参与，因此不会形成免疫记忆。多糖结合疫苗是将细菌荚膜多糖连接于其他抗原或类毒素，为细菌荚膜多糖提供了蛋白质载体，使其成为T细胞依赖性（TD）抗原。结合疫苗能引起T细胞、B细胞的联合识别，B细胞产生免疫球蛋白G

(IgG)类抗体,明显提高了免疫效果。

目前,已获得批准使用的多糖/多糖结合疫苗有脑膜炎球菌疫苗[A群脑膜炎球菌多糖结合疫苗(MPSV-A)、AC群脑膜炎球菌多糖结合疫苗(MPSV-AC)]、b型流感杆菌疫苗(Hib)、肺炎球菌疫苗(PPV-23)、伤寒Vi多糖疫苗(Typh-Vi)等。

### 5.亚单位疫苗

指去除病原体中与激发保护性免疫无关的成分,保留有效免疫原性成分制作的疫苗。有效免疫成分可以通过理化方法裂解病原体获得,也可以利用DNA重组技术制备。通过DNA重组技术制备的亚单位疫苗又称为重组亚单位疫苗。

目前,获得批准使用的裂解病原体制备的亚单位疫苗主要是流感病毒亚单位疫苗(Flu-su)。

### 6.基因工程疫苗

(1)重组基因疫苗:将病毒内能够诱导免疫反应发生的基因片段植入到工具细胞中,规模化生产所需的蛋白质,再收集、纯化这些蛋白质后就可以制成重组基因疫苗。

常用的基因工程疫苗有重组乙型肝炎(简称“乙肝”)疫苗(HepB)、重组戊型肝炎疫苗(HepE)、CHO新型冠状病毒疫苗(nCov-Vac)、人乳头瘤病毒疫苗(HPV)、重组带状疱疹疫苗(RZV)、重组B亚单位菌体霍乱疫苗(Chol)等。

(2)重组病毒载体疫苗:是将编码病原体有效免疫原性蛋白的基因序列插入载体(减毒的病毒或细菌)基因组中,接种后随载体感染人体细胞,将编码基因序列释放出来并表达合成所需的抗原。如果将多种病原体的有关基因插入载体,则成为可表达多种保护性抗原的多价疫苗。

目前使用较多的载体有痘苗病毒和腺病毒,痘苗病毒已用于单纯疱疹、肿瘤等疫苗的研究。腺病毒载体疫苗有腺病毒载体新型冠状病毒疫苗(Ad5-nCoV)、埃博拉病毒疫苗(Ebola.V)等。

### 7. DNA疫苗

DNA疫苗使用编码病原体有效免疫原的基因与细菌质粒构建成重组体,经注射等途径进入机体,重组质粒可转染宿主细胞,使其表达保护性蛋白抗原,从而诱导机体产生特异性免疫。DNA疫苗在体内可持续表达,可诱导体液免疫和细胞免疫,维持时间长,是疫苗发展的方向之一。DNA疫苗目前全球尚无产品上市,进入临床试验的

DNA疫苗有中东呼吸综合征疫苗、寨卡病毒疫苗、艾滋病疫苗、流感疫苗、宫颈癌疫苗GX-188E、B细胞淋巴瘤疫苗、登革热疫苗等,以及多个新型冠状病毒疫苗。

### 8. mRNA疫苗

mRNA疫苗是一种核酸疫苗,在新型冠状病毒感染流行期间开始使用。mRNA是一种天然存在的分子,带有人类细胞的"蓝图",在体外合成的编码特定抗原的mRNA序列被导入体内后,疫苗中携带的蛋白抗原信息,可以在受种者细胞内快速表达,起到刺激机体产生特异性免疫反应的作用,从而对抗各种病原微生物,具有安全性高、细胞内表达速度快及反应速度快的优势。接种mRNA疫苗类似于病毒感染,但mRNA疫苗利用的是病毒的基因序列而不是病毒本身,因此,mRNA疫苗不含有病毒成分,不会进入细胞核,无整合至宿主基因组的风险,不会引起感染。目前使用的有新型冠状病毒mRNA疫苗。

### 9. 联合疫苗

联合疫苗是由不同抗原组分混合制成的疫苗,包括两大类:多联疫苗和多价疫苗。多联疫苗由不同病原体的抗原组成,用来预防多种疾病,如白喉、破伤风和无细胞型百日咳疫苗(DTaP;简称"百白破疫苗")可以预防白喉、百日咳和破伤风3种不同的传染病。多价疫苗包含同一种病原的不同亚型或血清型,如PPV-23可以预防23种亚型的肺炎链球菌感染。

## 二、疫苗成分

### 1. 抗原

疫苗以病原微生物或其组成成分、代谢产物为起始材料,采用生物技术制备而成,其本身就是抗原。蛋白质是大多数疫苗的主要抗原成分,如灭活疫苗、减毒活疫苗、裂解疫苗、重组蛋白疫苗、类毒素疫苗。多糖也是疫苗的自然抗原。脂多糖是由多糖和脂质构成的复合物,是革兰阴性菌细胞壁中特有的内毒素和重要的群特异性抗原,也是制备一些疫苗的主要抗原成分。

## 2.疫苗辅料

生产疫苗时通常会加入其他成分，这些“额外”的成分称为“赋形剂或辅料”，包括钠盐、钾盐、缓冲剂、糖类、防腐剂、氨基酸、灭活剂和洗涤剂等，有些灭活疫苗还会加入佐剂。

（1）佐剂：佐剂是增强和改变免疫应答的物质，通过增强抗原提呈（缓释制剂和递送系统）或共刺激信号（免疫调节剂）而发挥作用。它能促进免疫原诱导的免疫反应、减少疫苗剂量，还可以调节免疫原诱导的免疫反应，得到所需要的免疫应答。铝盐（氢氧化铝、磷酸铝或硫酸铝钾）是当今疫苗最常用的佐剂。

（2）稳定剂：稳定剂对于解决疫苗酸碱度、保持疫苗的稳定性和温度等非常重要，目的是保护疫苗以抵御如冻干过程或高温等不良条件。稳定剂包括糖类（如蔗糖和乳糖）、氨基酸（如甘氨酸或谷氨酸-钠盐）、氯化镁、明胶及蛋白质等，最常用的稳定剂是明胶和乳胶。

• 明胶：明胶是一种在食物和药物中广泛使用的动物蛋白，在疫苗中作为稳定剂而添加，是提高疫苗冻干稳定性和复水性的常用方法。明胶可以改变疫苗在冻干过程中环境改变所造成的损害，保持疫苗原有的结构和生物活性，提升疫苗贮藏期内蛋白质的稳定性。通常由来源于牛或猪的皮、骨、腱或韧带等结缔组织中的胶原蛋白降解而成，是一种部分水解的胶原大分子蛋白质。

• 乳胶：乳胶是疫苗的稳定剂，其来源于橡胶树的液体树汁并含有天然化学成分，如植物蛋白和多肽。

（3）防腐剂：液体疫苗一般为避免在保存期间的微量细菌繁殖，均加入适量的防腐剂。大多数灭活疫苗均使用防腐剂，如硫柳汞、2-苯氧乙醇、苯酚及氮仿等。

• 硫柳汞：20世纪30年代以来，硫柳汞一直用作疫苗的防腐剂，它是一种广谱抑菌剂，对病毒、细菌、真菌均有较好的杀灭作用。硫柳汞中的汞可与酶系统的巯基结合，使一些含巯基的酶受到抑制而失去活性，导致微生物的细胞正常代谢障碍，从而抑制细菌的生长繁殖。

• 苯氧乙醇：是一种用于其他产品的防腐剂，例如，多年来已发现硫柳汞对IPV的效果有不良影响，必须为其寻找一种替代的防腐剂，而苯氧乙醇与IPV疫苗组分有良好的相容性，因此，已在美国批准的2种IPV疫苗中用作防腐剂。

• 苯酚：目前，有3种在美国获上市许可的疫苗使用苯酚，每种疫苗均含0.25%苯酚作为防腐剂。根据美国国立卫生研究院的最低要求，酚类化合物（如苯酚或各种甲氧甲酚)不允许用作含有白喉和破伤风类毒素产品的防腐剂。

(4)调味剂:用于改善口服疫苗口味的物质,如口服五价重配轮状减毒活疫苗含有蔗糖。

### 3.残留物

一般而言,生产过程中使用的任何一种物质都可能在疫苗成品中出现。所有来源于生产过程、最终出现在疫苗成品中的物质定义为残留物。生产过程中的各种步骤都可以去除或减少这些残留物的含量。然而,对疫苗来说,还没有一个较好的祛除生产残留物的技术,或者认为可能没有祛除的必要(如出于安全性或对效果潜在不良影响的考虑)。另外,通常情况下完全祛除某种物质是不可能的,而且也无法证实某种物质是否已经被完全祛除。对于多种物质来讲,其残留量可能低于现行分析技术的检出限,这种情况下可认为其“不存在”。

(1)蛋白质:使用鸡胚生产的疫苗,如一些流感疫苗和狂犬病疫苗中使用的病毒颗粒都是在鸡蛋上生长的,疫苗中可能有少量的卵清蛋白痕迹。

(2)抗生素:在疫苗生产阶段,为防止细菌污染组织培养细胞,常加入痕量的1种或多种抗生素,如新霉素、链霉素及多黏菌素B。疫苗在纯化过程中大部分抗生素已被清除,但部分疫苗中仍有痕量抗生素。

(3)外源因子:在疫苗生产中使用动物源性原材料,如明胶、胎牛血清或原代动物源性细胞,可能会使疫苗中存在外源性物质的污染。

(4)致热原:由革兰阴性菌制备的疫苗可能含有脂多糖,通常称为内毒素,可刺激固有免疫系统产生炎症反应,导致发热、休克和死亡。成品疫苗最终配方中的内毒素残留量取决于多种因素,包括疫苗生产中的纯化步骤。

## 三、疫苗分类

### 1.免疫规划疫苗

居民应按照政府的规定接种疫苗,包括国家免疫规划确定的疫苗,省、自治区、直辖市人民政府在执行国家免疫规划时增加的疫苗,以及县级以上人民政府或其疾病预防控制主管部门组织的应急接种或群体性预防接种所使用的疫苗。

(1)国家免疫规划疫苗:适龄儿童接种的疫苗。包括HepB、BCG、IPV、bOPV、DTaP、吸附白喉破伤风联合疫苗(DT)、MMR、HepA-L或HepA-I、JE-L或JE-I、MPSV-A、

MPSV-AC。

重点人群接种的疫苗，包括EHF、Anth、Lep。

(2)省级人民政府增加的免疫规划疫苗：省、自治区、直辖市人民政府在执行国家免疫规划时，根据本行政区域疾病预防、控制需要，增加的免疫规划疫苗种类或剂次，须报国家疾病预防控制局备案并公布。如天津市疾病预防控制中心增加的水痘减毒活疫苗。

(3)群体性预防接种疫苗：根据传染病监测和预警信息，为预防、控制传染病暴发、流行，在特定范围和时间内，针对可能受某种传染病威胁的特定人群，开展群体性预防接种所使用的疫苗。

(4)应急接种疫苗：当传染病暴发、流行时，为控制传染病疫情蔓延，针对目标人群开展的应急接种所使用的疫苗。

### 2. 非免疫规划疫苗

由居民自愿接种的免疫规划疫苗以外的其他疫苗。根据其所含抗原成分是否可以替代免疫规划疫苗，分为替代型和补充型。其中替代型指含国家免疫规划疫苗成分的非免疫规划疫苗，包括吸附无细胞百白破b型流感嗜血杆菌联合疫苗(DTaP-Hib)、吸附无细胞百白破灭活脊髓灰质炎和b型流感嗜血杆菌(结合)联合疫苗(DTaP-IPV/Hib)、MCV-AC、ACYW135群脑膜炎球菌多糖结合疫苗(MCV-ACYW135)、ACYW135群脑膜炎球菌多糖疫苗(MPV-ACYW135)等，补充型是指不含国家免疫规划疫苗成分的非免疫规划疫苗，包括RV、13价肺炎球菌疫苗(PCV13)、Hib、肠道病毒71型疫苗(EV71)、流感病毒疫苗(Flu.V)、HPV疫苗、23价肺炎球菌疫苗(PPV23)等。

## 第二节 预防接种的概念

预防接种是有效预防控制乃至消灭某些传染病最经济和最有效的手段，是将抗原或抗体注入人体，使人体产生对某种传染病的特异性免疫力，从而保护易感人群，预防传染病的发生。疫苗的预防接种是指将疫苗接种到人体，使受种者获得抵抗某一特定或与疫苗相似病原体的免疫力，借由免疫系统对外来物质的辨认，进行抗体的筛选和制造，以产生对抗该病原体或相似病原体的抗体，进而使受种者对该疾病产生较强的抵抗能力，该过程是人工主动免疫的过程。

## 一、预防接种组织形式

(1)常规接种:接种单位按照免疫规划疫苗免疫程序、非免疫规划疫苗使用指导原则和接种方案,在相对固定的接种服务周期内,为受种者提供的预防接种服务。

(2)群体性预防接种:根据监测和预警信息,为预防和控制传染病暴发、流行,在特定范围和时间内,针对可能受某种传染病威胁的特定人群,有组织实施的预防接种活动。

(3)应急接种:在传染病暴发、流行时,为控制传染病疫情蔓延,对目标人群开展的预防接种活动。根据不同组织形式,可采用定点接种、设立临时接种单位、入户接种等方式,为受种者提供就近便捷的接种服务。

## 二、疫苗接种流程

### 1.规范的疫苗接种流程

第一步:核实受种者。

接种人员应查验受种者预防接种证、预防接种档案信息,核对受种者姓名、出生日期及接种记录,确定是否为本次的受种者及其接种疫苗的种类。

第二步:询问健康状况和核查接种禁忌。

询问受种者是否有发热、咳嗽、腹泻等情况,以及过敏史、用药史、既往病史、家族史等,核查受种者是否存在要接种疫苗的禁忌证。核查接种禁忌并向受种者或其监护人提出医学建议,如实记录提出医学建议的情况。

第三步:接种告知并知情同意。

应采取面对面的方式进行告知;告知内容包括但不限于接种疫苗的品种、作用、禁忌、注意事项、可能出现的不良反应和预防接种异常反应补偿方式等信息,选择接种非免疫规划疫苗时还应该告知疫苗的价格和接种服务费用等信息;受种者或其监护人知情并同意接种,在纸质或电子知情同意书上签名确认。

第四步:现场疫苗准备和检查。

将疫苗从冷链设备内取出,核对接种疫苗的品种,检查疫苗外观(凡过期、变色、污染、发霉、有摇不散凝块或异物、无标签或标签不清及疫苗瓶有裂纹的,一律不得使用)。检查含吸附剂疫苗是否冻结,冻结后一律不得使用。

第五步:“三查七对一验证”。

在接种前,要做到“三查七对一验证”,做到受种者、预防接种证和疫苗信息相一致，接种人员和受种者双方确认无误后方可实施接种。三查包括：一是检查受种者健康状况、核查接种禁忌；二是查对预防接种证；三是检查疫苗、注射器的外观、批号、有效期。“七对”是指核对受种者的姓名、年龄和疫苗的品名、规格、剂量、接种部位、接种途径。“一验证”是受种者或其监护人验证接种疫苗的品种和有效期等。

第六步：接种疫苗及安全注射。

对接种部位消毒，按照应接种疫苗的接种要求（剂量、途径、方法等）实施正确的接种，接种后对受种者或其监护人进行告知。

疫苗接种途径通常为口服、皮下注射、皮内注射、肌内注射和划痕法。当多种疫苗同时注射接种（包括肌内、皮下和皮内注射）时，应选择不同的接种部位分别接种。

- 口服法。适用于bOPV等。
- 皮内注射法。适用BCG，于上臂外侧三角肌中部略下处注射。
- 皮下注射法。适用MMR、JE-L、MPSV-A、MPSV-AC、HepA-L、Lep等，一般于上臂外侧三角肌下缘附着处注射。
- 肌内注射法。适用DTaP、DT、HepB、JE-I、IPV、HepA-I、EHF等，于上臂外侧三角肌、大腿前外侧中部肌内注射。
- 划痕法。适用炭疽疫苗，于上臂外侧三角肌附着处皮上划痕接种。

安全注射注意事项：接种前方可打开或取出注射器材。抽取疫苗和注射完毕后不得回套针帽，不得用手分离注射器针头，防止被针头误伤。应将使用后的注射器具直接或毁形后投入安全盒或防刺穿的容器内，按照《医疗废物管理条例》统一回收销毁。

第七步：接种后受种者留院观察。

受种者在接种疫苗后留在现场观察30分钟后方可离开。在留院观察期间出现疑似预防接种异常反应的受种者，应按照疑似预防接种异常反应监测与处置相关要求，及时采取救治等措施，必要时转医院救治。

### 2. 询问健康状况的必要性

在接种疫苗前询问受种者的健康状况是医疗卫生人员的法定义务和职责，《中华人民共和国疫苗管理法》第四十五条规定：医疗卫生人员实施接种，应当告知受种者或者其监护人所接种疫苗的品种、作用、禁忌、不良反应以及现场留下观察等注意事项，询问受种者的健康状况以及是否有接种禁忌等情况，并如实记录告知和询问情况。受种者或者其监护人应如实提供受种者的健康状况和接种禁忌等情况。

健康状况询问是医生协助受种者检查自身身体状况的过程，能让医生在短时间内迅速、准确地了解受种者的健康状态，并对其是否能接种疫苗进行合理评估。通过医生对受种者健康状况清楚、详尽地询问，逐一核实受种者是否患有接种疫苗的禁忌证，以筛选出可接种疫苗的健康人群，避免因疫苗接种而导致不良事件的发生。

受种者如果正处于发热、咳嗽或腹泻等疾病的发病状态，接种疫苗一方面会降低疫苗免疫效果，另一方面人体处于免疫力较低的状态更容易引发偶合症，给人体带来不必要的损伤。如果未如实告知用药史及过敏史，可能会引发受种者发生过敏反应，甚至加重原本的病情。

受种者在患有禁忌证的情况下接种疫苗，可能会引起严重的AEFI甚至危及生命。

在医生依照规范对受种者健康状况及是否有接种禁忌等情况进行询问后，受种者有疫苗说明书等资料载明的接种禁忌而未如实提供的，如实施接种后受种者原有疾病急性复发或病情加重，则受种方应承担相应的后果。

### 3.接种疫苗后留院观察30分钟的必要性

受种者在接种疫苗后应留在现场观察30分钟，无不适方可离开。在留院观察期间如出现疑似预防接种异常反应，医疗卫生人员应及时采取救治等措施，必要时转医院救治。

监测数据表明，在所有疫苗不良反应中过敏反应是最常见的，其中，过敏性休克属于比较严重、典型的过敏性疾病。过敏性休克是某些抗原性物质进入已致敏的机体后，通过免疫机制在短时间内触发的一种严重的全身性过敏反应。有速发型和缓发型两种类型，速发型过敏反应于接触变应原30分钟发病，占过敏性休克的80%~90%，病情凶险，预后较差，反应危害极其严重。因此，接种疫苗后留院观察30分钟主要是防止发生意外，如果出现意外情况可快速诊断并合理处置，其属于预防接种实施过程中最后的防护措施，能够有效避免预防接种不良反应的产生，尤其是防止速发型过敏性休克的危害程度进一步加深。

在受种者接种疫苗后明确告知其留院观察30分钟是安全接种必不可少的环节，是防范严重过敏反应发生的关键步骤，同时也是保证受种者接种安全的重要措施。在留院观察的30分钟内，受种者及其监护人应注意观察面色、呼吸、皮肤等情况；一旦发生意外情况，医生根据受种者是否有明确用药史或接触变应原史及是否迅速产生一些临床表现，以早期识别并作出过敏性休克的诊断，同时应注意与神经源性休克和血管抑制性晕厥相鉴别，以快速处置并进行医疗救治，避免发生严重的不良后果。

# 第三节 AEFI的概念

## 一、定义

### 1.疑似预防接种异常反应(AEFI)

指在预防接种后发生的怀疑与预防接种有关的不良反应或事件。

### 2.群体性AEFI

指在短时间内同一接种单位的受种者中,发生的2例及以上相同或类似临床症状的严重AEFI;或在短时间内同一接种单位的同种疫苗受种者中,发生相同或类似临床症状的非严重AEFI明显增多。

### 3.严重AEFI

有下列情形之一者为严重AEFI:死亡、危及生命、需住院治疗或延长住院治疗时间、持续或显著的人体伤残/失能、先天性异常或出生缺陷(怀疑受种者母亲妊娠期接种疫苗所致),以及如不干预或治疗可能出现上述所列情况的情形。一般需要采取住院治疗等措施,包括需要临床治疗的重度疾病。如怀疑与疫苗相关的过敏性休克、喉头水肿、紫癜、局部过敏坏死反应(Arthus反应)等变态反应性疾病,臂丛神经炎、吉兰一巴雷综合征、脑病、脑炎等神经系统疾病,疫苗株病原体感染导致的疫苗相关麻痹型脊髓灰质炎、卡介苗骨髓炎、全身播散性卡介苗感染等特定疾病,怀疑偶合发生的或与接种差错、疫苗质量问题等相关的中毒性休克综合征、全身化脓性感染等疾病,以及由这些疾病导致的残疾和死亡。

## 二、AEFI按发生原因分类

### 1.不良反应

合格的疫苗在实施规范接种后,发生的与预防接种目的无关或意外的有害反应,包括一般反应和异常反应。

(1)一般反应:在预防接种后发生的,由疫苗本身所固有的特性引起的,对机体只会造成一过性生理功能障碍的反应，主要有发热和局部红肿，同时可能伴有全身不适、倦怠、食欲缺乏、乏力等综合症状。

(2)异常反应：合格的疫苗在实施规范接种过程中或实施规范接种后造成受种者机体组织器官、功能损害，相关各方均无过错的药品不良反应。

### 2.疫苗质量事故

由于疫苗质量不合格，接种后造成受种者机体组织器官、功能损害。

### 3.接种事故

由于在预防接种实施过程中违反预防接种工作规范、免疫程序、疫苗使用指导原则、接种方案，造成受种者机体组织器官、功能损害。

### 4.偶合症

受种者在接种时正处于某种疾病的潜伏期或者前驱期，接种后巧合发病。

### 5.心因性反应

在预防接种实施过程中或接种后因受种者心理因素发生的个体或群体的反应。

# 三、AEFI分类释义

## (一)一般反应

### 1.释义

一般反应是指在预防接种后发生的，由疫苗本身所固有的性质引起的，对机体仅造成一过性生理功能障碍的反应，主要有发热和局部红肿，同时可能伴有全身不适、倦怠、食欲缺乏、乏力等综合症状。其临床表现和强度因疫苗和个体反应而异，发生率相对较高但反应程度轻微，局限在一定限度内，反应过程是一过性的而不是持久性的；不会引起不可恢复的组织器官损害或功能上的障碍；没有后遗症。

一般反应根据表面现象可分为局部反应和全身反应两种，实质上两种反应绝非孤立发生。全身反应总是伴随着局部反应发生的，局部反应实际上是全身反应的一种局部表现。

（1）局部反应：主要有注射部位的红肿、疼痛、硬结等。

（2）全身反应：主要有发热、头痛、头晕、乏力、全身不适等。

## 2.常见局部反应的临床表现及处置原则

临床表现：

（1）红肿浸润。大部分皮下接种的疫苗在注射后数小时至24小时或稍后，局部出现红肿浸润，常伴疼痛。红肿范围一般不大，仅有少数人的直径可达5.0cm以上。这种反应一般在4~24小时消退，很少持续72~96小时。如有些疫苗含有微量残余甲醛，则其红晕面积偏大，虽出现较早，但大多在24小时左右消退。

（2）疼痛、压痛。一部分疫苗于接种后会有注射局部的疼痛；疫苗中有残余甲醛于注射后立即产生疼痛。婴儿疼痛时不能主诉，表现为啼哭，数分钟可消退。个别患儿疼痛可持续几个小时到24小时。伴有红肿的疼痛一般在12~24小时出现，48~72小时大多消退；伴有严重红肿和硬结的压痛出现时间略迟，但消退缓慢，常至7天左右或更长时间才消退。

（3）硬结。接种含吸附制剂的疫苗，在急性炎症过后，渗出物中的纤维蛋白逐渐增加进入修复期，因吸附剂不易吸收，炎症持续时间较长，而在局部形成硬结，7天至3个月或更长时间不能退去。国外报道因对铝佐剂过敏而发生的局部瘙痒性肿胀、硬结、疼痛，至数年不退。经铝贴斑试验阳性证实，判为对铝佐剂产生的Ⅳ型过敏反应。

处置原则：

（1）上述局部反应，一般不需作任何处理，大多数儿童经过适当休息，即可恢复正常。

（2）较重的局部反应，可用干净的毛巾热敷。每天数次，每次15分钟左右，能帮助消肿，减轻疼痛。国外报道于注射部位作冷敷，亦同样有效。

• 早期局部红肿冷敷，减少组织充血，可消炎化痛、阻止硬结发生。

• 早期硬结热敷、促进血液循环、消炎消肿，促使硬结消退。

• 热溶液外敷，扩张血管，促进硬结软化消散。0.5%硫酸镁50mL，加热水10mL，热敷15~20分钟，上敷热水袋保温，每天3~4次。

• 外敷10%复方鱼石脂软膏，可消肿和缩短硬结持续时间。

• 外敷云南白药，云南白药用食醋溶解，上覆纱布，用食醋保湿。

（3）对铝佐剂过敏产生的瘙痒性硬结应用类固醇治疗有效，可以减轻症状。

（4）对个别严重的红肿、疼痛反应，酌情给予小剂量解热镇痛药，一般每天2~3次，连续使用1~2天即可。国外报道使用对乙酰氨基酚，其剂量为每4小时15mg/kg，24小时最多使用4剂。

## 3. 发热反应

临床表现：

接种灭活疫苗后6~24小时体温升高，其中大多数在37.5℃以下，一般持续1~2天，很少有3天以上者。接种含有内毒素的疫苗，发热可能提前至4小时后开始，6~12小时达高峰，一般在24小时左右退热，极少持续至48小时。接种减毒活疫苗的发热反应是由疫苗病毒轻度感染引起，出现发热反应较晚，一般在7~12天内有短暂的发热，消失快，1~2天可退。

处置原则：

(1)单纯发热而体温不高，只要加强观察，一般不需任何处理，必要时适当休息，多喝温开水，注意保暖，防止继发其他疾病。

(2)发热温度较高或伴有其他症状可对症处理。如服用解热镇痛药。

## 4. 自觉症状

临床表现：

(1)毒性症状。为灭活疫苗中残存内毒素引起，最常见的临床表现有头痛、头晕、乏力、全身不适、烦躁不安。这些症状持续时间不长，1~2天消退。

(2)胃肠道症状。恶心、呕吐、腹痛、腹泻等，1~2天消退。

(3)一过性皮疹。接种疫苗后因过敏等原因发生的一过性皮疹，一般数量较少、散在出现、消退快。

处置原则：

(1)加强观察，注意适当休息，多饮热水，注意保暖，防止继发感染。

全身反应严重，主要进行对症治疗。退热剂除退热外，对头晕、头昏、全身倦怠和烦躁不安也有效果。

(2)恶心、呕吐应用止吐剂，或者给予维生素$B_6$；胃痛、腹痛者服颠茄片或颠茄合剂或其他止痛剂；腹泻一般不使用抗生素，可服用吸附与收敛药物。阿托品对呕吐、腹痛、腹泻均有效，但需慎用。

(3)个别严重者需补液，为防止感染可使用抗生素。

(4)其他方面的治疗，如抗过敏治疗、支持疗法和对症治疗等。

## （二）异常反应

### 1.释义

1980年国家卫生健康委员会（原卫生部）下发的《预防接种后异常反应和事故的处理试行办法》将“异常反应”定义为：“同一批制品同时接种许多人，只在极个别人中发生的一类反应。”其特点为：①与制品的种类有一定的联系（与受种者体质有关）；②反应性质及临床表现与一般反应不同；③反应程度比较严重，必须及时就医诊治。

《计划免疫学》中，将预防接种异常反应定义为：“免疫接种后发生的、与一般反应性质和临床表现不同且发生概率极低，往往需要医疗处置的反应。”

2019年12月1日实施的《中华人民共和国疫苗管理法》将预防接种异常反应定义为：合格的疫苗在实施规范接种过程中或者实施规范接种后造成受种者机体组织器官、功能损害，相关各方均无过错的药品不良反应。

预防接种异常反应的构成有三个要件：一是有损害后果。必须造成了受种者机体组织器官、功能损害，如果没有损害后果，则不属于预防接种异常反应。《全国疑似预防接种异常反应监测方案》中规定导致死亡、危及生命或导致永久或显著的伤残或器官功能损伤的为严重异常反应。世界卫生组织（WHO）则规定为死亡、威胁生命、需要住院或住院时间延长，造成持续的或显著的残疾/失能。二是各方均无过错。例如，接种的必须是合格的疫苗，实施的必须是规范的接种。不合格疫苗或不规范接种造成的损害，疫苗上市许可持有人或接种单位等一方或者多方主体存在过错，应当依法承担赔偿责任，这与预防接种异常反应属于不同性质的损害，适用不同的法律关系。三是损害结果与疫苗接种之间存在因果关系。体现在损害后果必须发生在实施规范接种过程中或实施规范接种后，并且必须是由接种的疫苗“造成”的。

《中华人民共和国疫苗管理法》规定下列6种情形不属于预防接种异常反应：①因疫苗本身特性引起的接种后一般反应；②因疫苗质量问题给受种者造成的损害；③因接种单位违反预防接种工作规范、免疫程序、疫苗使用指导原则、接种方案给受种者造成的损害；④受种者在接种时正处于某种疾病的潜伏期或前驱期，接种后偶合发病；⑤受种者有疫苗说明书规定的接种禁忌，在接种前受种者或其监护人未如实提供受种者的健康状况和接种禁忌等情况，接种后受种者原有疾病急性复发或病情加重；⑥因心理因素发生的个体或群体的心因性反应。

### 2. 处置原则

及时救治：应建立AEFI处置绿色通道。一旦发现异常反应，应立即启动应急机制，确保患者能够在第一时间得到及时、有效的医疗救治。这要求卫生行政主管部门建立领导和协调机制，明确各部门的职责和任务，加强疾控中心、医疗机构、接种单位之间的协作及有效沟通，医务人员具备高度的警觉性和快速响应能力。

安全第一：在处置过程中，始终把患者的安全放在首位。采取一切必要措施，确保患者生命安全和身体健康，避免产生进一步的伤害或并发症。医务人员基于科学原理和临床经验，根据患者的具体症状和病情，制订合理的治疗方案。必要时多学科会诊。

持续监测与评估：对接受异常反应处置的患者进行持续监测和评估，观察病情变化和治疗效果。如发现新的症状或病情恶化，应及时调整处置方案，确保患者得到最佳的治疗效果。

调查与信息报告：对异常反应按照流程开展调查诊断，并将诊断结论及处置情况及时向卫生行政主管部门和相关专业机构报告，分享处置经验和教训。

沟通原则：与患者及其家属进行充分沟通，解释病情和处置方案，消除其疑虑和恐慌。同时建立媒体沟通机制，媒体应对预防接种异常反应做出客观报道。

保密原则：在异常反应处置过程中，应尊重患者的隐私权，保护患者的个人信息。医务人员应严格遵守医疗保密制度，确保患者信息的安全和保密。

补偿原则：按照《中华人民共和国疫苗管理法》进行补偿。

总之，异常反应处置的总原则是以患者为中心，确保患者安全、科学、规范地得到及时有效的医疗救治。同时，加强多学科协作、持续监测与评估、信息报告与分享等措施，做好家属、媒体沟通，提高社会对异常反应的正确认知。

## （三）偶合症

### 1. 释义

在大量的预防接种人群中，除发生一些与预防接种有直接关系的不良反应外，也会遇到一些偶合其他疾病的情况，也有些可能诱发其他疾病的发生，或可能因预防接种而加重原有疾病。对偶合、诱发和加重原有疾病的3种情况，美国疾病预防控制中心于1990年在疫苗不良反应监测的意见中，将疫苗诱发和加重原有疾病归纳为诱发反应;而纯属巧合发生的疾病属于偶合症。1999年WHO又将疫苗诱发反应归纳为疫苗反应,取消诱发反应分类一项,偶合症则归入纯属巧合引起。WHO在修订的2016版《全球免疫接种后不良事件监测手册》中,将偶合症定义为"除了疫苗产品、免疫接种差错或免疫接种焦虑以外的其他原因所导致的AEFI。"

我国20世纪80年代出台的《预防接种后异常反应和事故的处理办法》中的分类方法,习惯上将偶合症划分为以上3种类型。这种分类一直沿用至2005年,我国国家卫生健康委员会(原卫生部)根据国务院2005年颁布的《疫苗流通和预防接种管理条例》,下发了《预防接种工作规范》,并制订了《全国疑似预防接种异常反应监测方案》,重新对AEFI进行了分类,但是偶合症仍然包含巧合、诱发和加重原有疾病3种情况。我国这种分类方法的意义在于:①沿用这一名词可保持对偶合症定义的连续性;②包括预防接种过程中未被人们所掌握的诱发和加重原有疾病及病情的内涵;③在处理上有别于疫苗的反应和事故。在2019年新颁布的《中华人民共和国疫苗管理法》中,没有单独提到诱发,病情加重和接种后偶合发病分别作为单独的条款。

### 2. 处置原则

一旦遇到偶合症情况,医疗救治是第一要务,积极治疗的同时应充分调查疾病的具体情况(病史、体格检查、检验及诊断等),争取早期做出诊断,并与预防接种后的不良反应进行比较,以免误诊、贻误诊治时间等。

偶合症可根据发生特点进行诊断及鉴别诊断。诊断应注意患者的发病时间、临床表现与接种疫苗后固有的反应是否符合;或在临床诊断、实验室检查和病理解剖中能明显地查出由原发疾病引起的一切症状或病原体,能确诊为某些特定的疾病;同时根据潜伏期或疾病发展规律,推断在预防接种前已经存在;或当地及其周围正在发生或流行某些传染病,必要时可采集标本检验。一些偶合症的鉴别比较困难,尤其是病因不明或由多种病因导致,所以应当多方面或用较先进的检测技术进行检查,特别对于死亡病例或猝死病例,应动员家属争取及早(最好在48小时内)解剖,往往能做出较为明确的诊断。

与媒体和家属的沟通也至关重要:建立媒体沟通机制,澄清事实真相,引导媒体对预防接种后出现的不良事件做出客观报道。与患者及其家属进行充分沟通,解释病情、发生原因和处置方案,争取得到患者及家属的理解和接受。

## (四)心因性反应

### 1.释义

心因性反应是在预防接种前、实施过程中或接种后,因受种者心理因素导致的一种以精神症状为主的临床反应,任何情况的预防接种都可能引起个体或群体发生反应。WHO将这类事件称为“免疫接种应激相关反应”。心因性反应的发生不是由于疫苗固有性质引起的,与疫苗本身及接种实施无因果关系,而与受种者的精神或心理因素有关。往往是因受种者接受注射时的心理压力和对接种的疫苗产生的焦虑而引发。常见的心因性反应疾病主要有晕厥、换气过度综合征、群发性癔症等。

### 2.晕厥

临床表现:

常发生于年轻体弱的女性。发作前常有自觉头晕、目眩、面部潮红、听力困难等。临床表现多样,轻者心慌、虚脱感、恶心、胃部不适等,一般短时间可恢复正常;稍重者面色苍白、心跳加快、出冷汗、手足冰冷等;严重者失去知觉、呼吸减慢、肌肉松弛、瞳孔散大。晕厥一般突然发作,持续时间短,意识丧失一般不超过5分钟,发作后意识完全恢复,预后良好。

处置原则:

(1)保持安静和空气新鲜,平卧,头部放低下肢抬高,同时松解衣扣,注意保暖。

(2)轻者可给予热水或热糖水,一般不需特殊处理,短时间内即可恢复。

(3)在数分钟后仍不恢复者,可肌内注射肾上腺素,必要时0.5~1小时后可重复使用。并酌情给予中枢神经系统兴奋剂。

(4)经过处置后,3~5分钟仍不见好转者,应立即转运至医疗机构治疗。

### 3.换气过度综合征

临床表现:

以呼吸急促、手足抽搐、紧张焦虑、恐惧多疑为主要临床表现。

处置原则:无须特殊治疗,如遇这种情况,应告诉患者不必紧张,控制自己的呼吸,几分钟后即可恢复。国外曾经推荐一种治疗办法,即令患者向一个纸袋或塑料袋内按照医生的口令呼吸。同时可使患者吸入$CO_2$,提高血中$CO_2$分压。但对于症状严重、出现抽搐的患者，则应静脉缓慢注入钙剂，必要时给予安定剂或镇静剂治疗。

### 4.群发性癔症

临床表现：

运功障碍（如麻痹、抽搐等），感觉障碍（如知觉麻木、过敏或视觉障碍等），自主神经系统、内分泌系统或内脏功能综合性障碍（如面红耳赤或面色苍白、出汗、厌食、腹泻等），语言障碍（如口吃、语句不成），情感障碍（如狂躁不宁、阵发性哭笑等），嗜睡等。

其特点包括暗示性强，发作短暂，间歇发作，无阳性体征，预后良好。

处置原则：

（1）宣传教育，预防为主。平时要做好预防接种的宣传教育工作，尤其应告知清楚接种疫苗后可能出现的不良反应及其处理原则，使受种者心理上有所准备，避免出现不良反应后思想紧张和恐惧。应尽量避免在精神过于紧张时进行预防接种；注射时避免一过性刺痛而引起晕针；避免在空气不通畅场所和饥饿、疲劳时进行接种。

（2）排除干扰，疏散患者。一旦发生群发性癔症，应及时疏散患者，不宜集中处理，应进行单独隔离治疗，避免相互感应，造成连锁反应，尽量缩小反应面。

（3）疏导为主，暗示治疗。正面疏导，消除恐慌心理，稳定情绪，防止顾虑，辅以药物治疗，不可用兴奋剂，而应用小剂量镇静剂。

（4）仔细观察，处理适度。应注意接种不良反应之外的偶合症，并及时与家属及学校沟通，要求积极配合做好治疗工作。采取措施防止因迷信等其他群体性不良事件的发生。

## 第四节　发生AEFI的原因

疫苗作为外源性物质进入人体，除了产生我们期待的保护效果以外，偶尔也会产生一些意外的不良事件，也就是AEFI。AEFI可能是局部的红、肿、热、痛，也可能是全身反应，如发热、胃肠道反应、过敏性皮疹等，甚至严重者可危及生命。同一个人接种A疫苗后安全有效，接种B疫苗后可能就会出现反应。同一种疫苗绝大部分人接种后安全有效，极少数人接种会出现反应。究其原因，AEFI的发生离不开疫苗的因素、个体的差异及接种的方式等。

# 一、疫苗因素

## 1.抗原成分

灭活疫苗虽然已经将病原微生物完全灭活，通常不会引发疾病，但仍保留了其固有的生物学特性，如毒力、毒性、菌体蛋白及代谢产物等，易产生不良反应。减毒活疫苗仍保持一定的残余毒力，接种后发生类似自然感染的过程，可出现相应轻型临床表现，但对免疫缺陷者会引发疾病，甚至导致严重后果。有些疫苗减毒株可发生罕见的毒力返祖而导致疾病，如脊髓灰质炎减毒活疫苗。接种mRNA疫苗可能会出现类似于病毒感染的现象。

由革兰阴性菌制备的疫苗可能含有脂多糖（内毒素），可刺激固有免疫系统产生炎症反应，导致发热、休克和死亡。

## 2.疫苗辅料

在疫苗生产过程中加入的辅料也会引起一些反应的发生。

如最常用的佐剂氢氧化铝，其能激活辅助型T细胞2，从而产生高滴度免疫球蛋白E（IgE），增加机体的致敏度，易发生迟发型超敏反应（引起注射部位的炎症并刺激局部发生红斑、肉芽肿和皮下结节），是接种疫苗发生局部反应的主要原因，特别是引起局部无菌化脓的直接原因。

作为稳定剂使用的明胶是一种在食物和药物中广泛使用的动物蛋白。有研究证实牛源明胶是疫苗中的变应原，它能引起速发型和非速发型过敏反应。乳胶也是疫苗的一种稳定剂，其引发的过敏反应包括两种类型：一是接种含有乳胶的疫苗，由乳胶蛋白诱发的、IgE介导的Ⅰ型变态反应，可导致严重过敏反应甚至威胁生命；二是长时间接触由天然橡胶制成预充式注射器疫苗引起的接触性皮炎，属于Ⅳ型变态反应，仅局限于接触部位，不会威胁生命。

作为防腐剂硫柳汞从20世纪30年代以来就一直应用于疫苗。硫柳汞中的汞可与机体酶系统的巯基结合，使一些含巯基的酶受到抑制而失去活性，导致微生物的细胞正常代谢障碍，抑制细菌的生长繁殖。疫苗中使用的硫柳汞有引发迟发性过敏反应的风险。苯氧乙醇也是防腐剂的一种，其理论上可诱发迟发型过敏反应，致敏性低于硫柳汞。苯酚与菌体蛋白结合不牢固而容易析出，析出的苯酚经注射后进入机体刺激中枢神经系统，可引起胃肠道痉挛而发生呕吐、腹痛、腹泻等症状。

### 3.残留物

在疫苗生产过程中，一些与免疫源性和免疫反应性无关的物质不能被完全地清除，会有一定的残留，也易引起异常反应的发生。

动物细胞培养疫苗的生产过程中如对细胞残留碎片不能完全清除，则会引起异常反应发生。在疫苗生产阶段，为防止细菌污染组织培养细胞，常加入痕量的1种或多种抗生素，在纯化过程中大部分抗生素已被清除，但部分疫苗中仍有痕量抗生素。已知对新霉素等相关抗生素过敏的人在接种疫苗后可能发生迟发型局部接触性皮炎，在接种疫苗后48~96小时出现红斑及瘙痒性皮疹。HepB中残留有酵母蛋白，接种后也有个别发生过敏反应的报道。

### 4.疫苗的均匀度

在生产过程中，如果疫苗菌团研磨不均匀，含菌数多少不一，均匀度较差，接种后的局部反应也会随之增多。如BCG菌团研磨不均匀，接种局部反应、淋巴结肿大或化脓增多。

## 二、个体因素

### 1.个人体质

部分易过敏体质的个体在接种含有微量鸡胚细胞、小牛血清等变应原的疫苗时可能会发生过敏性反应。另外，有过敏史的个体在接受同一抗原物质再次或多次刺激后，清除、阻止抗原能力低下[如免疫蛋白A(IgA)缺陷，易发生免疫复合物病]，抗体生成过度(如IgE升高数倍至数十倍)，易发生以组织损伤或生理功能紊乱的特异性免疫反应。

### 2.健康状况

对于生理或病理健康状态较差的人群，个体接种反应的耐受性较差，特别是重度营养不良、消耗性疾病等，接种疫苗后会增加发生AEFI的风险或加重反应程度。

(1)免疫功能低下：疫苗发挥保护作用依赖于人体正常的免疫反应。通常，接种减毒活疫苗后，疫苗病毒(细菌)会在体内复制，发生轻度、自限性的全身感染。在正常个体中，这些感染很快消退，对受种者健康不会造成损害。然而，对原发性或继发性免疫缺陷者，接种减毒活疫苗株往往不能耐受，疫苗株可持续在体内繁殖或复制。因此，常引起严重感染，也可能引起持续感染甚至死亡。

(2)疾病潜伏期或前驱期：受种者接种疫苗时已处于疾病的潜伏期或前驱期，在疫苗接种后巧合发病，但因发病与疫苗接种存在时间前后关联性，所以受种者常会误认为是疫苗接种导致的发病。

(3)精神心理因素：个别人群接种疫苗时会出现头晕、头痛，有的儿童还会出现恶心、呼吸急促，严重的甚至晕厥，表现为一过性症状，主要是接种疫苗时的心理压力、紧张焦虑等所致。

群体性预防接种活动时可出现群体心因性反应，主要以中、小学生为主。这个年龄段的孩子好奇心重，模仿力强，想象力丰富，很容易受环境影响或接受心理暗示。

## 三、接种方式

如注射、划刺本身可造成简单而轻微的组织损伤。机体对这种外来损伤的刺激取决于接种技术和途径，由于损伤的程度有所不同再加上其他综合因素就造成不同程度的反应。

# 第二章

# AEFI监测与调查诊断

## 第一节　AEFI监测与报告

### 一、AEFI监测目的

目前已上市的疫苗均是安全有效的，但是与其他医疗产品一样，疫苗不可能完全没有不良反应。疫苗不同于药品，其应用人群是健康人群，以儿童为主要接种对象，因此，对其安全性和有效性具有特殊的要求。当疫苗接种率达到并维持一定水平，疫苗可预防疾病降低至一定程度后，公众对疫苗接种后AEFI的关注程度会随之增加。疫苗上市前的临床试验（Ⅰ期～Ⅲ期）能发现常见的AEFI，但受到研究对象数量、随访时间等限制，通常很难监测到罕见的AEFI。因此，除疫苗研发与生产阶段的监管措施外，开展疫苗上市后安全性监测是及时发现AEFI并减少其危害的重要手段。

开展疫苗接种后AEFI监测的主要目的是早期发现不良反应，尽快对其做出适当应答，以减轻对身体健康和免疫规划的负面影响。其次，通过调查核实AEFI发生情况和原因，及时发现和识别疫苗质量问题；确保偶合症不被错误地归咎于疫苗不良反应；发现、纠正和防范预防接种差错、事故；为改进疫苗和提高预防接种服务质量提供依据。通过总结分析疫苗接种后AEFI的发生情况，对疫苗特有的反应提出理论上的解释，估计不同疫苗的不良反应发生率；识别聚集性AEFI或AEFI发生率增高的某一批次或某类疫苗，比较国内外资料，估算不同疫苗不良反应预期发生率和危险性；还可用于新疫苗的安全性评估。通过AEFI监测，可以得到科学的数据，正确认知疫苗接种后的不良反应，对公众的疑虑做出解释，消除对疫苗的忧虑，以维护免疫规划的信誉。

### 二、AEFI监测方法

AEFI监测是指有计划、连续、系统地收集、整理、分析疫苗接种后发生的AEFI及其影响因素的相关数据，并将所获得的信息及时反馈给相关机构和人员，以用于AEFI

控制策略和措施的制订、调整和评价。

AEFI监测方法主要有被动监测和主动监测两种:

传统的上市后安全性监测是由受种者、医务人员、疫苗上市许可持有人等向监测机构自发报告不良事件,称为被动监测。被动监测由于覆盖面广、成本低等优势,是世界各国普遍采用的监测模式。当前我国的疫苗安全监测也主要为被动监测,由接种单位、医疗机构及其工作人员等收到AEFI报告后通过中国疾病预防控制信息系统进行网络报告。

主动监测是对被动监测的补充,针对特定时间段的特定目标,通过流行病学研究等进行专项监测,采用多种方式主动查找AEFI。如基于人群的主动监测模式,主要是基于区域平台构建出生队列、常驻居民队列,获取队列人群的接种、就诊等信息。基于事件的主动监测模式,主要是预先设定需要监测的不良事件,选择具有诊断或治疗这些疾病的医疗机构,定期收集住院或门诊患者的个案信息。基于疫苗的主动监测模式,主要是纳入某种或某类疫苗的受种者,随访其接种疫苗后一段时间内任何不良事件的发生情况,这也是我国采用最多的主动监测模式。主动监测能及时、全面地发现病例和收集信息,捕捉疫苗接种危险信号,结合被动监测更全面地评价上市后疫苗在大规模人群中接种的安全性。

## 三、AEFI报告

### (一)报告单位和报告人

医疗机构、接种单位、疾病预防控制机构、药品不良反应监测机构、疫苗上市许可持有人及其执行职务的人员均为AEFI的责任报告单位和报告人。

### (二)报告范围

24小时内:如过敏性休克、不伴休克的过敏反应(荨麻疹、斑丘疹、喉头水肿等)、中毒性休克综合征、晕厥、癔症等。

5天内:如发热(腋温≥38.6℃)、血管性水肿、全身化脓性感染(脓毒症)、接种部位发生的红肿(直径>2.5cm)、硬结(直径>2.5cm)、局部化脓性感染(局部脓肿、淋巴管炎和淋巴结炎、蜂窝织炎)等。

15天内:如麻疹样或猩红热样皮疹、过敏性紫癜、局部过敏坏死反应(Arthus反应)、热性惊厥、癫痫、多发性神经炎、脑病、脑炎和脑膜炎等。

6周内:如血小板减少性紫癜、格林巴利综合征、疫苗相关麻痹型脊髓灰质炎等。

3个月内:如臂丛神经炎、接种部位发生的无菌性脓肿等。

接种卡介苗后1~12个月:如淋巴结炎或淋巴管炎、骨髓炎、全身播散性卡介苗感染等。

其他:怀疑与预防接种有关的其他严重疑似预防接种异常反应。

### (三)报告程序

AEFI报告实行属地化管理。责任报告单位和报告人发现属于报告范围的AEFI(包括接到受种者或其监护人的报告)后应当及时向受种者所在地的县级卫生行政部门、药品监督管理部门报告。同时,48小时内填写AEFI个案报告卡,向受种者所在地的县级疾病预防控制机构报告。

当发现怀疑与预防接种有关的死亡、严重残疾、群体性AEFI、对社会有重大影响的AEFI时,责任报告单位和报告人应当在发现后2小时内向所在地县级卫生行政部门、药品监督管理部门报告;县级卫生行政部门和药品监督管理部门在2小时内逐级向上一级卫生行政部门、药品监督管理部门报告。同时,在2小时内填写AEFI个案报告卡或群体性AEFI登记表,并以电话等方式尽快向受种者所在地的县级疾病预防控制机构报告。县级疾病预防控制机构经核实后立即通过中国疾病预防控制信息系统进行网络直报。

各级疾病预防控制机构和药品不良反应监测机构应当通过中国疾病预防控制信息系统实时监测AEFI报告信息。

对于死亡或群体性AEFI,同时还应当按照《突发公共卫生事件应急条例》的有关规定进行报告。

# 第二节　AEFI调查诊断

## 一、AEFI调查

### (一)需要调查的AEFI

除明确诊断的一般反应(如单纯发热、接种部位的红肿、硬结等)外的AEFI均需调查。

## (二)调查的时限

县级疾病预防控制机构对需要调查的AEFI,应当在接到报告后48小时内组织开展调查,收集相关资料,并在调查开始后3天内初步完成AEFI个案调查表的填写,并通过中国疾病预防控制信息系统进行网络直报。怀疑与预防接种有关的死亡、严重残疾、群体性AEFI、对社会有重大影响的AEFI,由市级或省级疾病预防控制机构在接到报告后立即组织预防接种异常反应调查诊断专家组进行调查。对于死亡或群体性AEFI,同时还应当按照《突发公共卫生事件应急条例》的有关规定进行调查。

## (三)调查步骤及内容

### 1.核实报告

县级疾病预防控制机构接到AEFI报告后,应当核实AEFI的基本情况、发生时间和人数、主要临床表现、初步临床诊断、疫苗接种等,完善相关资料。

### 2.资料收集

一是临床资料。了解患者的既往预防接种异常反应史、既往健康状况(如有无基础疾病等)、家族史、过敏史,掌握患者的主要症状和体征及有关的实验室检查结果、已采取的治疗措施和效果等资料。必要时对患者进行访视和临床检查。对于死因不明需要进行尸体解剖检查的病例,应当按照有关规定进行尸检。

二是预防接种资料。疫苗进货渠道、供货单位的资质证明、疫苗购销记录;疫苗运输条件和过程、疫苗贮存条件和冰箱温度记录、疫苗送达接种单位前的贮存情况;疫苗的种类、生产企业、批号、有效期、来源、领取日期、同批次疫苗的感官性状;接种服务组织形式、接种现场情况、接种时间和地点、接种单位和接种人员的资质;接种实施情况、接种部位、途径、剂次和剂量、疫苗的使用时长;安全注射情况、注射器材的来源、注射操作是否规范;接种同批次疫苗其他人员的反应情况、当地相关疾病发病情况。

### 3.查找原因

根据调查和收集的资料,初步分析AEFI是由疫苗固有性质引起,还是由注射操作引起;疫苗生产、储运、接种实施过程中是否存在差错;受种者是否偶合某种疾病;是否为心理因素造成的反应等。由调查组根据调查情况得出AEFI的初步分类印象及具体事件名称。

调查诊断过程中怀疑引起AEFI的疫苗有质量问题的，由药品监督管理部门负责组织对相关疫苗质量进行检验，出具检验结果报告并及时反馈给疾病预防控制机构。发生AEFI死亡病例或群体性事件，应根据初步调查结果采取必要的应急措施。

#### 4.调查报告撰写

需要撰写调查报告的病例：暂时无法明确初步分类（待定）的病例，如偶合病例、心因性反应病例等（临床诊断非一般反应的病例）。

调查报告的内容：①AEFI的一般情况（病例基本信息、AEFI的简要描述、预防接种异常反应史、既往健康状况、家族史、过敏史）；②对AEFI的临床诊疗经过（含发病情况、诊断、治疗及实验室检查等）；③可疑疫苗、注射器及接种情况；④AEFI发生后所采取的措施；⑤对AEFI的初步判定及依据；⑥撰写调查报告的人员、日期时间。

调查报告上报时限：初步调查报告应在开始调查后7天内完成，后续应补充调查内容，根据调查诊断进展逐步进行完善，按照日期撰写进展调查报告并继续上传中国疾病预防控制信息系统。

## 二、AEFI诊断

### （一）AEFI诊断主体

诊断的主体是预防接种异常反应调查诊断专家组（以下简称“调查诊断专家组”），由疾病控制机构负责组织成立。

调查诊断专家组成员专业要求：由临床医学[儿科；内科；外科；神经科（内、外科）]；皮肤科；血液病科；精神病科；结核病科；免疫病科；眼科；放射科；儿童保健科；病理科；检验科；放射科等相关科室]、流行病学、药学、微生物学、医学检验学、法医学等专业专家组成。原则上每一学科的专家至少3人。

调查诊断专家组成员须具备的条件：①有良好的业务素质和执业品德；②受聘于医药卫生机构或医药卫生教学、科研等机构并担任相应专业高级技术职称3年以上或该专业最高级别职称5年以上；③流行病学专家应当有3年以上免疫预防相关工作经验，药学专家应当有3年以上疫苗相关工作经验；④健康状况能够胜任预防接种异常反应调查诊断工作。

调查诊断专家组备案：各级调查诊断专家组成员应在同级卫生行政主管部门备案。

调查诊断专家组成员聘期及要求：①调查诊断专家组成员聘用期为4年。聘用期满需继续聘用的，由原聘用单位重新审核、聘用；②受聘专家应积极参加本级预防接种异常反应调查诊断相关工作和培训；③受聘专家在聘用期间出现下列情形之一的，疾控机构应根据实际情况及时调整：因健康原因不能胜任预防接种异常反应调查诊断的；变更受聘单位（执业地点）或被解聘的；不具备完全民事行为能力的；受刑事处罚的；违反调查诊断工作纪律，多次拒绝参加调查诊断工作，情节严重的；卫生行政部门和药品监督管理部门规定的其他情形。

## （二）调查诊断专家组职责

县级疾病预防控制机构组织调查诊断专家组对需要调查诊断的AEFI进行诊断；死亡、严重残疾、群体性AEFI、对社会有重大影响的AEFI，由市级或省级疾病预防控制机构组织调查诊断专家组进行诊断。任何医疗机构或个人均不得做出预防接种异常反应分类诊断的结论。

## （三）分类诊断所需材料

（1）材料的内容：①AEFI个案调查表［和（或）调查报告］；②受种者健康状况、知情同意告知、接种记录及医学建议等有关记录；③与诊断治疗有关病例资料，包括但不限于门诊病历、住院病例、医嘱单、化验单（检验报告）、医学影像检查资料、病理资料、护理记录、尸检报告等病历资料；④疫苗接收或购进记录和储运温度记录等；⑤相关疫苗该批次检验合格或者抽样检验报告，进口疫苗提供进口药品通关文件；⑥接种单位、接种人员有关资料；⑦与预防接种异常反应分类诊断有关的其他材料。

（2）材料的提供：①受种方、接种单位、疫苗上市许可持有人应当根据要求，分别提供由自己保存或掌握的上述材料，不提供真实相关材料的，承担无法进行分类诊断的责任；②死亡病例调查诊断需要尸检结果的，受种方拒绝或者不配合尸检的，承担无法进行分类诊断的责任。

## （四）诊断时限

诊断时限：调查结束后30天内尽早做出AEFI调查诊断结论。

## (五)分类诊断依据及结论报告反馈

分类诊断依据:依据法律、行政法规、部门规章和技术规范,结合临床表现、医学检查结果和疫苗质量检验结果等,进行综合分析得出明确的分类诊断结论。

调查诊断专家组在完成分类诊断后10天内将预防接种异常反应分类诊断书向受种者或其监护人、其他当事人转交。同时,向同级卫生行政主管部门和药品监督管理部门报告。

## (六)分类诊断结论处置

(1)属于预防接种异常反应或不能排除的,应当给予补偿。

(2)因疫苗质量问题造成受种者损害的,疫苗上市许可持有人应当依法承担赔偿责任。

(3)疾病预防控制机构、接种单位因违反预防接种工作规范、免疫程序、疫苗使用指导原则、接种方案,造成受种者损害的,应当依法承担赔偿责任。

(4)属于偶合症和心因性反应的,应加强与受种者或其监护人的沟通,耐心解释偶合症、心因性反应与接种的疫苗无因果关系,纯属巧合。

# 第三章
# AEFI鉴定与预防接种异常反应补偿

## 一、AEFI鉴定

### (一)适用条件

受种者或监护人(以下简称受种方)、接种单位、疫苗上市许可持有人对预防接种异常反应调查诊断结论有争议时可申请预防接种异常反应鉴定。

### (二)鉴定原则

遵循公开、公正的原则,坚持实事求是的科学态度,做到事实清楚、定性准确。

### (三)鉴定单位

设区的市级和省级医学会负责辖区内的鉴定工作。

### (四)鉴定专家库

省、自治区、直辖市医学会建立预防接种异常反应鉴定专家库,为省级、设区的市级医学会的预防接种异常反应鉴定提供专家。专家库由临床医学、流行病、医学检验、药学、法医等相关学科的专家组成,并依据相关学科设置专业组。

省、自治区、直辖市医学会原则上聘请本行政区域内的专家进入专家库;当本行政区域内的专家不能满足建立专家库需要时,可以聘请本行政区域外的专家进入专家库。

### (五)申请与受理

#### 1.申请时限

在收到预防接种异常反应调查诊断结论之日起60天内可申请鉴定;对设区的市

级医学会鉴定结论不认可的，可以在收到预防接种异常反应鉴定书之日起15天内，向接种单位所在地的省、自治区、直辖市医学会申请再鉴定。

### 2. 申请异常反应鉴定的条件

（1）完成AEFI的调查诊断。

（2）有明确的预防接种异常反应调查诊断结论。

（3）申请鉴定所需的材料：临床资料，如门诊病例、住院病例、检验报告、医学影像检查资料、病理资料等；预防接种相关资料，如受种者健康状况、知情同意告知及医学建议等预防接种有关记录；疫苗相关资料；接种人员及接种服务相关资料等。

受种方、接种单位、疫苗上市许可持有人应当根据要求，分别提供由自己保存或者掌握的上述材料。负责组织鉴定的医学会因鉴定需要可以向医疗机构调取受种者的病程记录、死亡病例讨论记录、会诊意见等病历资料。

### 3. 不予受理预防接种异常反应鉴定的情形

无预防接种异常反应调查诊断结论的；已向人民法院提起诉讼的，或者已经人民法院调解达成协议或者判决的；未按规定提供提交有关材料或提供的材料不真实的；不缴纳鉴定费的等。

## （六）鉴定

根据受理的预防接种异常反应鉴定所涉及的学科专业，在专家库中随机抽取5人以上单数专家。专家鉴定组应当认真审查材料，必要时可以听取受种方、接种单位、疫苗上市许可持有人的陈述，对受种者进行医学检查或调查取证。

专家鉴定组依照有关规定和技术标准，运用科学原理和专业知识，独立进行鉴定。在事实清楚的基础上，进行综合分析，做出鉴定结论，并制作鉴定书。鉴定结论应当按半数以上专家鉴定组成员的一致意见形成。专家鉴定组成员在鉴定结论上签名。鉴定书应当加盖预防接种异常反应鉴定专用章。

医学会应当自收到有关预防接种异常反应鉴定材料之日起45天内组织鉴定，出具预防接种异常反应鉴定书。情况特殊的可延长至90天。

医学会在作出鉴定结论10天内将预防接种异常反应鉴定书送达申请人，并报送所在地同级卫生行政部门和药品监督管理部门。

## 二、预防接种异常反应补偿

《中华人民共和国疫苗管理法》第五十六条规定国家实行预防接种异常反应补偿制度。实施接种过程中或实施接种后出现受种者死亡、严重残疾、器官组织等损害，属于预防接种异常反应或者不能排除的，应当给予补偿。补偿实行目录管理，并根据实际情况进行动态调整。国家卫生健康委员会在2020年下发《预防接种异常反应补偿范围参考目录及说明(2020年版)》，初步建立目录管理，并对目录使用、预防接种异常反应的判定原则及不能排除预防接种异常反应的判定原则等进行说明。

接种免疫规划疫苗所需的补偿费用，由省、自治区、直辖市人民政府财政部门在预防接种经费中安排；接种非免疫规划疫苗所需的补偿费用，由相关疫苗上市许可持有人承担。国家鼓励通过商业保险等多种形式对预防接种异常反应受种者予以补偿。预防接种异常反应补偿应当及时、便民、合理。

# 第二部分　案例

本书收录的案例基本上是《全国疑似预防接种异常反应监测方案》下发后报告、处置的AEFI病例，全部病例均经过各级疾病预防控制机构组织调查诊断专家组调查诊断，并有最终分类诊断结论，编者在遵从调查诊断组结论的基础上，对病例调查诊断经过及结论进行点评，希望为相关工作提供参考和借鉴。

# 第四章 接种卡介苗后的AEFI

## 第一节 卡介苗强反应

### 1.病例摘要

男，2月5日（出生后第3天）接种卡介苗，同年6月于辖区结核病防治所进行卡介苗接种情况常规复查，结果为：卡痕8mm×8mm，结核菌素试验（PPD）16mm×20mm×3mm，呈强阳性，接种部位肿大。同年12月患儿接种部位出现肉瘤，且有逐渐增大迹象，家属考虑患儿年龄较小，未进行手术治疗，后肉瘤逐渐增大且瘙痒严重。发病后第3年6月于A医院进行切除手术。住院检查：左上肢可见一圆形肿物，隆起于皮肤约2cm×2cm大小，色略红，界清，实性可活动，无波动感，皮温无明显升高，无破溃。术后肿物病理诊断：瘤样纤维组织增生；免疫组化：平滑肌肌动蛋白（SMA）阴性。临床诊断为卡介苗局部强反应。术后2个月，肉瘤复发，未进行治疗。发病后第5年、第6年分别在A医院进行2次切除手术，后肉瘤复发，在B医院进行激光治疗。

家属自述患儿出生情况良好，无过敏史、患病史和家族史，家属无过敏史及瘢痕体质，接种前无疫苗接种异常反应史，接报时患儿肉瘤仍瘙痒，大小为：上下7cm，宽4.5cm。

### 2.病例报告

患儿发病后在辖区结核病防治所的指导下开展治疗，结核病防治所持续关注和跟进患儿治疗情况和进展，后家属咨询治疗费用报销有关问题，辖区结核病防治于当天向辖区疾病预防控制中心（CDC）报告并进行网络报告。

### 3.调查处置

辖区CDC接到报告后于48小时内对病例开展流行病学调查，核实免疫服务、接种实施情况、病例既往史、疫苗接种史、主要症状体征、实验室检查结果及诊断、同批次疫苗使用及反应报告情况，与家属解释疑似预防接种异常反应处置流程，嘱家属准备好患儿就诊及手术的相关材料。

(1)疫苗及接种情况：本次接种的卡介苗为政府集中采购的免疫规划疫苗，疫苗冷藏储运符合规定，于有效期内使用，该接种门诊同批次其他疫苗外观性状未发现异常，接种操作流程符合《预防接种工作规范》。截至调查当天，辖区同批次疫苗未报告同类不良反应。

(2)既往免疫史：既往接种过共14种疫苗，共27剂次。卡介苗1剂次、乙肝疫苗3剂次、脊髓灰质炎疫苗4剂次、百白破疫苗4剂次、白破疫苗1剂次、麻疹疫苗1剂次、麻腮风疫苗2剂、A群流行性脑脊髓膜炎(简称"流脑")疫苗2剂次、AC群流脑疫苗2剂次，乙脑疫苗2剂次、甲肝疫苗2剂次、水痘疫苗1剂次、Hib疫苗1剂次、轮状病毒疫苗1剂次。既往无预防接种异常反应史。

## 4.调查诊断

辖区疾病预防控制中心在收集全部资料后组织召开了预防接种异常反应调查诊断专家会，从辖区预防接种异常反应诊断专家库中选取皮肤科、外科、结核病、流行病学等专业5名专家组成调查诊断专家组。

(1)临床诊断及依据：经过专家诊断会讨论，该病例临床诊断为卡介苗局部强反应。发病当年6月于当地结核病防治所复查卡介苗接种情况，卡痕为8mm×8mm，PPD结果为16mm×20mm×3mm，呈强阳性；接种部位肿大。

(2)分类诊断结论及依据：排除疫苗质量事故；排除接种事故；受种者接种疫苗后所患的卡介苗局部强反应属于预防接种异常反应。机体损害等级为四级。

1)患儿接种疫苗后出现接种部位肿大，存在时间关联性。

2)根据疫苗说明书，卡介苗有效成分为卡介菌活菌体，接种后出现局部脓肿和溃疡直径超过10mm及长期不愈(>12周)为常见不良反应，应及时诊治。以往研究也有报道注射卡介苗后发生淋巴结强反应伴接种部位瘢痕疙瘩的病例，考虑本案例中的反应与接种卡介苗间的关联存在特异性。

3)根据术后肿物病理诊断，患儿接种卡介苗形成的瘢痕疙瘩是接种局部纤维组织过度增生所致，且以前曾有文献报道类似病例，因此认定预防接种异常反应符合医学和生物学原理，存在科学合理性。

4)该患儿接种的疫苗质量合格，同期其他受种者无类似反应，排除疫苗质量事故。

5)接种单位为辖区卫生行政部门指定的预防接种门诊,接种人员有资格证。疫苗接种符合《预防接种工作规范》的要求,排除接种事故。

根据现有资料,该患儿所患卡介苗接种强反应与接种卡介苗之间有因果关联。

机体损害等级评定依据:召开诊断会前家属描述,患儿肉瘤上下7cm,宽4~5cm。根据当地《预防接种异常反应补偿办法》,参照《医疗事故分级标准》,考虑机体损害等级为四级。

(3)分类诊断结论反馈:组织单位在做出调查诊断结论,完成预防接种异常反应调查诊断书后,及时将调查诊断书交给当事人,后续当事人无争议。依据当地补偿办法有关规定,按照机体损害级别对病例进行了补偿,同时告知其他疫苗可按照免疫程序继续接种。

## 5.案例启示

(1)卡介苗接种后的反应特点:卡介苗是一种减毒活疫苗,接种部位附近有一定程度的组织反应为正常现象,该案例的卡痕为8mm×8mm,应属于正常范围,但接种部位肿胀,后形成瘤样纤维组织增生,应考虑为接种卡介苗形成的瘢痕疙瘩,为局部纤维组织过度增生所致,为非特异性异常反应。

(2)调查时首先确认关键问题 注射卡介苗产生强反应,主要与疫苗株毒力、疫苗生产时菌块是否均匀、菌液浓度、接种操作技术和个体因素等有关。接种人员应规范掌握接种技术,按工作规范实施接种,使用卡介苗时充分摇匀,注意接种剂量和接种部位。在开展调查时,首先要排查疫苗质量问题和接种差错,完整收集病例就诊、治疗和临床诊断信息,为后续的分类诊断提供依据。

(3)了解卡介苗反应主要原因:接种卡介苗形成的瘢痕疙瘩是结缔组织增生物,产生的主要原因有:①受种者或家属有过敏史或者瘢痕体质;②抓挠、摩擦等机械刺激;③疫苗生产、制备不当等,治疗不当可能加重瘢痕反应。

(4)提高接种技术来降低反应:卡介苗接种技术要求高,接种人员须严格按照标准技术操作,保证接种效果。告知家属接种卡介苗后,注意观察婴幼儿状态,局部出现红肿、硬结、化脓、溃疡、结痂是正常过程,保持局部清洁、干燥即可,无须特殊处理。避免人为扣掉结痂、穿过紧的衣物、包扎和挤压脓肿部位。一旦出现异常,应及时与接种单位取得联系,并到结核病防治专科医院进行诊断治疗。

# 第二节 苔藓样皮肤结核(瘰疬性苔藓)

## 1.病例摘要

男,8月13日(7周龄)接种卡介苗1剂后,观察30分钟无异常。同年10月1日患儿全身出现皮疹,因患儿精神状态佳,故未就医,继续居家观察。因皮疹渐增大、增多,10月16日到A医院就诊。血常规:中性粒细胞比率(N%)33%,淋巴细胞比率(L%)53.5%,嗜碱性粒细胞比率(B%)1.1%,淋巴细胞(L)$4.36\times10^9$/L,血红蛋白(Hb)105.0g/L,血细胞比容(HCT)31.60%,红细胞平均体积75.20fL,平均血红蛋白量25.00pg,红细胞分布宽度标准差32.90fL。临床诊断,待查,结核疹?朗格汉斯组织细胞增生症?查皮肤影像学报告,皮肤CT:皮损区可见棘层轻度灶性海绵水肿,可液性暗区,基底细胞环完整,真皮浅层可见稀疏炎细胞浸润,未发现高折光颗粒。皮肤镜:皮损区可见红色丘疹,降起,其上未见结痂、鳞屑。医院未予治疗,嘱家属变化随诊,必要时病理学检查。10月24日因咳嗽再次到A医院就诊,医生给予地塞米松磷酸钠注射液1.50mg,肌内注射,醋酸泼尼松片2.50mg(每天2次),头孢克洛干混悬剂(每天3次),小儿棕铵口服溶液1.50ml(每天4次)。因患儿咳嗽未见好转,故10月29日再次就诊A医院,临床诊断为支气管炎。因患儿皮疹持续未消退,家属担心患儿情况,10月30日在B医院做病理早诊断:(腹部)表皮角化过度,棘细胞间水肿,真皮内可见组织细胞、多核巨细胞形成多个肉芽肿结构。免疫组化染色:CDla(-),CD68(+),S-100(-),Ki67约20%。临床诊断为瘰疬性苔藓。因皮疹暂未出现加重现象,医院未予治疗,嘱1周后复诊。11月10日家属携患儿复诊于A医院,医生给予夫西地酸乳膏0.50g(外用)。11月下旬皮疹消退。患儿家属否认既往病史、过敏史、家族病史。

## 2.病例报告

患儿发病转年1月9日接种单位接到患儿家属报告,接报当天向辖区CDC报告并进行网络报告。辖区CDC接到报告后,经过初步核实,确认为接种卡介苗后出现瘰疬性苔藓,立即向上级CDC及辖区卫生行政部门报告。

## 3.调查处置

接种单位接报后首先询问患儿当前健康状况及临床诊断情况,告知患儿家属需经过异常反应分类诊断确认本次患病是否与疫苗接种有关，嘱咐家属收集准备就医记录并保持电话畅通。辖区CDC接到报告后48小时内开展流行病学调查，重点收集患儿既往病史、现病史、检查报告、临床诊断、治疗情况和预防接种相关资料，与患儿家属仔细询问患儿当前健康状况及接种疫苗后发病就医经过等内容，并告知家属异常反应分类诊断的规范流程。辖区CDC指导接种单位做好患儿家属的安抚工作。

（1）疫苗及接种情况：本次接种的卡介苗为政府集中采购的免疫规划疫苗，疫苗储存运输符合规定，在有效期内使用，该接种门诊同批次其他疫苗外观性状未发现异常，接种操作流程符合《预防接种工作规范》。截至1月9日，辖区同批次疫苗报告1例一般反应（局部结节），已痊愈。

（2）既往免疫史：既往接种乙型肝炎疫苗2剂次，无预防接种异常反应史。

## 4.调查诊断

辖区CDC在收集全部资料后组织召开了预防接种异常反应调查诊断专家会，从辖区预防接种异常反应诊断专家库中选取结核科、儿科、皮肤科、流行病学等专业5名专家组成调查诊断专家组。

（1）临床诊断及依据：经过专家诊断会讨论，该病例临床诊断为瘰疬性苔藓。①患儿临床表现为全身皮疹；②病理诊断为（腹部）表皮角化过度，棘细胞间水肿，真皮内可见组织细胞、多核巨细胞形成多个肉芽肿结构；③免疫组化染色为CDla（-），CD68（+），S-100（-），Ki-67约20%。皮肤病理示真皮上部毛囊周围上皮样肉芽肿，可见少许朗汉斯巨细胞，周围有淋巴细胞浸润，故诊断瘰疬性苔藓明确。

（2）分类诊断结论及依据：排除疫苗质量事故；排除接种事故；受种者接种卡介苗后所患的瘰疬性苔藓不排除预防接种异常反应，即可能与疫苗相关。

1）该儿童接种的卡介苗具有国家市场监督管理总局批签发证明，疫苗储存运输符合《疫苗储存和运输管理规范》要求，接种操作符合《预防接种工作规范》要求。

2）同批次疫苗接种后无其他同类异常反应报告。

3）患儿在接种疫苗6周后出现皮疹，2个月后皮疹消退，在时间关联上存在一致性。

4）有文献证据证明瘰疬性苔藓是一种卡介苗接种后的罕见不良反应。

5）具有生物学合理性。瘰疬性苔藓是结核疹中较为少见的一种类型。结核疹由于内在原发性结核分枝杆菌感染或其相关抗原经过血源性播散，在皮肤产生免疫反应所致，逐渐可以演变为肉芽肿性炎症反应，本例中患儿皮肤病理显示结核样肉芽肿改变。综上，根据现有证据、病情资料和治疗效果，不能排除该儿童所患瘰疬性苔藓与接种卡介苗之间因果关联。

机体损害等级评定依据：截至专家诊断会召开时，该受种者已痊愈。根据当地《预防接种异常反应补偿办法》，参照《医疗事故分级标准》，考虑机体损害等级为四级。

（3）分类诊断结论反馈：组织单位在做出调查诊断结论，完成预防接种异常反应调查诊断书后，及时将调查诊断书交给当事人，后续当事人无争议。依据当地补偿办法有关规定，按照机体损害级别对病例进行了补偿，同时告知其他疫苗可按照免疫程序继续接种。

## 5.案例启示

（1）本例的关键在于临床诊断的明确性。瘰疬性苔藓通常与结核分枝杆菌等感染或卡介苗接种有关。值得注意的是，该儿童在接种卡介苗6周后出现了皮疹，瘰疬性苔藓通常在卡介苗注射后1~4个月发病，数月后皮疹慢慢消退。根据目前所掌握的资料，未能发现导致瘰疬性苔藓的其他潜在原因，故不能排除接种卡介苗与瘰疬性苔藓之间的关联。

（2）本案例存在的关键问题是：未能进一步开展结核菌素试验以判断是否存在结核杆菌感染。结核菌素试验在此类病例中通常呈阳性反应。在诊断过程中，病理诊断对于确定疾病的性质具有关键作用，而结核分枝杆菌菌株的鉴定对于进一步明确病因具有重要意义。因此，在进行分类诊断工作时，应综合考虑患者的临床表现、病理结果及其他相关检查信息，以确保做出准确的判断。

（3）对于家属来说，发现问题、及时报告和就医是首要关键：本案例患儿出现全身散在皮疹后家属并未引起重视尽快就医，也未及时向接种单位报告AEFI。提示疾控机构及接种单位在预防接种时应详细告知受种者或监护人疫苗接种后可能发生的不良反应及注意事项等，加强对公众的疫苗知识宣传教育，提高AEFI报告的时效性。

# 第三节　卡介苗淋巴结炎

## 一、病例1

### 1.病例摘要

男，10月14日（出生当日）接种卡介苗第1剂次，接种后40余天左臂接种部位出现红肿，到A医院咨询，工作人员建议家属为患儿热敷观察，每天热敷1~3次，每次10~15分钟。接种转年2月7日左腋下有20mm×35mm硬结，到B医院就诊，彩色多普勒超声检查提示：左腋下多发实性肿物，考虑来自淋巴结；诊断：卡介苗反应；处方：外用金黄膏。

接种转年4月7日在C医院检查，淋巴结较前有所肿大突出，红肿质变软，局部35mm×40mm，血常规：白细胞（WBC）$13.9\times10^9$/L、红细胞（RBC）$4.63\times10^{12}$/L、Hb 89g/L、L $8.95\times10^9$/L、血小板（PLT）$265\times10^9$/L。当天，于B医院复查，彩色多普勒超声检查提示：左腋下多发实性包块（部分液化）。处方：外用金黄膏，后逐渐好转。患儿家属否认既往病史、过敏史、家族病史。

### 2.病例报告

患儿发病次年4月10日接种单位接到家属报告，接报当天向辖区CDC报告并进行网络报告。

### 3.调查处置

接种单位告知家属继续密切观察受种者接种部位变化，遵医嘱用药，若病情还未好转，请继续到正规医疗机构就诊，并耐心向患儿家属解释卡介苗可能导致患儿目前症状的原因，并告知以最终的专家诊断结论为准。接种单位后有定期电话随访，跟踪了解患儿病情有明显好转。辖区CDC接到报告后48小时内到接种单位了解疫苗及接种过程等情况，并对病例开展流行病学调查，与患儿家属沟通，了解患儿发病及就诊经过，收集就诊材料等，并对患儿目前接种部位及健康状况进行了现场观察，安抚患儿家属情绪，说明后续的调查流程，请家属积极配合调查及耐心等待调查结论。

（1）疫苗及接种情况：本次接种的卡介苗为政府集中采购的免疫规划疫苗，疫苗储存运输符合规定，效期内使用，该接种门诊同批次其他疫苗外观性状未发现异常，接种操作流程符合《预防接种工作规范》。截至接种当天（10月14日），该接种医院同批次疫苗未报告同类不良反应。

（2）既往免疫史：截至调查当天（接报同年4月12日），该患儿除卡介苗外，出生当天还接种过乙肝疫苗1剂次，无其他预防接种异常反应史。

## 4.调查诊断

辖区CDC在收集全部资料后组织召开了预防接种异常反应调查诊断专家会，从辖区预防接种异常反应诊断专家库中选取外科、内科、结核、流行病学等专业5名专家组成调查诊断专家组。

（1）临床诊断及依据：经过专家诊断会讨论，该病例临床诊断为卡介苗淋巴结炎。左腋下有20mm×35mm硬结，淋巴结较前有所肿大突出，红肿质变软，局部35mm×40mm；彩色多普勒超声检查提示：左腋下多发实性包块（部分液化）。

（2）分类诊断结论及依据：排除疫苗质量事故；排除接种事故；受种者接种卡介苗后所患的卡介苗淋巴结炎属于不排除预防接种异常反应，即可能与疫苗相关。

1）卡介苗是一种减毒活疫苗，须通过淋巴管到达全身，所以接种处附近的淋巴结（常为腋下）有一定程度的组织反应，表现为轻微肿胀，少数出现淋巴结强反应，表现为肿大、化脓、破溃，该病例临床症状符合。

2）该儿童接种卡介苗后3月余腋下出现硬结，超声检查提示左腋下多发实性肿物，考虑来自淋巴结，临床症状符合且发病与接种时间符合时间关联性。

3）该儿童接种的卡介苗具有国家市场监督管理总局批签发证明。同期其他受种者无类似反应。

4）接种单位为辖区卫生行政部门指定的预防接种门诊，接种人员有证明。疫苗接种符合《预防接种工作规范》的要求。

根据现有资料、病情资料和治疗效果，不能排除该儿童所患卡介苗淋巴结炎与接种卡介苗之间的因果关联。

机体损害等级评定依据：截至专家诊断会召开时，该受种者伤口已愈合，留有玉米粒大小瘢痕。根据当地《预防接种异常反应补偿办法》，参照《医疗事故分级标准》，考虑机体损害等级为四级。

(3)分类诊断结论反馈：组织单位在做出调查诊断结论，完成预防接种异常反应调查诊断书后，及时将调查诊断书交给当事人，后续当事人无争议。依据当地补偿办法有关规定，按照机体损害级别对病例进行了补偿，同时告知其他疫苗可按照免疫程序继续接种。

### 5.案例启示

(1)接种后发生反应要及时报告与就医：该病例在接种后约长达半年才到接种单位报告，提示对于群众的AEFI宣传工作并未完全到位，工作人员在接种时应提示受种者对于接种后所会出现的不良反应需及时地向接种单位报告。

(2)不能因发生过接种反应就停止免疫预防：患儿家属否认家族遗传病史，家族中并未有瘢痕体质者，对于患儿接种卡介苗后，症状痊愈留有的瘢痕并不能成为后续接种疫苗所应顾虑的情况。

(3)规范化操作可降低不良反应发生概率：接种卡介苗处附近的淋巴结(常为同侧腋下或者锁骨上)会有一定程度的组织反应，少数出现淋巴结肿大、化脓、破溃，主要原因与疫苗株毒力有关，同时也与接种操作技术有关，如未摇匀、接种超量、接种过深等。所有接种人员应更好掌握接种技术，规范操作。

## 二、病例2

### 1.病例摘要

男，7月3日(出生第2天)接种一针卡介苗，接种次年7月11日，家属发现患儿左腋下淋巴结肿大。接种次年10月11日到A医院就诊，主诉：发现左腋下肿物3~4月，无破溃，左腋下肿物约1.5cm×2cm，红，波动感(+)，左上臂卡痕(+)，诊断：淋巴结炎。接种次年10月18日A医院就诊记录：左腋下肿物破溃；治疗：外科处理伤口，必要时予对氨基水杨酸钠外敷。后续症状好转，未再继续就诊。患儿既往无过敏史、无患病史和无家族病史。

### 2.病例报告

患儿发病当年11月15日接种单位接到家属报告后，接报当天向辖区CDC报告并进行网络报告。

## 3. 调查处置

接种单位接到家属报告时，患儿肿物破溃，并已经在正规医疗机构接受了相关诊治，目前有好转迹象，工作人员告知家属继续密切观察受种者症状、体征变化，后续定期电话随访，跟踪了解患儿在接报转年6月已经痊愈。辖区CDC接到报告后48小时内到接种单位对疫苗及接种过程进行了解，并对病例开展流行病学调查，与患儿家属沟通，了解患儿发病及就诊经过，收集就诊材料等，并对患儿目前接种部位及健康状况进行了现场观察，安抚患儿家属情绪，说明后续的调查流程，但由于患儿暂未完全痊愈，考虑后续可能会继续就诊，工作人员与患儿家属商议，等患儿病情稳定后再做后续补充调查及分类诊断，请家属积极配合调查及耐心等待调查结论。

(1)疫苗及接种情况：本次接种的卡介苗为政府集中采购的免疫规划疫苗，疫苗储存运输符合规定，于有效期内使用，该接种门诊同批次其他疫苗外观性状未发现异常，接种操作流程符合《预防接种工作规范》。截至接报次年8月25日，辖区同批次疫苗未报告同类不良反应。

(2)既往免疫史：截至接报次年8月25日，该患儿除卡介苗外，既往按照免疫程序接种乙肝疫苗3剂次、脊髓灰质炎疫苗3剂次、百白破疫苗3剂次、麻疹疫苗1剂次、A群流脑疫苗2剂次、乙脑疫苗1剂次，无其他预防接种异常反应史。

## 4. 调查诊断

辖区CDC在收集全部资料后组织召开了预防接种异常反应调查诊断专家会，从辖区预防接种异常反应诊断专家库中选取外科、流行病学、儿科、感染科等专业5名专家组成调查诊断专家组。

(1)临床诊断及依据：经过专家诊断会讨论，该病例临床诊断为淋巴结炎。

1)7月3日接种卡介苗，同年10月11日就诊记录：发现左腋下肿物3~4月。

2)体格检查：左腋下肿物约1.5cm×2cm，无破溃，红，波动感(+)，左上臂卡痕(+)。

3)治疗：外科处理伤口，予对氨基水杨酸钠外敷后逐渐好转。

(2)分类诊断结论及依据：排除疫苗质量事故；排除接种事故；受种者接种卡介苗后所患的淋巴结炎不排除预防接种异常反应。

1)卡介苗是一种减毒活疫苗，须通过淋巴管到达全身，所以接种处附近的淋巴结(常为腋下)有一定程度的组织反应，表现为轻微肿胀，少数出现淋巴结强反应，表现为肿大、化脓、破溃。

2)该儿童接种卡介苗后一年出现腋下淋巴结肿大,后逐渐化脓、破溃,发病与接种时间符合时间关联性。

3)该儿童接种的卡介苗有国家市场监督管理总局批签发证明。同批次疫苗其他受种者无类似反应。

4)接种单位为辖区卫生行政部门指定的预防接种门诊,接种人员有资格证。疫苗接种符合《预防接种工作规范》的要求。

根据现有资料、病情资料,不能排除该儿童所患淋巴结炎与卡介苗之间存在因果关联。

机体损害等级评定依据:截至专家诊断会召开时,该受种者伤口已痊愈。根据当地《预防接种异常反应补偿办法》,参照《医疗事故分级标准》,考虑机体损害等级为四级。

(3)分类诊断结论反馈:组织单位在做出调查诊断结论,完成预防接种异常反应调查诊断书后,及时将调查诊断书交给当事人,后续当事人无争议。依据当地补偿办法有关规定,按照机体损害级别对病例进行了补偿,同时告知其他疫苗可按照免疫程序继续接种。

### 5.案例启示

(1)先调查再判断因果关系:淋巴结强反应表现为接种同侧腋下淋巴结进行性肿大,重者皮肤红肿、化脓、破溃。其原因主要与疫苗的接种深度、疫苗的毒力强弱、菌量和活菌数多少及新生儿免疫状态有关。在确定接种的操作符合规范流程后,再进一步判断疫苗与疾病之间的因果关系。

(2)跟踪随访有助于调查处置:对于卡介苗淋巴结炎发生在接种卡介苗后的时限最长可达一年,本案例从接种疫苗后到发病,直至痊愈,时间跨度较长,及时接报和调查,以及后续的定期随访,以此获取更为准确的相关资料,使得调查诊断更为顺利和精准。

## 三、病例3

### 1.病历摘要

男,5月28日(出生后转天)在出生医院接种卡介苗。接种后5个多月时,家属发现该患儿左侧腋下淋巴结肿大,无其他症状,精神状态良好。当天患儿家属带其到A医院外科就诊,后转诊至B医院外科,进行了结核菌素试验及B超检查,B超显示左腋下可见24mm×22mm不均匀低回声肿块,边界清晰,形态欠规则。结核菌素试验72小时后(11月8日)结果显示:阳性,临床诊断为卡介苗淋巴结炎,根据患儿病情,医生告知待破溃后及时到当地医院处理,家属带患儿回家观察。同年11月26日家属发现患儿红肿处颜色变深,再次到A医院外科就诊,就诊医生建议到辖区结核病防治所就诊。12月16日家属带患儿到辖区结核病防治所就诊,医生给予口服异烟肼,并叮嘱家属继续观察。同年12月31日家属发现患儿腋下肿物将要破溃,到B医院就诊,接诊医生通过既往检查对其进行了引流处理,后逐渐好转。

患儿家属否认既往病史、过敏史、家族病史。

## 2.病例报告

患儿发病当年12月16日由辖区结核病防治所向辖区CDC报告,辖区CDC进行了网络报告。

## 3.调查处置

12月16日家属带患儿到辖区结核病防治所就诊,医生给予口服异烟肼,并叮嘱家属继续观察,并在当天将患儿的基本情况电话报告辖区CDC。辖区CDC接到报告后48小时内到接种单位对疫苗及接种过程进行了解,并对病例开展流行病学调查,与患儿家属沟通,了解患儿发病及就诊经过,收集就诊材料等,并对患儿目前接种部位及健康状况进行了现场观察,患儿家属对于患儿口服抗结核等药物是否会对患儿后续健康有不良影响表示担忧,辖区CDC工作人员进行了科学解释,并耐心安抚患儿家属情绪,说明后续的调查流程,请家属积极配合调查及耐心等待调查结论。

(1)疫苗及接种情况:本次接种的卡介苗为政府集中采购的免疫规划疫苗,疫苗储存运输符合规定,于有效期内使用,该接种医院同批次其他疫苗外观性状未发现异常,接种操作流程符合《预防接种工作规范》。截至调查当天(发病当年12月18日),辖区同批次疫苗未报告同类不良反应

(2)既往免疫史:截至调查当天(发病当年12月18日),除卡介苗外,既往接种乙肝疫苗3剂次、脊髓灰质炎二倍体疫苗3剂次、百白破疫苗3剂次、A群流脑疫苗1剂次,既往无预防接种异常反应史。

## 4.调查诊断

辖区CDC在收集全部资料后组织召开了预防接种异常反应调查诊断专家会,从辖区预防接种异常反应诊断专家库中选取结核病、神经内科、儿科、流行病学、传染病

等专业5名专家组成调查诊断专家组。

(1)临床诊断及依据:经过专家诊断会讨论,该病例临床诊断为卡介苗淋巴结炎。左侧腋下淋巴结肿大,B超显示左腋下可见24mm×22mm不均匀低回声肿块,边界清晰,形态欠规则;结核菌素试验结果为阳性。

(2)分类诊断结论及依据:排除疫苗质量事故;排除接种事故;受种者接种卡介苗后所患的卡介苗淋巴结炎属于预防接种异常反应。

1)卡介苗是一种减毒活疫苗,须通过淋巴管到达全身,所以接种处附近的淋巴结(常为腋下)有一定程度的组织反应,表现为轻微肿胀,少数出现淋巴结强反应,表现为肿大、化脓、破溃。

2)该儿童接种卡介苗后5个多月发现腋下淋巴结肿大,之后化脓、破溃,发病与接种时间符合时间关联性。

3)该儿童接种的卡介苗有国家市场监督管理总局批签发证明。同批次疫苗其他受种者无类似反应。

4)接种单位为辖区卫生行政部门指定的预防接种门诊,接种人员有资格证。疫苗接种符合《预防接种工作规范》的要求。

根据现有资料、病情资料,该儿童所患卡介苗淋巴结炎与接种卡介苗之间有因果关联。

机体损害等级评定依据:截至专家诊断会召开时,该受种者伤口愈合较好。根据当地《预防接种异常反应补偿办法》,参照《医疗事故分级标准》,考虑机体损害等级为四级。

(3)分类诊断结论反馈:组织单位在做出调查诊断结论,完成预防接种异常反应调查诊断书后,及时将调查诊断书交给当事人,后续当事人无争议。依据当地补偿办法有关规定,按照机体损害级别对病例进行了补偿,同时告知其他疫苗可按照免疫程序。

## 5.案例启示

(1)早发现早处置早痊愈:本案例接种单位工作人员在接种时将卡介苗接种后注意事项进行了仔细的宣讲,家属在接种后发现患儿出现腋下淋巴结肿大后高度关注,并及时就医,受种者得到及时的救治。

(2)儿童监护人报告意识需增强:本案例是患儿在辖区结核病防治所就诊时被工作人员上报到辖区CDC,患儿家属并未主动向接种单位报告,提示当时的受种者报告意识不强。

(3)强化常规接种操作规范化管理:考虑卡介苗的特性,在本案例的调查过程中,除病例调查外,对于接种过程的规范与否也应高度关注。

## 四、病例4

### 1.病例摘要

女,12月14日(出生后第二天)接种卡介苗,家属回忆患儿3月龄时接种部位高于正常皮肤,且内有化脓,至辖区接种单位儿科咨询,医生检查后告知为接种卡介苗正常反应,嘱回家观察避免感染。次年4月12日家属在患儿左腋下发现肿物,4月14日患儿出现发热,最高温度39.1℃,偶有流涕,无咳嗽,于当天前往A医院就诊。体格检查:神清,精神反应可,咽红,双肺呼吸音粗。左腋前可触及肿块,质硬,红肿,大小约3cm×3cm,左上臂卡介苗接种处可见结痂,颈部、腹股沟未触及肿大淋巴结。血常规检查:Hb 124g/L,WBC $9.96\times10^9$/L,L% 17.4%,单核细胞比率(M%) 7.40%,N% 75.10%,PLT $665\times10^9$/L,C反应蛋白(CRP)<8mg/L。胸部X线片:左腋下软组织增厚。彩色多普勒超声检查显示左腋部患处扫查可探及不均匀低回声肿块,范围33mm×23mm×27mm(大致测量),边界尚清晰,形态不规整,超声提示左腋部患处实性肿块,肝脾未见明显异常。初步诊断为发热、左腋前肿块原因待查、营养不良。医生建议住院治疗,家属拒绝。给予美洛西林钠舒巴坦钠静脉输注治疗,口服布洛芬混悬浮滴剂、复方胃蛋白酶散、头孢克洛干混悬剂对症治疗。

4月16日再次于A医院进行PPD试验,4月18日结果为阴性,于当天住院治疗。体温:37.0℃,脉搏:142次/分,呼吸:34次/分,血压:80/50mmHg。一般情况:神清,精神稍弱,反应尚可。卡痕(+),有结痂。PPD 48小时(-)。全身浅表淋巴结:左腋下可见肿大淋巴结,表面发红,伴有融合,大小约4.5cm×3.5cm,质硬,活动度差,肿大淋巴结顶部有波动感,余浅表淋巴结未及肿大。检查:T细胞斑点检测(T-spot)(-);结核菌抗体快速检测:阴性;腋下肿物分泌物:结核分枝杆菌核酸检测(TB-RNA)(+),TB-DNA $1.0\times10^6$拷贝数/毫升(参考值<$10^3$拷贝数/毫升),抗酸染色(+);血IG+血清铁蛋白(FER):IgG 0.8g/L,IgA 0.0g/L,IgM 0.02g/L,IgE<0.1IU/mL,均明显低于正常,FER为170.9ng/mL,C3为1.69g/L,C4为0.52g/L;血流式细胞学:CD3+ 1.10%,CD3+ CD8+ 0.43%,CD3+ CD4+ 0.48%,CD19+ 0%,均明显低于正常水平,CD16+ CD56+ 98.47%升高,4/8为1.11,细胞免疫及体液免疫均缺乏。予异烟肼、利福平抗感染,葡醛内脂、左旋卡尼汀保护脏器功能,予雾化吸入加强呼吸道管理,止咳、化痰等对症处理。入院

第2天，肿物破溃，予清创、引流换药治疗。临床症状较前好转，家属拒绝进一步检查及治疗，于4月22日出院。出院带药异烟肼、利福平、葡醛内脂口服。出院诊断：①卡介苗相关性淋巴结炎？②先天性免疫缺陷病；③先天性遗传代谢病？④精神运动发育迟缓。

4月23日至4月29日，每天在A医院门诊进行引流换药治疗：共治疗7次。4月30日开始定期引流换药治疗。5月22日家属发现患儿出现咳嗽、咳痰、低热，患儿舌有乳白色物质，形似奶块，用棉布不能擦拭掉，当天到私人诊所就诊，诊断为鹅口疮，开外涂药粉，用药后好转，不用药反复，一直未痊愈。后当天又于A医院就诊，临床诊断咽气管炎，给予依托红霉素、小儿伪麻美芬滴剂、小儿棕铵口服液口服治疗。用药后病情未见好转。5月30日至6月3日于A医院进行盐酸头孢替安、盐酸氨溴索静脉输注治疗，病情仍未见好转。6月5日于B医院风湿免疫门诊就诊。体格检查：咽红，扁桃体1度，卡巴结痂，左腋下淋巴结肿大，引流外敷。血常规：WBC $7.18\times10^9$/L，Hb 102g/L，PLT $285\times10^9$/L，N% 0.584，L% 0.358，N $4.19\times10^9$/L，L $2.57\times10^9$/L，CRP 1mg/L。初步诊断：肺炎、免疫缺陷、消化不良。给予环酯红霉素、双歧杆菌、小儿肺热咳喘口服液等治疗。6月6日于D医院就诊，根据既往检查资料及体格检查，诊断为严重联合免疫缺陷病、淋巴结炎，建议住院治疗，家属拒绝，给予复方磺胺甲噁唑片服用。

6月14日于A医院内科门诊进行吸痰治疗。6月18日再次就诊进行引流、换药治疗时，儿童病情恶化，医院给予抢救治疗。6月29日辖区接种单位和辖区CDC进行家庭访视，患儿在家进行吸氧、喂药治疗。家属自述患儿近期每天发热，咳嗽加重，进食量减少，靠滴喂进食，7月4日于C医院进行基因测试，结果为DCLRE1C基因存在一个纯合突变，编码区第85号核苷酸由胸腺嘧啶变异为胞嘧啶（c.85T>C），导致氨基酸改变第29号氨基酸由酪氨酸变异为组氨酸（p.Y29H），为错义突变。提示疾病：①Omenn综合征；②DCLRE1C重型联合免疫缺陷病。经查患儿父亲该位点杂合变异。后续患儿病情加重，依靠吸氧维持生命，于7月17日死亡，家属拒绝尸检。

家属自述患儿出生后4日因胆红素高（15.2mg/dL）曾住院治疗，诊断为新生儿黄疸、代谢性酸中毒、卵圆孔未闭，住院2天病情好转后自动出院。出院3~5天后出现腹泻，每天平均7~8次，多次更换奶粉没有改善，且体重不增。1月龄时于A医院诊断为腹泻病，后经过更换奶粉及喂养方式，患儿腹泻好转，但大便中仍有奶瓣。患儿无过敏史、患病史和家族史，接种前身体状况良好，无疫苗接种异常反应史。

## 2.病例报告

患儿发病当年4月17日，患儿家属到辖区接种单位咨询，辖区接种单位接到家属报告后，嘱家属密切观察患儿病情，当天向辖区CDC报告并进行网络报告。辖区CDC接到报告后，经过初步核实受种者存在免疫缺陷，立即向上级CDC及辖区卫生行政部门报告。

## 3.调查处置

辖区接种单位告知家属密切观察受种者症状、体征变化，如病情发生进展和变化，要及时到正规医疗机构就诊和治疗。省级CDC会同辖区CDC对病例开展流行病学调查，核实免疫服务、接种实施情况、病例既往史、疫苗接种史、同批次疫苗使用及反应报告情况。4月25回访患儿情况，嘱家属将住院病例、出院小结及诊断证明复印保存。5月22日再次回访患儿病情，家属反馈左腋下伤口未愈合，仍需换药，体重未见增加。6月15日回访获知患儿伤口仍需换药，身体逐渐消瘦。6月28日回访患儿病情加重，依靠吸氧维持生命。6月29日流行病学调查人员到患儿家中访视，了解患儿病情进展并安抚家属。7月17日患儿死亡，辖区成立专题调查工作小组，工作人员与家属沟通尸检事宜，家属拒绝并于7月18日签署拒绝尸检证明。

(1)疫苗及接种情况：本次接种的卡介苗为政府集中采购的免疫规划疫苗，疫苗冷藏储运符合规定，效期内使用，该接种门诊同批次其他疫苗外观性状未发现异常，接种操作流程符合《预防接种工作规范》。截至调查当天，辖区同批次疫苗除该病外另报告其他疑似预防接种异常反应1例，为偶合症。

(2)既往免疫史：既往接种乙肝疫苗1剂次，无预防接种异常反应史。

## 4.调查诊断

省级CDC在收集全部资料后组织召开了预防接种异常反应调查诊断专家会，从省级预防接种异常反应诊断专家库中选取结核科、免疫科、感染科、儿科、流行病学等专业5名专家组成调查诊断专家组。

(1)临床诊断及依据：经过专家诊断会讨论，该病例临床诊断为严重联合免疫缺陷病、淋巴结炎、肺炎。

1)严重联合免疫缺陷病诊断依据包括以下几点。①临床表现：反复感染、慢性腹泻和生长发育迟缓；②实验室检查：IgG 0.8g/L，IgA 0.0g/L，IgM 0.02g/L，IgE<0.1IU/mL，

均低于正常值；淋巴细胞亚群检测：CD3+T细胞1.10%，CD3+CD8+T细胞0.43%，CD3+CD4+T细胞0.48%，CD19+B细胞0%，均低于正常值，提示细胞免疫及体液免疫均缺乏；③基因检测：DCLRE1C基因有一个纯合突变，该位点为致病性变异。提示疾病：Omenn综合征、DCLRE1C重型联合免疫缺陷病。

2）淋巴结炎诊断依据包括以下几点。①接种卡介苗3个月后左腋下淋巴结肿大，液化后破溃引流；②彩色多普勒超声检查：左腋部患处实性肿块；③腋下肿物脓液：TB-RNA（+），TB-DNA $1.0\times10^6$拷贝数/毫升，抗酸染色（+）；④血T-SPOT.TB（-），PPD 72小时（-）。

（2）分类诊断结论及依据：排除疫苗质量事故；排除接种事故；受种者接种卡介苗疫苗后所患的淋巴结炎属于预防接种异常反应。受种者所患严重联合免疫缺陷病、肺炎不属于预防接种异常反应。

1）严重联合免疫缺陷病病因：基因突变所致，DCLRE1C基因有一个纯合突变，c.85T>C，导致氨基酸改变p.Y29H，为错义突变。提示疾病：Omenn综合征，DCLRE1C重型联合免疫缺陷病。经查受种者父亲该位点杂合变异，受种者有上述临床表现，该位点为致病性变异。与接种卡介苗无因果关联。

2）卡介苗是一种减毒活疫苗，须通过淋巴管到达全身，接种处附近的腋下淋巴结常有一定程度的组织反应，表现为轻微肿胀，少数出现淋巴结强反应，表现为肿大、化脓、破溃。重度联合免疫缺陷病、慢性肉芽肿病、白介素12/γ-干扰素通路缺陷等先天性免疫功能缺陷及HIV感染等继发性免疫功能缺陷儿童更易发生淋巴结强反应。

3）依据现有资料未发现其他部位卡介菌感染证据，肺炎考虑为免疫缺陷合并其他病原体感染所致。该患儿死亡后并未进行尸检，结合现有资料，考虑死亡原因可能与严重联合免疫缺陷病造成的反复感染、重度营养不良有关。

4）该儿童接种的卡介苗有国家市场监督管理总局批签发证明。同批次疫苗其他受种者无类似反应。

5）接种单位为辖区卫生行政部门指定的预防接种门诊，接种人员有资格证。疫苗接种符合《预防接种工作规范》的要求。

根据现有资料，该儿童所患淋巴结炎与接种卡介苗之间有因果关联；该儿童所患严重联合免疫缺陷病和肺炎与接种卡介苗之间无因果关联。

机体损害等级评定依据：根据当地《预防接种异常反应补偿办法》，参照《医疗事故分级标准》，受种者所患淋巴结炎所致机体损害等级考虑为四级。

（3）分类诊断结论反馈：组织单位在做出调查诊断结论，完成预防接种异常反应调查诊断书后，及时将调查诊断书交给当事人，经过调查工作小组工作人员与当事人沟通解释，依据当地补偿办法有关规定，按照机体损害级别对病例进行了补偿。

### 5.案例启示

（1）大量文献报道给予诊断支撑：该患儿所患的DCLRE1C重型联合免疫缺陷病是由DCLRE1C基因纯合突变所致的原发性免疫缺陷病，是T细胞数量明显减少、B细胞发育和功能严重紊乱、体液免疫及细胞免疫联合缺陷的遗传学异质性疾病。典型症状包括：反复严重感染、慢性腹泻和生长迟缓，体格检查常见感染灶（如鹅口疮），如不能成功进行骨髓移植治疗，患儿常于1岁内死亡。患儿所患鹅口疮和腹泻病符合重型联合免疫缺陷病典型症状。

（2）接种卡介苗高度关注免疫缺陷病：重度联合免疫缺陷病、慢性肉芽肿病、白介素12/γ-干扰素通路缺陷等先天性免疫功能缺陷及HIV感染等继发性免疫功能缺陷的儿童接种卡介苗更易发生淋巴结强反应。免疫缺陷病是接种减毒活疫苗的禁忌证，接种疫苗前应进行充分评估。

（3）接种疫苗前充分了解家族史与遗传性疾病：经基因检测发现患儿父亲该位点也存在杂合变异，因此，在接种前了解受种者家族史尤为重要。患儿父母如再生育应做好遗传咨询及产前诊断，新生儿进行免疫缺陷病相关检查后再开展预防接种。

（4）有效沟通与换位思考有助于调查处置工作：在死亡病例的调查处置中，应注意安抚家属情绪和及时沟通。

## 五、病例5

### 1.病例摘要

男，出生当天接种卡介苗，7月1日（接种后48天）家属发现患儿左侧腋下皮肤局限性充血，短时间后局部充血消失，观察几天后未见好转，于7月7日前往医院就诊。病例首先就诊于辖区某社区医院，皮肤超声检查结果显示：左侧腋窝处多发结节。后转诊至A医院住院治疗，检查结果显示：左侧腋下腋前线至腋中线区域可见充血，局部隆起，皮肤完整，未见破溃，深部可扪及质硬包块，似散在淋巴结肿大，最大约1cm×1.5cm，质硬，无显著波动感。皮肤超声：左侧腋前水平多发淋巴结肿大，部分伴化脓性改变可能。诊断为“左腋下淋巴结炎”。入院后给予抗感染治疗，外用夫西地酸等，家属拒绝静脉输注治疗，签字后于7月12日出院，出院诊断：①左腋窝淋巴结炎；②脐疝。7月15日、7月20日分别至B医院就诊，超声检查提示：左腋下多发淋巴结肿大，考虑是否为炎性？7月22日再次至A医院入院治疗，经过治疗，左腋下局部红肿较前好转，左腋前皮肤发红，局部皮温稍高，皮下可及一枚较大淋巴结，约1.0cm×1.5cm，质地较硬，活动差。PPD 48小时结果：硬结大小25mm×12mm，显示强阳性。PPD 72小时结果：硬结大小20mm×10mm，显示强阳性。腋下B超：左腋下多发淋巴结增大（较大者约1.8cm×1.0cm），部分边界不清，并伴化脓性改变可能。IgA<0.0667g/L↓，IgG 2.72g/L↓，IgE<0.1IU/mL，IgM 0.265g/L↓，补体C3 0.719g/L，补体C4 0.128g/L。入院给予莫匹罗星外涂对症，好转出院，出院诊断：左腋窝淋巴结炎。

8月17日再次至B医院就诊，检查结果显示：IgG 1.59g/L，IgA 0g/L，IgM 0.15g/L，IgE<0.1 IU/mL，结核感染T细胞检测未见异常。流式细胞淋巴细胞亚群：CD3+6640.26个/微升（68.03%），CD3+CD8+1471.88个/微升（15.08%），CD3+CD4+5050.75个/微升（51.44%），CD16+CD56+798.06个/微升（8.18%），CD19+2182.24个/微升（22.36%），4/8比3.41。基因结果显示CD40LG变异。由于病情仍未完全好转，9月27至9月28日病例到B医院住院治疗，检查结果显示：左侧腋窝可触及肿大淋巴结，大小约1.0cm×1.0cm，质中，活动可，触痛（-），表面可见结痂，余浅表淋巴结未及肿大。免疫专科行基因结果显示"CD40LG基因突变"，患儿血IgG 0.49g/L↓，IgA 0.06g/L，IgM 0.35g/L正常。入院后予人免疫球蛋白5g（约合680mg/kg）输注等，9月28日出院，出院诊断：①X连锁高IgM血症；②卡介菌病。同年11月8日至11月9日、第二年1月17日至1月18日2次在B医院住院治疗，均为输注人免疫球蛋白。患儿家属否认既往病史和过敏史，患儿同母异父的哥哥8月龄因"重症肺炎"早夭，基因结果显示"CD4OLG移码突变"。

## 2.病例报告

发病当年8月4日通过电话向接种单位报告，并咨询是否能够报销医疗费用，接种医生详细询问患儿病情后，认为可能是卡介苗接种后的疑似异常反应，并于接报当天向辖区CDC报告并进行网络报告。后续临床诊断为X连锁高IgM血症后，辖区CDC立即向上级CDC及辖区卫生行政部门报告。

## 3.调查处置

接种单位告知家属密切观察受种者，积极在正规医疗机构就诊、治疗，注意保存好就诊资料和相关单据，并与接种单位及时沟通。辖区CDC接到报告后48小时内在上级CDC指导下对病例开展流行病学调查，主要核实接种服务情况、接种实施情况、疫苗情况、同批次疫苗反应情况、既往疫苗接种；了解受种者病情进展、临床诊断及治疗效果等情况。

（1）疫苗及接种情况：本次接种的卡介苗为政府集中采购的免疫规划疫苗，疫苗储存运输符合规定，于有效期内使用，该接种门诊同批次其他疫苗外观性状未发现异常，接种操作流程符合《预防接种工作规范》。截至8月5日，辖区同批次疫苗未报告同类不良反应。

（2）既往免疫史：既往接种乙肝疫苗第1剂次，未发生不良反应。

## 4.调查诊断

辖区CDC在收集全部资料后组织召开了预防接种异常反应调查诊断专家会，从辖区预防接种异常反应诊断专家库中选取感染免疫科、儿科、血液内科、小儿免疫内科和小儿免疫呼吸内科等专业5名专家组成调查诊断专家组。

（1）临床诊断及依据：经过专家诊断会讨论，该病例临床诊断为X连锁高IgM血症；左腋下淋巴结炎。

1）X连锁高IgM血症：接种同年8月17日于儿童医院检测发现血清IgG水平减低（IgG 1.59g/L，IgA 0g/L，IgM 0.15g/L，IgE<0.1 IU/mL），基因检测结果显示“CD40LG基因突变”。患儿同胞哥哥8月龄因“重症肺炎”早夭，基因结果显示“CD40LG移码突变”。据此诊断X连锁高IgM血症明确。

2）左腋下淋巴结炎：接种同年7月家属发现患儿左侧腋下皮肤局限性充血、肿胀，后发生破溃，B超报告显示左腋下多发淋巴结增大（较大者约1.8cm×1.0cm），部分边界不清，并伴化脓性改变可能。PPD试验强阳性，结核感染T细胞检测未见异常。据此诊断左腋下淋巴结炎。

（2）分类诊断结论及依据：排除疫苗质量事故；排除接种事故；受种者接种卡介苗后所患的左腋下淋巴结炎（卡介菌病）属于预防接种异常反应。

1）X连锁高IgM血症（免疫缺陷伴IgM增高Ⅰ型，OMIM：308230）：是一种由CD40L基因缺陷引起的原发性免疫缺陷病，以X连锁隐性方式遗传，患儿自婴儿期即可出现反复呼吸道感染。该儿童基因结果显示CD40LG变异，与接种卡介苗无因果关联。

2）淋巴结炎：卡介苗是一种减毒活疫苗，卡介菌可通过淋巴管到达全身，所以接种处附近的淋巴结（常为腋下）有一定程度的组织反应，表现为轻微肿胀，少数出现淋巴结强反应，表现为肿大、化脓、破溃。该患儿接种后2月左右家属发现左侧腋下皮肤局限性充血、肿胀，后发生破溃，发病与接种时间符合时间关联性。

3)该患儿接种的卡介苗有国家市场监督管理总局批签发证明。同批次疫苗其他受种者无类似反应。

4)接种单位为辖区卫生行政部门指定的预防接种门诊,接种人员有资格证。疫苗接种符合《预防接种工作规范》的要求。

根据现有资料、病情资料,该儿童所患淋巴结炎与接种卡介苗之间有因果关联,该儿童所患X连锁高IgM血症与接种卡介苗之间无因果关联。

机体损害等级评定依据:截至专家诊断会召开时,该受种者所患淋巴结炎已痊愈。根据当地《预防接种异常反应补偿办法》,参照《医疗事故分级标准》,受种者所患淋巴结炎所致机体损害等级考虑为四级。

(3)分类诊断结论反馈:组织单位在做出调查诊断结论,完成预防接种异常反应调查诊断书后,及时将调查诊断书交给当事人,后续当事人无争议。依据当地补偿办法有关规定,按照机体损害级别对病例进行了补偿,同时告知受种者避免接种减毒活疫苗,待病情稳定评估后再考虑接种其他疫苗。

## 5.案例启示

(1)卡介苗反应的常规调查流程:卡介苗是一种减毒活疫苗,卡介菌可通过淋巴管到达全身,所以接种处附近的淋巴结(常为腋下)有一定程度的组织反应,表现为轻微肿胀,少数出现淋巴结强反应,表现为肿大、化脓、破溃。淋巴结强反应作为卡介苗异常反应中最常见的一种,主要与疫苗株毒力有关,同时也与接种操作技术有关,如未摇匀、接种超量、接种过深等。所有接种人员应更好掌握接种技术,规范操作。在对患儿开展调查时,应先排除接种差错事故和疫苗质量问题,为后期调查诊断工作做准备。

(2)充分调查家族史与遗传性疾病:本例所患X连锁高IgM血症是一种由CD40L基因缺陷引起的原发性免疫缺陷病,具有免疫缺陷的人接种卡介苗这种减毒活疫苗可能会出现严重后果,在接种前除了明确的基因检测之外,家族史的调查也尤为重要,对于同胞兄弟姐妹怀疑存在免疫缺陷病的儿童应在确认免疫功能正常后再接种卡介苗。

(3)加强健康教育提升家属报告意识。卡介苗是一种特殊的疫苗,接种完成后,接种医生应正确告知卡介苗接种后的正常反应和可能出现的异常反应,让家属平时注意观察,一旦接种部位出现异常,及时与接种单位联系,由接种医生指导后续处置措施。

## 六、病例6

### 1.病例摘要

男，4月27日（出生当天）在某产科医院接种卡介苗1剂次。6月17日发现左侧腋下淋巴结肿大，遂前往本地某医院外科就诊，体格检查：左侧腋下淋巴结肿大，约成人大拇指甲大小，无其他症状，儿童精神状态良好。B超检查显示左腋下淋巴结肿大，大小为24mm×14mm，6月24日该医院结核门诊专家做出诊断为：淋巴结炎，根据患儿病情，医生告知其按时服用利福平、异烟肼治疗，定期检测肝功能。截至分类诊断会召开前，患儿已痊愈。患儿家属否认家族病史、既往病史、过敏史。

### 2.病例报告

7月8日接种单位接到患儿家属报告，接报当天向辖区CDC报告并进行网络报告。

### 3.调查处置

接种单位接报后首先询问患儿当前健康状况，密切观察受种者症状、体征变化，告知患儿家属病情发生进展时及时到正规医疗机构就诊，本次患病是否与疫苗接种有关需经过异常反应分类诊断认定，叮嘱家属收集就医记录。辖区CDC接到报告后48小时内开展流行病学调查，重点收集患儿临床资料和预防接种资料，了解患儿当前健康状况及接种疫苗后发病就医经过等内容，并告知家属异常反应分类诊断的规范流程，指导接种单位做好患儿家属的安抚工作。

（1）疫苗及接种情况：本次接种的卡介苗为政府集中采购的免疫规划疫苗，疫苗储存运输符合规定，于有效期内使用，该接种门诊同批次其他疫苗外观性状未发现异常，接种操作流程符合《预防接种工作规范》。截至7月8日，辖区同批次疫苗未报告除该病例外的其他同类不良反应。

（2）既往免疫史：该儿童除接种1剂次乙肝疫苗外，未接种过其他疫苗。既往无预防接种异常反应史。

### 4.调查诊断

辖区CDC在收集全部资料后，于8月22日组织召开了预防接种异常反应调查诊断专家会，从辖区预防接种异常反应诊断专家库中选取内科、儿科、流行病学及结核病等专业5名专家组成调查诊断专家组。

(1)临床诊断及依据:经过专家诊断会讨论,该病例临床诊断为卡介苗淋巴结炎。

1)该患儿左上臂接种卡介苗1月余出现左侧腋下淋巴结肿大,B超体格检查:大小为24mm×14mm。

2)抗结核药物治疗有效。

综上临床诊断为:卡介苗淋巴结炎。

(2)分类诊断结论及依据:排除疫苗质量问题;排除接种事故;该儿童接种卡介苗后所患的卡介苗淋巴结炎,属于预防接种异常反应。

1)该儿童接种的卡介苗具有国家市场监督管理总局批签发证明,疫苗储存运输符合《疫苗储存和运输管理规范》要求;接种操作符合《预防接种工作规范》要求。

2)患儿在接种卡介苗后1月余出现淋巴结炎临床表现,在时间关联上存在一致性。

3)卡介苗作为减毒的结核分枝杆菌活疫苗,在某些个体中,会引起较强的免疫应答,导致局部淋巴结出现异常的炎症反应,进而发展为淋巴结炎。

综上,根据现有证据、病情资料和治疗效果,该儿童所患左腋下淋巴结炎与接种卡介苗有因果关联。

机体损害等级评定依据:截至专家诊断会召开时,该受种者已痊愈。根据当地《预防接种异常反应补偿办法》,参照《医疗事故分级标准》,考虑机体损害等级为四级。

(3)分类诊断结论反馈:组织单位在做出调查诊断结论,完成预防接种异常反应调查诊断书后,及时将调查诊断书交给当事人,后续当事人无争议。依据当地补偿办法有关规定,按照机体损害级别对病例进行了补偿,同时告知其他疫苗可按照免疫程序继续接种。

## 5.案例启示

(1)本案例临床诊断较为明确。患儿接种卡介苗后1月余发生同侧腋下淋巴结肿大,无其他临床表现,且抗结核治疗后症状好转,是比较典型的卡介苗反应性淋巴结炎特征。若条件许可,可以开展病原学检查,以丰富分类诊断的依据。

(2)卡介苗反应与其他疫苗有明显区别。各级疾控机构应加强卡介苗接种后正常反应与异常反应鉴别方面的培训与指导,以便接种医生能够科学指导儿童家属合理处置卡介苗接种后反应。

## 七、病例7

### 1.病例摘要

女，4月1日(出生后第2天)在某产科医院接种卡介苗1剂次。6月17日家属发现患儿左侧腋下淋巴结肿大，当天下午5点前往本地某医院就诊。体格检查：发育正常，体温正常。血常规结果：CPR<8mg/L，WBC $9.72\times10^9$/L，Hb 115.0g/L，PLT $588.0\times10^9$/L，N% 32.5%，L% 53.7%，M% 8.1%，L$5.22\times10^9$/L，单核细胞(M) $0.79\times10^9$/L，N $3.16\times10^9$/L。6月17日彩超提示：左腋下多发实性结节，大小为17mm×11mm。6月19日结核感染T细胞检测为阴性。6月23日复查腋下肿物20mm×1.5mm，质中，无破溃，初步临床诊断：左腋下淋巴结炎(卡介苗性)，给予抗结核药物治疗(异烟肼每天75mg，利福平65mg)及水杨酸软膏涂抹。6月25日复查肝功能：丙氨酸转氨酶(ALT)36U/L、天冬氨酸转氨酶(AST)71U/L。患儿服药半月余，头发脱落，眼球黄染，遂自行停药。7月14日复查，左腋下淋巴结破溃，有脓液渗出。8月12日淋巴结完全破溃，前往本地某医院就诊，在伤口处使用纱条引流，每天换药1次。9月2日破溃处已基本愈合，医生建议在家自行进行伤口消毒处理。临床诊断：淋巴结炎。患儿家属否认既往病史、过敏史、家族病史。

### 2.病例报告

6月26日接种单位接到患儿家属报告，接报当天向辖区CDC报告并进行网络报告。

### 3.调查处置

接种单位接报后首先询问患儿当前健康状况，并建议到医院进一步就诊治疗，告知患儿家属需经过异常反应分类诊断确认本次患病是否与疫苗接种有关，叮嘱家属收集就医记录并保持电话畅通。辖区CDC接到报告后48小时内开展流行病学调查，重点收集患儿临床资料和预防接种相关资料，与患儿家属仔细询问患儿当前健康状况及接种疫苗后发病就医经过等内容，并告知家属异常反应分类诊断的规范流程，指导接种单位做好患儿家属的安抚工作。

(1)疫苗及接种情况：本次接种的卡介苗为政府集中采购的免疫规划疫苗，疫苗储存运输符合规定，效期内使用，该接种门诊同批次其他疫苗外观性状未发现异常，接种操作流程符合《预防接种工作规范》。截至调查当天，辖区同批次疫苗未报告除本病例外的其他同类不良反应。

(2)既往免疫史:既往接种共2种疫苗,共3剂次,其中卡介苗1剂,乙肝疫苗2剂。既往无预防接种异常反应史。

## 4.调查诊断

辖区CDC在收集全部资料后组织召开了预防接种异常反应调查诊断专家会,从辖区预防接种异常反应诊断专家库中选取儿科、皮肤科、神经内科、流行病学等专业5名专家组成调查诊断专家组。

(1)临床诊断及依据:经过专家诊断会讨论,该病例临床诊断为卡介苗淋巴结炎。

1)该患儿左上臂接种卡介苗2月余出现左侧腋下淋巴结肿大。

2)体格检查:左侧腋下淋巴结肿大,大小为20mm×15mm。

3)抗结核药物治疗后症状好转。

综上临床诊断为:卡介苗淋巴结炎。

(2)分类诊断结论及依据:排除疫苗质量问题;排除接种事故;该儿童接种卡介苗后所患的卡介苗淋巴结炎,属于预防接种异常反应。

1)该儿童接种的卡介苗具有国家市场监督管理总局批签发证明,疫苗储存运输符合《疫苗储存和运输管理规范》要求;接种操作符合《预防接种工作规范》要求。

2)患儿在接种卡介苗后2月余出现淋巴结炎临床表现,符合卡介苗淋巴结炎的病程进展。

3)根据卡介苗说明书和《中华人民共和国药典(2015版)》,卡介苗作为减毒的结核分枝杆菌活疫苗,在某些个体中,会引起较强的免疫应答,进而发展为淋巴结炎。

4)应用抗结核药物巩固治疗,未再引发新的感染灶,效果良好。

综上,根据现有证据、病情资料和治疗效果,该儿童所患卡介苗淋巴结炎与接种卡介苗有因果关联。

机体损害等级评定依据:截至专家诊断会召开时,该受种者已痊愈。根据当地《预防接种异常反应补偿办法》,参照《医疗事故分级标准》,考虑机体损害等级为四级。

(3)分类诊断结论反馈:组织单位在做出调查诊断结论,完成预防接种异常反应调查诊断书后,及时将调查诊断书交给当事人,后续当事人无争议。依据当地补偿办法有关规定,按照机体损害级别对病例进行了补偿,同时告知其他疫苗可按照免疫程序继续接种。

### 5.案例启示

(1)本案例诊断诊依据清晰:卡介苗接种后能够引起接种侧淋巴结肿大的不良反应,卡介苗的免疫过程需要淋巴系统实现,而距接种部位最近的淋巴回流区是腋下淋巴结,导致淋巴结出现异常的炎症反应。接种卡介苗至患儿发病有2个多月的进展期,符合卡介苗接种后反应特征。

(2)结核感染T细胞检测的重要性:结核感染T细胞检测对于结核病的早期诊断、潜伏性感染的筛查及治疗效果的评估具有重要意义。本案例中结核感染T细胞检测结果虽为阴性,但根据卡介苗接种后淋巴结炎发病机理、患儿临床症状、抗结核治疗有效等,分类诊断专家组综合判断认定卡介苗接种与淋巴结炎的发生有因果关联。

## 八、病例8

### 1.病例摘要

男,3月9日(1岁)接种1剂次卡介苗后,5月23日发现左腋下淋巴结肿大,5月26日于本地A医院诊断为左腋下淋巴结炎(超声检查面积21mm×12mm)。给予口服异烟肼、利福平等药物治疗。6月28日主因“左侧腋下肿物1月余,间断发热10天”入院就诊,体格检查:神志清,精神反应正常,呼吸平稳,无发绀,无皮疹,左腋下可触及一肿物,面积约2cm×1cm,质软,活动度可,触之哭闹,无充血及皮温升高,咽稍充血,无其他阳性体征。入院诊断:①左腋下肿物原因待查:卡介菌病?②免疫缺陷病?辅助检查:胸CT示左肺下叶少量炎性实变,右肺上叶及下叶多发纤维索条,左侧胸部局部皮下软组织密度包块。血Ig、补体正常,抗链球菌溶血素O(ASO)阴性,铁蛋白16.18ng/mL偏低。内毒素、G试验阴性,肝、肾功能大致正常,流式(淋巴细胞亚群)自然杀伤细胞(NK)16.82%,略升高,余大致正常。巨细胞病毒(CMV)、EB病毒(EBV)、TB、肺炎支原体(MP)-DNA均<$10^3$拷贝数/毫升。ESR 9mm/h。血相关病原学均阴性。9种呼吸道病原体抗体:MP(+-),余均阴性。血常规(6月30日):Hb 111g/L;WBC 9.95×$10^9$/L;N 15%;L 76%;M 9%;PLT 352×$10^9$/L;CRP<2.5mg/L。7月4日出院,出院诊断为:①左腋下肿物原因待查,卡介菌病?②免疫缺陷病?③肺炎。

7月29日因“腋下肿物破溃1天”至本地A医院就诊:使用抗菌加引流及外用水杨酸软膏等方法治疗。7月31日至8月14日因腋下肿物(腋下淋巴肿大)分别至多家医院进一步确诊。10月11日至本地A医院复查,左腋下淋巴结伤口愈合良好。发病转年8月21日做最后相关复查，免疫功能基本正常，淋巴结炎治愈。

患儿为试管婴儿，早产儿，36周顺产出生，出生体重3160g，身长50cm，无出生缺陷家属否认家族病史、过敏史。疾病史：出生时早产、脓毒症、泌尿系感染。

## 2.病例报告

8月30日接种单位接到患儿家属报告，接报当天向辖区CDC报告并进行网络报告。

## 3.调查处置

接种单位接报后患儿正在就诊治疗，告知家属遵医嘱，积极治疗，本次患病是否与疫苗接种有关需经异常反应分类诊断确认，告知家属保持电话畅通。辖区CDC接到报告后48小时内开展流行病学调查，重点收集患儿临床资料和预防接种相关资料，与患儿家属仔细询问患儿当前健康状况及接种疫苗后发病就医经过等内容，并告知家属异常反应分类诊断的规范流程，指导接种单位做好患儿家属的安抚及后续随访工作。

（1）疫苗及接种情况：本次接种的卡介苗为政府集中采购的免疫规划疫苗，疫苗储存运输符合规定，于有效期内使用，该接种门诊同批次其他疫苗外观性状未发现异常，接种操作流程符合《预防接种工作规范》。截至8月30日，辖区同批次疫苗未报告除本病例外的其他同类不良反应。

（2）既往免疫史：既往接种共4种疫苗，共5剂次，其中乙肝疫苗2剂、脊髓灰质炎灭活疫苗1剂、百白破联合疫苗1剂、麻疹疫苗1剂。既往无预防接种异常反应史。

## 4.调查诊断

辖区CDC在收集全部资料后于当年11月23日组织召开了预防接种异常反应调查诊断专家会，从辖区预防接种异常反应诊断专家库中选取皮肤、内科、儿科、检验和流行病等专业5名专家组成调查诊断专家组。

（1）临床诊断及依据：经过专家诊断会讨论，该病例临床诊断为卡介苗淋巴结炎。

1）该患儿左上臂接种卡介苗2月余出现左侧腋下淋巴结肿大。

2）体格检查：左侧腋下淋巴结肿大，大小为20mm×10mm。

3）抗结核药物治疗后症状好转。

综上临床诊断为：卡介苗淋巴结炎。

（2）分类诊断结论及依据：排除疫苗质量问题；排除接种事故；受种者接种卡介苗后所患的淋巴结炎属于预防接种异常反应。

1)该患儿接种的卡介苗具有国家市场监督管理总局批签发证明,疫苗储存运输符合《疫苗储存和运输管理规范》要求,接种操作符合《预防接种工作规范》要求,同期其他受种者未报告同类反应。

2)患儿在接种卡介苗后2月余出现淋巴结炎临床表现,在时间关联上存在一致性。

3)卡介苗作为减毒的结核分枝杆菌活疫苗,在某些个体中,会引起较强的免疫应答,导致局部淋巴结出现异常的炎症反应,进而发展为淋巴结炎。

4)抗结核药物治疗有效。

综上,根据现有证据、病情资料和治疗效果,该儿童所患左腋下淋巴结炎与接种卡介苗有因果关联。

机体损害等级评定依据:截至专家诊断会召开时,该患儿左腋下淋巴结伤口基本愈合。根据当地《预防接种异常反应补偿办法》,参照《医疗事故分级标准》,考虑机体损害等级为四级。

(3)分类诊断结论反馈:组织单位在做出调查诊断结论,完成预防接种异常反应调查诊断书后,及时将调查诊断书交给当事人,后续当事人无争议。依据当地补偿办法有关规定,按照机体损害级别对病例进行了补偿,同时告知其他疫苗可按照免疫程序继续接种。

## 5.案例启示

(1)本案例临床诊断为“左腋下淋巴结炎”。患儿接种卡介苗后发生同侧淋巴结肿大,且没有其他临床表现,是比较典型的卡介苗反应性淋巴结炎特征,诊断专家对分类诊断订正为“卡介苗淋巴结炎”。

(2)卡介苗引起的异常反应病程往往较长,应指导辖区疾控及接种单位做好卡介苗接种后AEFI病例的调查及随访,尤其是详细记录临床检测指标及治疗手段,这是诊断卡介苗淋巴结炎的重要依据。

(3)卡介苗接种反应与其他疫苗有明显区别,各级疾控机构应加强卡介苗接种后正常反应与异常反应鉴别方面的培训与指导,以便接种医生能够科学指导儿童家属合理处置卡介苗接种后反应。

# 第四节 左腋下淋巴结结核

## 1.病例摘要

男，8月23日（出生当天）接种1剂次卡介苗，转年6月26日发现左腋下肿物，15mm×15mm，活动无压痛。在本地A医院结核门诊就诊。发病后第二年3月26日因左腋下肿物再次前往A医院就诊，体格检查：左腋下肿物，约红枣大小，无发热无红肿，压痛阳性，波动感阳性。血常规：WBC $12.01\times10^9$/L，HCT 35.8%，Hb 107.0l/L，PLT $480.0\times10^9$/L，L $5.45\times10^9$/L，N $0.93\times10^9$/L，彩色多普勒超声：左侧下腋实性肿块。胸部X线片：左腋下软组织增厚。予以脓肿切开引流。4月26日因左侧腋下肿物较大再次就诊住院治疗，在全身麻醉下行左侧腋下肿物切除术，邻近皮瓣转移术，病理：镜下多见肉芽肿形成，部分肉芽肿中央干酪样坏死。发病后第三年4月15日因左上臂肿物增大再住院，在全身麻醉下行左侧腋下肿物切除术，邻近皮瓣转移术，予以积极引流换药后逐渐愈合。此后，多次进行复查治疗。诊断：左腋下淋巴结结核。患儿家属自述既往无过敏史、无患病史和无家族史。

## 2.病例报告

患儿发病转年6月24日接种单位接到患儿家属报告，接报当天向辖区CDC报告并进行网络报告。

## 3.调查处置

接种单位接报后首先询问患儿当前健康状况，建议至医院进一步就诊治疗，并告知患儿家属需经过异常反应分类诊断确认本次患病是否与疫苗接种有关，叮嘱家属收集就医记录并保持电话畅通。辖区CDC接到报告后48小时内开展流行病学调查，重点收集患儿临床资料和预防接种相关资料，仔细询问患儿家属患儿当前健康状况及接种疫苗后发病就医经过等内容，并告知家属异常反应分类诊断的规范流程，指导接种单位做好患儿家属的随访及安抚工作。

（1）疫苗及接种情况：本次接种的卡介苗为政府集中采购的免疫规划疫苗，疫苗储存运输符合规定，于有效期内使用，该接种门诊同批次其他疫苗外观性状未发现异常，接种操作流程符合《预防接种工作规范》。截至6月24日，辖区同批次疫苗未报告除本病例外的其他同类不良反应。

(2)既往免疫史:患儿发病前曾接种7种疫苗,共14剂次,其中卡介苗1剂、乙肝疫苗3剂、脊髓灰质炎疫苗3剂、百白破疫苗3剂、麻疹疫苗1剂、A群流脑疫苗2剂、乙脑1剂。既往无预防接种异常反应史。

## 4.调查诊断

辖区CDC在收集全部资料后组织召开了预防接种异常反应调查诊断专家会,从辖区预防接种异常反应诊断专家库中选取重症科、免疫科、儿科、流行病学、皮肤科等专业5名专家组成调查诊断专家组。

(1)临床诊断及依据:经过专家诊断会讨论,该病例临床诊断为:左腋下淋巴结结核。

1)该患儿左上臂接种1剂次卡介苗后10月余出现15mm×15mm左腋下肿物。

2)在全身麻醉下行左侧腋下肿物切除术,邻近皮瓣转移术后,病理可见肉芽肿形成,部分肉芽肿中央干酪样坏死,复核淋巴结结核的病理特征。

(2)分类诊断结论及依据:排除疫苗质量问题;排除接种事故;受种者接种卡介苗后所患的左腋下淋巴结结核属于预防接种异常反应。

1)该患儿接种的卡介苗具有国家市场监督管理总局批签发证明,疫苗储存运输符合《疫苗储存和运输管理规范》要求,接种操作符合《预防接种工作规范》要求,同期其他受种者无类似反应。

2)该病例临床诊断为左腋下淋巴结结核,由结核杆菌感染引起;卡介苗为活疫苗,可能会引起结核杆菌感染。根据现有资料、病情资料和治疗效果,该儿童所患左下腋淋巴结结核与接种卡介苗有因果关联。

机体损害等级评定依据:截至专家诊断会召开时,该患儿左腋下淋巴结伤口已痊愈。根据当地《预防接种异常反应补偿办法》,参照《医疗事故分级标准》,考虑机体损害等级为四级。

(3)分类诊断结论反馈:组织单位在做出调查诊断结论,完成预防接种异常反应调查诊断书后,及时将调查诊断书交给当事人,后续当事人无争议。依据当地补偿办法有关规定,按照机体损害级别对病例进行了补偿,同时告知其他疫苗可按照免疫程序继续接种。

### 5.案例启示

(1)本案例临床诊断为“左腋下淋巴结结核”。患儿接种卡介苗10月后发生同侧淋巴结肿大,且在两年内出现了病情反复,病例未做免疫学筛查。条件许可下,可以开展病原学的检查及菌株鉴定,以进一步明确分类诊断的依据。

(2)病例随访应保持连续性。从发病至病例最终分类诊断间隔较长,在流行病学调查过程中可能会存在较大的回忆偏倚,影响流行病学调查结果的准确性。对于病程较长的病例,病例随访要保证及时性和连续性,避免资料收集不全面,给最终分类诊断带来干扰。

(3)发生过疫苗反应不应影响后续接种。该病例恢复后虽已告知其接种其他疫苗是安全的,但家属仍未按照免疫程序为儿童接种疫苗,这说明因发生异常反应导致的疫苗犹豫是普遍存在的,我们应加强预防接种及异常反应相关知识的健康宣教,让家属从根本上了解异常反应,减少疫苗犹豫,提高免疫规划疫苗接种覆盖率。

## 第五节　皮下肿物

### 1.病例摘要

女,5月14日(2月龄)接种卡介苗。9月17日接种部位出现红肿,9月25日前往当地某医院就诊。体格检查:左上臂红肿1.5cm×1.5cm,未破溃,临床诊断为皮下肿物。使用激光治疗,4天后皮下肿物破溃,流出深黄色脓液。10月2日在外地某医院继续激光治疗,持续治疗9天后明显好转,停止激光治疗,每天自行使用碘附消毒。11月10日见接种部位红肿1.0cm×1.5cm,未见脓包,逐渐好转。转年1月痊愈。

患儿出生时黄疸,家属否认其他既往病史、过敏史、家族史。

### 2.病例报告

患儿发病当年11月25日接种单位接到患儿家属报告,接报当天向辖区CDC报告并进行网络报告。

### 3.调查处置

接种单位接报后首先询问患儿当前局部状况,得知已结束治疗后告知家属,遵医嘱仔细观察，尽管目前可明确接种部位发生局部反应，但仍需按相应规范要求上报，经过异常反应分类诊断。同时了解到患儿在本地、外地两家医院前后进行激光治疗，就医记录均需准备好，并保持电话畅通。辖区CDC接到报告后48小时内开展流行病学调查，重点收集患儿接种后各时间段局部变化情况和预防接种相关资料，仔细询问接种疫苗后发病就医经过等内容，并告知家属异常反应分类诊断的规范流程。

（1）疫苗及接种情况：本次接种的卡介苗为政府集中采购的免疫规划疫苗，疫苗储存运输符合规定，于有效期内使用，该接种单位同批次其他疫苗外观性状未发现异常，接种操作流程符合《预防接种工作规范》。截至11月26日，辖区同批次疫苗未报告同类不良反应。

（2）既往免疫史：既往接种疫苗共3种6剂次，其中卡介苗1剂、乙肝疫苗2剂、五联疫苗3剂。既往无预防接种异常反应史。

## 4. 调查诊断

辖区CDC在收集全部资料后组织召开了预防接种异常反应调查诊断专家会，从辖区预防接种异常反应诊断专家库中选取皮肤科、儿科、感染科、流行病学等专业5名专家组成调查诊断专家组。

（1）临床诊断及依据：经过专家诊断会讨论，该病例临床诊断为皮下肿物。患儿接种卡介苗后4个月发现接种部位红肿，给予激光疗法治愈。

（2）分类诊断结论及依据：排除疫苗质量问题；排除接种事故；受种者接种卡介苗后所患皮下肿物属于预防接种异常反应。

1）卡介苗为减毒活疫苗，皮下肿物是接种卡介苗的常见不良反应，局部脓肿和溃疡直径可超过10mm及长期不愈（>12周）。

2）患儿接种卡介苗4个月后发生脓肿，发病与接种时间符合时间关联性。

3）疫苗质量合格，存储运输规范，接种符合要求。根据现有资料、病情资料，该儿童所患皮下肿物与接种卡介苗有因果关联。

机体损害等级评定依据：截至专家诊断会召开时，该受种者已痊愈。根据当地《预防接种异常反应补偿办法》，参照《医疗事故分级标准》，考虑机体损害等级为四级。

（3）分类诊断结论反馈：组织单位在做出调查诊断结论，完成预防接种异常反应调查诊断书后，及时将调查诊断书交给当事人，后续当事人无争议。依据当地补偿办法有关规定，按照机体损害级别对病例进行了补偿，同时告知其他疫苗可按照免疫程序接种。

### 5.案例启示

(1)加强卡介苗接种后注意事项告知。注意区分强烈反应和一般反应。卡介苗接种后强反应(包括局部脓肿>10mm、愈合时间>12周)的临床表现和一般反应相似,家属应加强观察,熟悉一般反应各阶段变化情况。特异性反应出现后若发现红肿硬结较大、脓包破溃较深、8~12周末出现逐渐愈合迹象、周围淋巴结肿大等情况,应及时就诊。

(2)提升家属主动及时报告意识。该患儿为临床治愈后才向接种单位报告,应告知受种者接种疫苗后发生反应及时向接种单位报告的必要性、重要性,便于接种单位及时指导患儿就医,避免延误病情。

(3)加强卡介苗接种规范操作培训。卡介苗接种后强反应不仅与疫苗活性、活力有关,还与注射剂量、注射深度、是否充分摇匀、接种部位等操作密切相关,疾控中心应做好卡介苗接种培训与指导,提高接种质量。

# 第六节　有害效应

## 一、病例1

### 1.病例摘要

男,1月30日(出生后第3天)接种卡介苗1剂,同年2月14日左右出现发热、咳嗽,体温38.5℃。2月18日因间断性咳喘在A医院住院治疗,听诊肺水泡音,左肺为著,诊断为新生儿肺炎(重症)、呼吸衰竭等。同年4月和6月,在B医院查全身浅表淋巴结未触及肿大,WBC 12.80×$10^9$/L,CRP 24mg/L,诊断为:重症肺炎,双侧胸膜炎等。同年11月26日在外地C医院发现肛周1cm×1cm质软包块,左侧腹股沟2.5cm×2cm质韧包块,手术切开引流。诊断为肛瘘伴感染、左侧腹股沟淋巴结炎、急性上呼吸道感染等。

转年2月6日在D医院检查:结核杆菌抗体阴性,PPD试验17mm×20mm;免疫功能显示:IgA 0.59g/L,IgG 12.00g/L,IgM 1.01g/L,补体C3 1.26g/L,补体C4 0.25g/L。查CD3+ 53.66%(64%~73%)绝对数2452.9;CD4+38.69%(29%~36%)绝对数1768.67;CD8+ 14.34%(24%~34%)绝对数655.36;CD19+36.07%(14%~21%)绝对数1648.78;CD16+ CD56+9.29%(11%~23%)绝对数424.59;CD4+/CD8+2.70。血细胞族分化抗原CD45阳性,活化淋巴细胞:PBS刺激2.60(<10%),PMA刺激33.80(>90%),刺激指数4.55(>100)。

提示免疫功能低下。腹股沟淋巴结穿刺液：荧光染色抗酸杆菌涂片1条/50个视野；2月23日淋巴结活检，(淋巴结)炎细胞浸润，上皮样肉芽肿形成，抗酸染色检查见2条阳性菌，碘酸-雪夫染色(PAS)阴性，倾向结核。胸CT显示两肺散在多发斑片状、结节状密度增高影及钙化结节影。两肺门、纵隔内见多发钙化灶，纵隔内见肿大淋巴结。临床诊断为肛周脓肿、肺部感染、结核感染、卡介菌病不除外、慢性肉芽肿病等。

转年3~8月，先后5次在E医院住院治疗，第1次住院(3月份)时体格检查示：左腋下可及黄豆大小淋巴结，腹股沟双侧可触及红肿包块约2.5cm×2.5cm，一处破溃，有肉芽组织形成。第4次住院(5月25日至6月14日)时基因分析报告结果(3月份送检)：CYBB基因有1个半合子突变，c.736C>T导致氨基酸改变，无义突变(p.Q246X)，提示疾病：①免疫缺陷病34型；②X连锁慢性肉芽肿病。经查受种者母亲该位点杂合变异，受种者有上述临床变现，该位点为致病性变异。出院诊断为①免疫缺陷病；②肺炎；③卡介苗有害效应；④肝功能异常；⑤心包积液。第5次住院(7月2日至8月17日)，7月实施干细胞移植，效果不佳。出院时情况(8月17日)：体温正常，无咳嗽、咳痰。体格检查：左腋下可触及黄豆大小淋巴结，腹股沟双侧可触及红肿包块，左侧有肉芽组织形成，质硬。咽部稍红，双肺呼吸音粗，未闻及干湿啰音。肝脏肋下4cm，剑下3cm，质软无压痛，脾脏肋下1cm，移动性浊音(-)。肛周见2个瘘口。双下肢无水肿，四肢肌力、肌张力正常，神经系统反应(-)。需要继续抗感染(抗结核、真菌、细菌、病毒)等治疗。出院诊断：①骨髓移植状态(脐血干细胞移植后)；②骨髓移植排斥反应；③免疫缺陷病(慢性肉芽肿病)好转；④肺炎好转。患儿家属自述既往体健，对海鲜等食物过敏，否认家族疾病史，否认药物过敏史。

## 2.病例报告

患儿发病转年3月接种单位接到家属报告，接报当天向辖区CDC报告并进行网络报告。辖区CDC接到报告后，经过初步核实接种卡介苗后出现肺感染、腹股沟淋巴结炎等，立即向上级CDC和辖区卫生行政部门报告。

## 3.调查处置

接种单位接报后重点询问了病例目前病情及临床诊断情况，告知家属继续积极就诊，CDC人员会联系家属开展进一步调查。省级CDC会同辖区CDC在接到报告后48小时内对病例开展流行病学调查，了解病例既往病史、现病史、检查、临床诊断及治疗情况，告知继续积极就诊；对疫苗及疫苗接种情况进行了调查。经过前期预防接种异常反应调查诊断专家讨论，应该进一步完善临床诊治资料和各种检查结果。调查诊断组专家到主要诊疗医院开展流行病学调查，了解病情进展及主要检查结果。

（1）疫苗接种情况：本次接种的卡介苗为政府集中采购的免疫规划疫苗，疫苗储存运输符合规定，于有效期内使用，该接种门诊同批次其他疫苗外观性状未发现异常，接种操作流程符合《预防接种工作规范》。截至调查当天（3月31日），辖区同批次疫苗未报告同类不良反应。

（2）既往免疫史：出生接种了1剂卡介苗和1剂乙肝疫苗，未接种其他疫苗，无预防接种异常反应史。

## 4.调查诊断

省级CDC收集全部资料后组织召开了预防接种异常反应调查诊断专家诊断会，从省级预防接种异常反应诊断专家库中选取结核科、儿童免疫专业、儿童内科、流行病学、法医学等专业5名专家组成调查诊断专家组。

（1）临床诊断及依据：经过专家诊断会讨论，该病例临床诊断为免疫缺陷病（慢性肉芽肿病）、卡介苗有害效应等。

1）免疫缺陷病（慢性肉芽肿病）。①长期反复感染（肺炎、腹股沟淋巴结炎、肛周脓肿等）；②基因检测：CYBB基因有1个半合子突变，该位点为致病性变异；③免疫检查：IgA 0.59g/L、IgG12.00g/L、IgM1.01g/L，补体C3 1.26g/L、补体C4 0.25g/L；CD3+53.66%（64%~73%）绝对数2452.9；CD4+38.69%（29%~36%）绝对数1768.67；CD8+14.34%（24%~34%）绝对数655.36；CD19+36.07%（14%~21%）绝对数1648.78；CD16+CD56+ 9.29%（11%~13%）绝对数424.59；CD4+/CD8+2.70；④血细胞族分化抗原CD45阳性；活化淋巴细胞：PBS刺激2.60（<10%），PMA刺激33.80（>90%），刺激指数4.55（>100）。

2）卡介苗有害效应。①反复肺炎、淋巴结炎，左侧腋下、腹股沟淋巴结肿大；②腹股沟淋巴结穿刺液检查：荧光染色抗酸杆菌涂片1条/50个视野；腹股沟淋巴结活检，（淋巴结）炎细胞浸润，上皮样肉芽肿形成，抗酸染色检查见2条阳性菌；③出生后曾接种卡介苗。

（2）分类诊断结论及依据：排除疫苗质量事故；排除接种事故；受种者接种卡介苗后所患的卡介苗有害效应（肺炎、淋巴结炎等）属于预防接种异常反应。

1）免疫缺陷病（慢性肉芽肿病）病因分析：该儿童基因检测结果显示CYBB基因有1个半合子突变，该位点为致病性变异，该儿童所患免疫缺陷病（慢性肉芽肿病）与基因突变有关。

2)卡介苗有害效应病因分析:①存在时间关联性,接种卡介苗后可反复出现肺炎、淋巴结炎等卡介苗有害效应表现;②该疾病常见于重度联合免疫缺陷病、慢性肉芽肿病、白介素12/γ-干扰素通路缺陷、艾滋病患儿;③该儿童为免疫缺陷病(慢性肉芽肿病)患者。

3)该儿童接种的卡介苗具有国家市场监督管理总局批签发证明。同期其他受种者无类似反应。

4)接种单位为辖区卫生行政部门认定的预防接种门诊,接种人员有资格证。疫苗接种符合《预防接种工作规范》的要求。

根据现有资料、病情资料和治疗效果,该儿童所患卡介苗有害效应(肺炎、淋巴结炎等)与接种卡介苗有因果关联。该儿童所患卡介苗有害效应(淋巴结炎等)与接种卡介苗无因果关联。

机体损害等级评定依据:根据该儿童现有病历资料,目前病情状况和治疗效果,该儿童存在严重功能障碍,存在特殊医疗依赖。根据当地《预防接种异常反应补偿办法》,参照《医疗事故分级标准》,考虑机体损害等级为二级乙等。

(3)分类诊断结论反馈:组织单位在做出调查诊断结论,完成预防接种异常反应调查诊断书后,及时将调查诊断书交给当事人,后续当事人无争议。依据当地补偿办法有关规定,按照机体损害级别对病例进行了补偿,同时告知受种者家属避免接种减毒活疫苗,待病情稳定评估后再考虑接种其他疫苗。

## 5.案例启示

(1)案例明确的临床诊断是关键点。本病例发病前期主要以肺炎和感染为主要临床表现,发病1年后才发现抗酸染色阳性,逐步表现出卡介苗有害效应。为了明确本案例临床诊断,调查诊断专家组成员通过到主要诊疗医院进一步开展流行病学调查,最终明确"卡介苗有害效应"的临床诊断,为最后确认分类诊断结论打下坚实基础。

(2)注意数据收集利于因果关联分析。根据已有病历及检查资料未培养出菌,考虑因标本中分枝杆菌量少,未能进一步开展菌种鉴定。

(3)必要时开展免疫功能检查。如果儿童接种卡介苗后反复出现感染应进行免疫功能检查,根据检查结果及健康状况评估结果再安排其他疫苗的接种。

## 二、病例2

### 1.病例摘要

男，10月10日（出生后第3天）接种1剂次卡介苗，转年1月22日患儿左上臂卡介苗接种部位仍红肿，腋下摸到肿物，遂至本地A医院就诊，左侧腋窝多发肿大淋巴结，B超报告左侧腋下实质性占位，双肺下叶少许渗出。A医院结核门诊诊断为卡介苗接种后淋巴结炎，给予抗结核治疗，后一直在门诊治疗。6月13日病情好转。

7月3日患儿家属为了解发病机制，前往外地B医院住院检查，免疫功能检测结果显示：IgG 7.5g/L，IgA 0.18g/L，IGM 0.96g/L，总IgE测定150.9，补体C3 0.72g/L，补体C4 0.21g/L。查CD3+63.71（64%~73%），绝对计数2524.3；CD4+31.77（29%~36%），绝对计数1258.79；CD8+29.08（24%~34%），绝对计数1152.35；CD19+26.31（14%~21%），绝对计数1042.52；CD16+CD56+8.83（11%~23%），绝对计数349.76；CD4+/CD8+1.09。血细胞族分化抗原CD45阳性，活化淋巴细胞：PBS刺激10.20（<10%），PMA刺激99.8（>90%），刺激指数273（>100）。住院期间对患儿及其父母基因组DNA进行全外显子组捕获和测序，测序数据中检测到可以解释患儿表型的IL12RB1基因高度可疑致病变异。在本例患儿的测序数据中检测到患儿父母亲分别携带IL12RB1基因的一个杂合变异，患儿为该基因的复合杂合变异。该病是一种罕见的对分枝杆菌易感且可以导致多细胞免疫损伤的疾病，易因中度毒性分枝杆菌感染而发病，如卡介苗疫苗，非结核性分枝杆菌环境，结核性分枝杆菌毒性更强。患者T细胞中IL12RB1表达下降或缺失，患者细胞对IL12没有注射用重组人干扰素γ应答。本例的临床表现与上述疾病表型符合。7月20日检查结束出院，出院诊断为：①免疫缺陷病（IL-12R）；②卡介苗有害效应——好转。出院后继续口服抗结核药治疗，利福平胶囊150mg，每天1次，口服；异烟肼片100mg，每天1次，口服；注射重组人干扰素γ（克隆伽马）20万IU，每2天1次，皮下注射；患儿发病转年5月14日于A医院复查，在医生建议下停用结核药物。5月21日去B医院复查，门诊医生意见：病情稳定，无感染，抗结核治疗1年3个月，已停药1周。家属否认家族病史、过敏史、AEFI史。

### 2.病例报告

患儿发病当天1月22日接种单位接到患儿家属报告，接报当天向辖区结核病防治所卡介苗门诊报告，同时向辖区CDC上报并进行网络报告。经核实受种者存在免疫缺陷的可能，辖区CDC立即向上级CDC及辖区卫生行政部门报告。

### 3.调查处置

接种单位接报后首先根据患儿当前健康状况，建议至上级医院就诊治疗，并告知患儿家属需经过异常反应分类诊断确认本次患病是否与疫苗接种有关，叮嘱家属收集就医记录并保持电话畅通。辖区结核病防治所卡介苗门诊接到报告后48小时内在疾控部门的指导下开展流行病学调查，重点收集患儿临床诊治和疫苗接种相关资料，与患儿家属仔细询问患儿当前健康状况及接种疫苗后发病就医经过等内容，并告知家属异常反应分类诊断的规范流程，做好患儿的后续随访工作。

(1)疫苗及接种情况：本次接种的卡介苗为政府集中采购的免疫规划疫苗，疫苗储存运输符合规定，于有效期内使用，该接种门诊同批次其他疫苗外观性状未发现异常，接种操作流程符合《预防接种工作规范》。截至发病当年1月22日，辖区同批次疫苗未报告除本病例外的其他不良反应。

(2)既往免疫史：既往曾接种4种疫苗，共6剂次，其中卡介苗1剂，乙肝疫苗2剂，脊髓灰质炎疫苗2剂次，百白破疫苗1剂。既往无预防接种异常反应史。

### 4.调查诊断

辖区CDC在收集全部资料后，于发病转年6月26日组织召开了预防接种异常反应调查诊断专家会，从市区两级预防接种异常反应诊断专家库中选取结核科、儿科、免疫学、流行病学等专业5名专家组成调查诊断专家组。

(1)临床诊断及依据：经过专家诊断会讨论，该病例临床诊断为：免疫缺陷病(IL-12R)、卡介苗有害效应。

1)免疫缺陷病(IL-12R)诊断依据：①在免疫功能检查结果中，IgG、IgM偏高表示患儿体内存在感染或者疫苗接种后的免疫反应，CD19+偏高提示B淋巴细胞增多，可能与免疫反应活跃有关。CD16+CD56+(NK细胞)偏低提示自然杀伤细胞数量不足，可能影响机体对病毒感染和肿瘤细胞的清除能力。综合来看，这些指标异常可能提示机体存在某种感染、过敏反应或免疫功能异常。②血细胞族分化抗原CD45阳性提示患儿可能存在免疫力低下的情况，活化淋巴细胞检测结果中PMA刺激下的高活化比例和极高的刺激指数表明淋巴细胞活化能力正常或偏强。③患儿及其父母基因组测序显示：患儿父母亲分别携带IL12RB1基因的一个杂合变异，患儿为IL12RB1基因的复合杂合变异，属于IL12RB1基因高度可疑致病变异。

2)卡介苗有害效应诊断依据:①患儿接种卡介苗后3月余左上臂出现接种部位红肿破溃,左腋下淋巴结肿大,双肺下叶少许渗出;②二联抗结核疗法有效,最终治愈。

(2)分类诊断结论及依据:排除疫苗质量问题;排除接种事故;患儿接种卡介苗后所患的卡介苗有害效应属于预防接种异常反应。

1)该儿童接种的卡介苗具有国家市场监督管理总局批签发证明,疫苗储存运输符合《疫苗储存和运输管理规范》要求,接种操作符合《预防接种工作规范》要求。

2)卡介苗有害效应常见于重度联合免疫缺陷病、慢性肉芽肿病、白介素12/γ-干扰素通路缺陷、艾滋病患儿。

3)本案例中该患儿存在免疫缺陷病(IL-12R),该病是一种罕见的对分枝杆菌易感可以导致多细胞免疫损伤的疾病,易因中度毒性分枝杆菌感染而致病。该患儿接种卡介苗后反复出现肺炎、淋巴结炎等表现,符合卡介苗有害效应临床表现。

4)患儿为IL12RB1基因的复合杂合变异,属于IL12RB1基因高度可疑致病变异。

综上,根据现有资料、病情资料和治疗效果,该儿童所患卡介苗有害效应与接种卡介苗有因果关联。该儿童所患免疫缺陷病(IL-12R)与基因变异有关,与接种卡介苗无因果关联。

机体损害等级评定依据:截至专家诊断会召开时,该受种者所患卡介苗有害效应已痊愈。根据当地《预防接种异常反应补偿办法》,参照《医疗事故分级标准》,考虑机体损害等级为四级。

(3)分类诊断结论反馈:组织单位在做出调查诊断结论,完成预防接种异常反应调查诊断书后,及时将调查诊断书交给当事人,后续当事人无争议。依据当地补偿办法有关规定,按照机体损害级别对病例进行了补偿,同时告知受种者避免接种减毒活疫苗,待病情稳定评估后再考虑接种其他疫苗。

## 5.案例启示

(1)该案例明确的临床诊断较为关键。本病例具有免疫缺陷型基因型,该病对分枝杆菌易感并可导致多细胞免疫损伤,儿童发病主要以淋巴结炎和肺炎为主要临床表现。

(2)免疫缺陷病(IL-12R)是一种罕见的对分枝杆菌易感可以导致多细胞免疫损伤的疾病,患者T细胞中IL12RB1表达下降或缺失,患者细胞对IL12无γ干扰素应答。临床上易因中度毒性分枝杆菌感染而致病,如卡介苗,非结核性分枝杆菌环境,结核性分枝杆菌毒性更强。

(3)针对患儿的抗结核治疗有效,可辅助诊断“卡介苗有害效应”的分类诊断,因此,在病例流行病学调查时要注意收集完整的临床诊疗资料。

# 第五章

# 接种乙肝疫苗后的AEFI

## 第一节 免疫性血小板减少症

### 一、病例1

#### 1.病例摘要

男，9月12日(1月龄)接种乙型肝炎疫苗第2剂，9月14日晚面部、颈部、双足出现出血点，9月15日先后于两家医院就诊。体格检查:全身可见针尖大小出血点，口腔黏膜可见散在针尖样出血点。血常规:Hb 110g/L，WBC $5.32\times10^9$/L，N% 22.3%，L% 57.3%，M% 13.5%，PLT $2\times10^9$/L，CRP 2mg/L。病毒检测:CMV-DNA(-)，EBV-DNA(-)。颅脑CT提示:双侧额、顶叶脑质密度减低，蛛网膜下隙出血，双侧脑室后角小片高密度影。颅脑MRI提示右侧颞顶叶皮层白质区小斑片状短T2信号影，周围片状边界不清长T2信号影，血常规示:Hb 79g/L。住院治疗后给予丙种球蛋白2g/kg冲击、酚磺乙胺、维生素$K_1$、保护脏器、调节免疫及其他对症治疗，加用神经节苷脂营养神经，甘露醇降颅压治疗，地塞米松抗感染治疗，完善基因检查后，体温、血小板正常，复查颅脑MRI提示较前好转，患儿精神反应好，于9月26日出院。出院诊断为:①免疫性血小板减少症;②颅内出血;③贫血(中度)。

家属自述患儿出生情况良好，无过敏史、患病史和家族史，接种前无疫苗接种异常反应史。

#### 2.病例报告

患儿发病后3天接种单位接到家属报告，接报当天向辖区CDC报告并进行网络报告。考虑患儿存在颅内出血及血小板减少，辖区CDC立即向上级CDC及辖区卫生行政部门报告。

## 3. 调查处置

接种单位告知家属配合治疗，保存好就诊和治疗的相关材料和票据，嘱其及时与接种单位沟通、反馈病情进展和转归情况。辖区CDC接到报告后于48小时内在上级CDC指导下对病例开展流行病学调查，核实免疫服务、接种实施情况、病例既往史、疫苗接种史、主要症状体征、实验室检查结果及诊断、同批次疫苗使用及反应报告情况，并耐心解答家属提出有关预防接种异常反应的问题。

(1)疫苗及接种情况：本次接种的乙型肝炎疫苗为政府集中采购的免疫规划疫苗，疫苗冷藏储运符合规定，于有效期内使用，该接种门诊同批次其他疫苗外观性状未发现异常，接种操作流程符合《预防接种工作规范》。截至调查当天，辖区同批次疫苗未报告同类不良反应。

(2)既往免疫史：既往接种2种疫苗，共2剂次。卡介苗1剂次、乙型肝炎疫苗1剂次。接种前无疫苗接种异常反应史。

## 4. 调查诊断

辖区CDC在收集全部资料后组织召开了预防接种异常反应调查诊断专家会，从辖区预防接种异常反应诊断专家库中选取内科、血液科、儿科、免疫科、流行病学等专业的5名专家组成调查诊断专家组。

(1)临床诊断及依据：经过专家诊断会讨论，该病例临床诊断为免疫性血小板减少症、颅内出血、贫血。

1)患儿9月15日全身散在出血点。

2)血常规：PLT $2\times10^9$/L，Hb 79g/L。

3)颅脑CT检查显示颅内出血。

4)使用大剂量丙种球蛋白、激素等治疗，治疗效果明显。

(2)分类诊断结论及依据：排除疫苗质量事故；排除接种事故；受种者接种乙肝疫苗后所患的免疫性血小板减少症等不排除预防接种异常反应。

1)免疫性血小板减少症的病因不十分明确，多数在发病前2~3周有明确的病毒感染史或疫苗接种史。

2)综合该患儿临床表现和实验室检查资料，没有发现常见病毒(如巨细胞病毒、EB病毒等)感染的证据，未检测到相关遗传代谢病和基因异常的证据。

3)该患儿接种的疫苗质量合格，同期其他受种者无类似反应。

4)接种单位为辖区卫生行政部门指定的预防接种门诊,接种人员有资格证。疫苗接种符合《预防接种工作规范》的要求。

5)根据现有资料、病情转归和治疗效果,不能排除该患儿所患免疫性血小板减少症等与接种乙肝疫苗之间存在因果关联。

机体损害等级评定依据:根据当地《预防接种异常反应补偿办法》,参照《医疗事故分级标准》,考虑机体损害等级为四级。

(3)分类诊断结论反馈:组织单位在做出调查诊断结论,完成预防接种异常反应调查诊断书后,及时将调查诊断书交给当事人,后续当事人无争议。依据当地补偿办法有关规定,按照机体损害级别对病例进行了补偿,同时告知不再接种同类疫苗,其他疫苗可按照免疫程序继续接种。

### 5.案例启示

(1)免疫性血小板减少症是一种获得性自身免疫性疾病,发病机制尚未完全明确,病毒/细菌感染、药物、疫苗接种、抗磷脂综合征、免疫缺陷、器官移植等因素均可引起。在儿童病例中,病毒感染史或有疫苗接种史所占的比例较高,可能是引发了一过性的免疫异常反应。

(2)在预防接种异常反应的分类诊断工作中,应考虑所有可能的相关因素,收集详细的病史非常重要,特别是发病前的事件,如近期的感染或疫苗接种史,逐一进行调查和证据收集,若无非常明确临床证据,可使用排除法对所有可能性进行排查,最终确定潜在的触发因素,结合专家临床经验与文献报道找到疫苗接种与异常反应间的因果关联,做出客观、公正的判断。

## 二、病例2

### 1.病例摘要

女,6月15日(1月龄)接种乙肝疫苗第2剂次,留院观察期间出现不明原因哭闹、烦躁不安,同年6月21日患儿双侧眼睑、面部及腋下开始出现散发紫色出血点。6月25日患儿大拇指出现约黄豆粒大小紫色瘀斑,当天先后于多家医院就诊,血常规检查结果显示血小板减少,最终因“发现皮肤瘀斑11小时,发现血小板减少10小时”住院治疗,超声检查肝、脾、肾、脑未见异常;Hb 103g/L,WBC 6. 17X$10^9$/L,N% 14%,L% 74%,M% 8%,嗜酸性粒细胞比率(E%) 2%,PLT 24X10^9/L,CRP <2.5mg/L。CMV-DNA、

EBV-DNA <$10^3$ 拷贝数/升。人细小病毒B19-IgM、IgG(-)；电解质：Na 133.9mmol/L，K 7.82mmo1/L，余大致正常；肝肾功能、心肌酶等大致正常；Ig+C3+C4、叶酸、维生素$B_{12}$、FER大致正常；抗核抗体(ANA)阳性，滴度为1∶100；核型：胞浆颗粒型；抗核糖核蛋白(RNP)抗体(±)，抗干燥综合征A(SSA)抗体(+)；9种呼吸道病原体抗体IgM联检(-)；肝炎全项+梅毒+HIV(-)；EB、Mp、CMV、风疹病毒、单纯疱疹病毒(HSV)抗体未见异常；血常规示血小板明显减少，血红蛋白、白细胞总数及分类正常，予丙种球蛋白治疗后很快升至正常。患儿腹泻，大便呈黄色稀水便，2~3次/天，未见明显血便。共住院4天，6月29日病情好转出院。出院诊断：①免疫性血小板减少症；②腹泻病。

患儿家属否认既往病史和过敏史，患儿祖父因白血病死亡，否认其他血液系统疾病家族史。

## 2. 病例报告

患儿家属在患儿发病当年9月16日向接种单位咨询，接种单位接到家属报告后，向辖区CDC报告并进行网络报告。考虑患儿存在血小板减少症情况，辖区CDC立即向市CDC和辖区卫生行政部门报告。

## 3. 调查处置

辖区CDC接到报告后于48小时内对病例开展流行病学调查，核实免疫服务、接种实施情况、病例既往史、疫苗接种史、主要症状体征、实验室检查结果及诊断、同批次疫苗使用及反应报告情况，与患儿家属沟通、了解患儿病情转归情况。

(1)疫苗及接种情况：本次接种的乙肝疫苗为政府集中采购的免疫规划疫苗，疫苗冷藏储运符合规定，效期内使用，该接种门诊同批次其他疫苗外观性状未发现异常，接种操作流程符合《预防接种工作规范》。截至调查当天，辖区同批次疫苗未报告同类不良反应。

(2)既往免疫史：既往接种过共2种疫苗，共2剂次。卡介苗1剂次、乙肝疫苗1剂次。既往无预防接种异常反应史。

## 4. 调查诊断

辖区CDC在收集全部资料后组织召开了预防接种异常反应调查诊断专家会，从辖区预防接种异常反应诊断专家库中选取小儿内科、综合内科、皮肤科、流行病学等专业5名专家组成调查诊断专家组。

(1)临床诊断及依据:经过专家诊断会讨论,该病例临床诊断为免疫性血小板减少症。

1)6月21日患儿双侧眼睑、面部及腋下开始出现散发紫色出血点。

2)血常规结果显示血小板减少。

3)丙种球蛋白治疗后血小板很快升至正常。

(2)分类诊断结论及依据:排除疫苗质量事故;排除预防接种事故,受种者接种乙肝疫苗后所患的免疫性血小板减少症不排除预防接种异常反应。

1)该患儿接种乙肝疫苗后7天出现出血点及血小板减少,时间上具有关联。

2)综合该患儿临床表现和实验室检查资料,没有发现常见病毒感染的证据,且予丙种球蛋白治疗后血小板很快恢复正常。

3)该患儿接种的疫苗质量合格,同期其他受种者无类似反应。

4)接种单位为辖区卫生行政部门指定的预防接种门诊,接种人员有资格证。疫苗接种符合《预防接种工作规范》的要求。

根据现有资料、病情转归和治疗效果,不能排除该患儿所患免疫性血小板减少症与接种乙肝疫苗之间存在因果关联。

机体损害等级评定依据:截至专家诊断会召开时,该受种者已痊愈。根据当地《预防接种异常反应补偿办法》,参照《医疗事故分级标准》,考虑机体损害等级为四级。

(3)分类诊断结论反馈:组织单位在做出调查诊断结论,完成预防接种异常反应调查诊断书后,及时将调查诊断书交给当事人,后续当事人无争议。依据当地补偿办法有关规定,按照机体损害级别对病例进行了补偿。

## 5.案例启示

(1)免疫性血小板减少症的诊断和病因分析需要综合考虑多种可能的因素,包括病毒感染、疫苗接种、其他疾病等。在诊断时应考虑所有可能的相关因素,在充分排查疫苗以外的危险因素后,再考虑预防接种异常反应。

(2)在预防接种工作中应做好健康教育及知情告知,嘱家属接种后应密切观察儿童身体状况,发现异常情况及时联系接种单位并到正规医疗机构就医。本案例患儿家属在患儿出现症状后近3个月才报告给接种单位,使病程延长,给治疗与接种反应诊断均带来一定的挑战。

(3)经查后续该患儿未接种其他任何疫苗,家属因其本次接种后发生免疫性血小板减少,拒绝后续疫苗接种,可能会因此情况增加感染其他传染病的概率,对患儿今后健康安全是不利的。因此，接种单位应加强宣传教育，让家属了解在反应相关疾病痊愈后、身体状态稳定的情况下是可以按照免疫程序继续接种疫苗的，有利于保护儿童健康和安全。

# 第二节　血管神经性水肿

## 1.病例摘要

女，9月12日（13周岁）接种乙肝疫苗数分钟后接种侧上臂出现疼痛症状，患者自述上臂出现微肿，再数分钟后左臂出现无力，无发热。持续到同年9月17日下午3点左右，患者左肩部出现疼痛症状。先后于3家医院进行就诊，均未做出临床诊断，最终于18日在A医院就诊，诊断为：左上臂水肿待查、感染。

患儿家属否认既往病史、过敏史、家族病史。

## 2.病例报告

患儿在就诊过程中，临床医生建议到辖区CDC进行进一步的相关咨询，当天（发病同年9月18日）早8点到辖区CDC后，相关工作人员进行了接待，了解患儿情况后，耐心安抚并建议到正规医疗机构进行就诊。

## 3.调查处置

患儿在初步就诊过程中，同步也到辖区CDC进行了相关咨询，辖区CDC接待后，将患儿情况登记记录，后定期随访了解患儿后续病情发展及就诊经过。虽然未有明确的临床诊断，但在家属强烈要求下，辖区CDC对病例进行了相关调查后，按相关规章制度对病例进行了调查诊断分类。

（1）疫苗及接种情况：本次接种的乙肝疫苗为政府集中采购的免疫规划疫苗，疫苗储存运输符合规定，于有效期内使用，该接种门诊同批次其他疫苗外观性状未发现异常，接种操作流程符合《预防接种工作规范》。截至调查当天（接报同年12月25日），接种医院同批次疫苗未报告同类不良反应。

（2）既往免疫史：截至调查当天（接报同年12月25日），该患儿既往按照免疫程序接种脊髓灰质炎疫苗3剂次、百白破疫苗4剂、麻腮风疫苗1剂、AC群流脑疫苗1剂、乙脑疫苗2剂、甲肝疫苗2剂、卡介苗1剂、乙肝疫苗3剂、麻疹疫苗1剂、A群流脑疫苗

2剂、水痘疫苗1剂、Hib疫苗2剂、肺炎23价疫苗1剂，无其他预防接种异常反应史。

## 4.调查诊断

辖区CDC在收集全部资料后组织召开了预防接种异常反应调查诊断专家会，从辖区预防接种异常反应诊断专家库中选取儿科、内科、神经科、流行病学等专业5名专家组成调查诊断专家组。

（1）临床诊断及依据：经过专家诊断会讨论，该病例临床诊断为血管神经性水肿。根据患者就诊材料、调查报告及当时的接种部位照片进行讨论，最终确定临床诊断为血管神经性水肿。

（2）分类诊断结论及依据：排除疫苗质量问题；排除接种事故；受种者接种乙肝疫苗后所患的血管神经性水肿属于不排除预防接种异常反应，即可能与疫苗相关。

1）血管神经性水肿的发生机制有许多种，过敏性血管性水肿是最常见的类型，血管性水肿与人体内IgG抗体有关，重组乙肝疫苗（酵母）中的佐剂能促进人体产生IgG抗体。

2）既往患者未发现其他导致血管神经性水肿的危险因素。

3）该儿童接种的乙肝疫苗有国家市场监督管理总局批签发证明。

4）接种单位为辖区卫生行政部门指定的预防接种门诊，接种人员有资格证。疫苗接种符合《预防接种工作规范》的要求。

根据现有资料、病情资料，不能排除该儿童所患血管神经性水肿与接种乙肝疫苗之间的因果关联。

机体损害等级评定依据：截至专家诊断会召开时，该受种者已痊愈。根据当地《预防接种异常反应补偿办法》，参照《医疗事故分级标准》，考虑机体损害等级为四级。

（3）分类诊断结论反馈：组织单位在做出调查诊断结论，完成预防接种异常反应调查诊断书后，及时将调查诊断书交给当事人，后续当事人无争议。依据当地补偿办法有关规定，按照机体损害级别对病例进行了补偿，同时告知不再接种同类疫苗，其他疫苗可按照免疫程序继续接种。

## 5.案例启示

（1）本案例在就诊过程中未有明确临床诊断，由于参加分类诊断的专家具有丰富的临床经验，通过病案分析、病例讨论与流行病学调查等，最终做出明确的临床诊断及分类，为后续异常反应处置工作提供了强有力的支撑，使得处置工作有序推动。

(2)本案例中患儿家属积极与辖区CDC沟通,工作人员的耐心接待和沟通,也是让该病例顺利解决的关键之一。

## 第三节　右上臂无菌性脓肿

### 1.病例摘要

女,12月6日(出生当天)在辖区医院出生并接种乙肝(酵母)疫苗,接种后12天接种部位出现红肿,约3cm×2cm大小,触之明显哭闹。12月18日下午就诊于A医院急诊,医院给予莫匹罗星外用后,无明显好转且逐渐隆起变大。12月24日继续在A医院进行住院治疗,入院时肿物约5cm×4cm大小,表面未破溃,质软,有压痛、波动感。右眼巩膜颞侧可见红色出血点。血常规显示WBC $30.03\times10^9$/L,CRP 10mg/L,Hb 170g/L。初步诊断为:①右上肢脓肿;②脓毒症。入院当天行脓肿切开引流术,取脓培养2天无细菌生长,复查血常规WBC $16.35\times10^9$/L,CRP<8mg/L,Hb 170g/L。同时,查过敏原未见异常过敏物质。住院期间患儿最高体温为37.5℃,最低体温为36.5℃。12月31日出院时患儿体温正常,喂奶可,无呕吐,无发热,右上肢红肿明显好转。

患儿家属否认既往病史、过敏史、家族病史。

### 2.病例报告

患儿发病同年12月26日接种单位接到家属报告,接报当天向辖区CDC报告并进行网络报告。

### 3.调查处置

接种单位告知家属继续积极配合治疗,并随后进行了电话随访,得知患儿已经出院并症状明显好转。辖区CDC接到报告后于12月27日、12月29日对患儿和接种单位进行了调查、核实工作,与患儿家属沟通,了解患儿发病及就诊经过,收集就诊材料等。一月之后(发病次年1月27日)又对该患儿进行入户访问,了解恢复情况。得知患儿目前身体状况良好,患处红肿消退,留有0.6cm左右瘢痕。与家属说明后续的调查流程,请家属积极配合调查及耐心等待调查结论。

(1)疫苗及接种情况:本次接种的乙肝疫苗为政府集中采购的免疫规划疫苗,疫苗储存运输符合规定,于有效期内使用,该接种门诊同批次其他疫苗外观性状未发现异常，接种操作流程符合《预防接种工作规范》。截至调查当天（接报后当年12月29日），接种医院同批次疫苗未报告同类不良反应。

（2）既往免疫史：截至调查当天（接报后当年12月29日），该患儿既往按照免疫程序接种卡介苗1剂次，既往无预防接种异常反应史。

## 4.调查诊断

辖区CDC在收集全部资料后组织召开了预防接种异常反应调查诊断专家会，从辖区预防接种异常反应诊断专家库中选取皮肤科、外科、内科、护理、院感、流行病学等专业7名专家组成调查诊断专家组。

（1）临床诊断及依据：经过专家诊断会讨论，该病例临床诊断为无菌性脓肿。

1）接种后12天接种部位出现红肿，最大5cm×4cm，质软，有压痛、波动感。

2）行脓肿切开引流术，取脓培养2天无细菌生长。

3）脓肿引流前：血常规显示WBC $30.03\times10^9$/L，CRP 10mg/L，Hb 170g/L，脓肿引流后：复查血常规WBC $16.35\times10^9$/L，CRP<8mg/L，Hb170g/L。

（2）分类诊断结论及依据：排除疫苗质量问题；排除接种事故；受种者接种乙肝疫苗后所患的无菌性脓肿不排除预防接种异常反应，即可能与疫苗相关。

1）患儿临床症状及实验室检测结果可明确临床诊断。

2）乙肝（酵母）疫苗中含有氢氧化铝成分，该成分可能会导致疫苗接种后吸收延缓，接种局部易形成硬结，可使局部组织坏死、液化而形成无菌性脓肿。

3）该儿童接种的乙肝（酵母）疫苗有国家市场监督管理总局批签发证明。

4）接种单位为辖区卫生行政部门指定的预防接种门诊，接种人员有资格证。疫苗接种符合《预防接种工作规范》的要求。根据现有资料、病情资料，不能排除该儿童所患无菌性脓肿与接种疫苗之间的因果关联。

机体损害等级评定依据：截至专家诊断会召开时，该受种者伤口愈合较好，留有0.6cm左右瘢痕。根据当地《预防接种异常反应补偿办法》，参照《医疗事故分级标准》，考虑机体损害等级为四级。

（3）分类诊断结论反馈：组织单位在做出调查诊断结论，完成预防接种异常反应调查诊断书后，及时将调查诊断书交给当事人，后续当事人无争议。依据当地补偿办法有关规定，按照机体损害级别对病例进行了补偿，同时告知不再接种同类疫苗，其他疫苗可按照免疫程序。

### 5.案例启示

(1)明确脓肿性质是分类诊断的关键,对于含有吸附剂的疫苗,在进行分类诊断前,要对预防接种过程是否符合预防接种规程进行调查和确认,在排除接种差错及疫苗质量等问题后,才能进行最终的诊断分类。

(2)根据病例情况,工作人员对患儿后续疫苗接种给出了相关建议,即暂缓接种乙肝、百白破疫苗,至少半年。半年后经检查,如不是瘢痕体质,可在左臂接种。

# 第四节　死亡

## 一、病例1

### 1.病例摘要

男,11月9日(1月龄)接种第2剂次乙肝疫苗。11月10日家属发现儿童接种部位出现肿块、淤青。11月11日晚7~8时,儿童出现呕吐、哭闹。11月12日早晨呕吐严重,不食不饮,接种部位淤青增大。11月12日10时左右在当地医院住院治疗。主诉:呕吐14小时。现病史:儿童14小时前无明显诱因出现喷射性呕吐,量多,为胃内容物,无咖啡样物,有哭闹,精神差,嗜睡等。今天早晨,精神状态异常加重,淡漠,拒食。初步诊断:①蛛网膜下隙出血;②脑水肿;③贫血;④休克。11月12日入院检查,体温:35.5℃,脉搏:110次/分,呼吸:51次/分,血压:109/45mmHg。儿童发育正常,营养中等,嗜睡,精神反应弱,呼吸促,无发绀。皮肤苍白,无皮疹,无水肿。颅脑外观正常,前囟未闭合,张力高,眼睑无水肿,巩膜黄染,无眼震,双侧瞳孔等大等圆,左:右=5mm:5mm,对光反射无,咽不红,扁桃体不大。四肢未见畸形,右肩部注射处可见青紫,四肢偶有自主活动,肌力弱,肌张力高。神经系统:Babinski征、Chaddock征、Oppenheim征、Gordon征均未引出;脑膜刺激征:颈项强直(-)、Kernig征(-)、Brudzinski征(-);颅脑CT显示:脑水肿、双侧额颞顶枕部硬膜下血肿、蛛网膜下隙出血。

11月12日实验室检查:血常规:CRP 11mg/L,WBC $13.1\times10^9$/L,RBC $1.19\times10^{12}$/L,PLT $268\times10^9$/L,Hb 40 g/L。凝血功能:凝血酶原时间(PT)>120s(参考值10.0~16.0s),凝血酶原国际标准化比值(PT-INR)超出临界值范围(0.75~1.25),活化部分凝活酶时间(APTT)>180s(20.0~40.0s),凝血酶时间(TT)17.2s(14~21s),纤维蛋白原(Fg)

2.737g/L(1.8~4.0 g/L)。

11月13日凝血功能检查:PT 11s,PT-INR 0.95,APTT 23.4s,TT 23.6s,Fg 1.563g/L。11月14日血常规:CRP 45mg/L,WBC 11.71×$10^9$/L,RBC 3.86×$10^{12}$/L,PLT 306×$10^9$/L,Hb 125g/L。肝功能检查:肌酐39μmol/L,尿素10.1mmol/L,ALT 65U/L,γ-谷氨酶(γ-GT) 62U/L,AST 45U/L。11月15日血常规:CRP 43mg/L,WBC 10.35×$10^9$/L,RBC 3.74×$10^{12}$/L,PLT 309×$10^9$/L,Hb 120g/L。11月16日复查凝血功能:PT 10.5s,PT-INR 0.91,APTT 22.5s,TT 19.6s,Fg 2.642g/L。

初步诊断:①蛛网膜下隙出血;②脑水肿;③贫血;④休克。主要治疗:入院后给予补液扩容、止血等治疗;11月12日等给予维生素K治疗;给予血浆治疗;甘露醇脱水治疗;其他对症治疗等。受种者在医院抢救2个多月后死亡。患儿家属否认既往病史、过敏史、家族病史。出生医院的病程记录和医嘱中未见使用维生素K治疗的记录。

## 2.病例报告

患儿发病当年11月,接种单位接到家属报告后,接报当天向辖区CDC报告并进行网络报告。考虑患儿存在颅内出血,辖区CDC立即向上级CDC及辖区卫生行政部门报告。

## 3.调查处置

接报后接种单位告知家属密切观察受种者症状、体征变化,接种单位通过电话、网络等多种渠道与患儿家属保持密切联系,如有需要可提供进一步的帮助和支持。接种单位安排专人对患儿进行定期随访,及时了解其病情变化和就医情况,包括就诊医院、科室、诊断结果、治疗方案及效果等。接到报告后当天省级CDC会同辖区CDC对病例开展流行病学调查,核实患儿的姓名、性别、年龄、出生日期等基本信息,以及疫苗接种的具体时间、地点、疫苗批次等;了解患儿的既往健康状况,包括有无基础疾病、过敏史、疫苗接种史等,特别是近期是否有其他疾病或疫苗接种情况。辖区成立专题调查工作小组,工作人员与患儿家属的沟通,协调医疗机构开展救治工作。告知家属CDC将持续关注患儿的病情进展,并安排定期随访或电话询问,以了解患儿的最新情况。

(1)疫苗接种情况:本次接种的乙肝疫苗为政府集中采购的免疫规划疫苗,疫苗储存运输符合规定,于有效期内使用,该接种门诊同批次其他疫苗外观性状未发现异常,接种操作流程符合《预防接种工作规范》。截至11月9日,辖区同批次疫苗未报告同类不良反应。

(2)既往免疫史：既往接种肝疫苗1剂次，卡介苗1剂次。既往无预防接种异常反应史。

## 4.调查诊断

根据儿童家属的强烈要求并同意利用现有病历等资料召开专家诊断会，省级CDC于11月23日组织召开紧急预防接种异常反应调查诊断专家会（召开诊断会时受种者仍在治疗中）。从省级预防接种异常反应诊断专家库中选取儿童神经内科、儿童神经外科、儿童血液科、新生儿科、流行病学等专业7名专家组成调查诊断专家组。

(1)临床诊断及依据：经过专家诊断会讨论，该病例临床诊断为颅内出血（蛛网膜下隙出血、硬膜下血肿）、皮肤出血（右上臂）。

1)该儿童出现喷射性呕吐，有哭闹、精神差、嗜睡、淡漠、拒食等症状。前囟张力高，双侧瞳孔等大等圆，左：右=5mm：5mm，对光反射无，肌张力高。右肩部注射处可见青紫。

2)颅脑CT显示：脑水肿、双侧额颞顶枕部硬膜下血肿、蛛网膜下隙出血。

(2)分类诊断结论及依据：排除接种事故；排除疫苗质量事故；受种者接种乙肝疫苗后所患颅内出血（蛛网膜下隙出血、硬膜下血肿）、皮肤出血（右上臂）不属于预防接种异常反应，属于偶合症。

1)颅内出血（ICH）又称为出血性脑血管病，因脑血管破裂使血液外溢至颅腔所致。根据出血部位的不同，ICH可分为脑出血、蛛网膜下隙出血和硬膜下出血等。最常见病因有脑血管畸形、出凝血功能障碍、颅内肿瘤等。

2)该儿童母乳喂养，存在颅内出血、皮肤出血等。11月12日检查凝血功能：PT >120s（参考值10.0~16.0s），PT-INR超出临界值范围（0.75~1.25），APTT>180s（20.0~40.0s），TT 17.2s（14~21s），Fg 2.737g/L（1.8~4.0g/L）。血小板计数正常。11月12日给予维生素K等治疗后，11月13日检查凝血功能：PT 11s，PT-INR 0.95，APTT 23.4s，TT 23.6s，Fg 1.563g/L。11月16日复查凝血功能正常。该儿童为晚发性维生素K缺乏导致的颅内和局部出血。

3)受种者接种的乙肝疫苗为政府集中采购的免疫规划疫苗，存储运输过程符合规定。接种单位为指定的预防接种门诊，接种人员资质齐全，操作符合《预防接种工作规范》。同批次疫苗在其他接种者中未出现类似AEFI。

综上，该儿童为晚发性维生素K缺乏导致的颅内出血、皮肤出血，与接种乙肝疫苗无因果关联。

(3)分类诊断结论反馈:组织单位在做出调查诊断结论,完成预防接种异常反应调查诊断书后,及时将调查诊断书交给当事人。专题调查工作小组工作人员与家属进行有效沟通,积极协商有关救助等有关事宜。

### 5.案例启示

(1)重视接种前的健康评估:在疫苗接种前,应对接种者进行全面的健康评估,特别是对于那些可能存在潜在健康风险的人群,如新生儿、早产儿或具有特定疾病史的儿童。这有助于识别可能的接种风险,并采取相应的预防措施。

(2)建立完善的异常反应处理机制:及时与家属沟通协调解决就医和分类诊断可以给家属一个解决途径,明确的诊断结论有力地促进了本案例的妥善解决。

(3)加强疫苗接种的监测与追踪:疫苗接种后,应加强对接种者的监测与追踪,及时发现并处理任何可能的异常反应。这包括对接种部位的观察、对接种者整体健康状况的评估,以及在必要时进行进一步的医学检查。

(4)强化医疗人员的专业培训:医疗人员在疫苗接种过程中起着至关重要的作用。因此,应加强对医疗人员的专业培训,确保他们具备足够的知识和技能来正确执行接种程序,并能够在出现异常反应时迅速做出反应。

## 二、病例2

### 1.病例摘要

男,1月龄。9月17日(1月龄)接种第2剂乙肝疫苗,接种当天下午注射部位和注射同侧脸部出现紫色瘀血样变化。9月18日至9月19日曾在多家医院就诊。9月20日至9月24日在A医院重症医学科住院治疗。主诉:阵发性哭闹4天,发现面部肿3天,指端出血1天入院。患儿于9月17日上午出现阵发性哭闹,下午出现大便带血,呈暗红色,约4次,无呕吐,无咳嗽,无发热。随后面部肿胀,伴局部淤青,哭闹加重住院治疗。入院前检查PT、INR和APTT未检测出。Fg 2.08g/L(2~4g/L)。体格检查:体温36.1℃,呼吸33次/分,脉搏170次/分,血压:88/45mmHg。神志清楚,精神反应弱,呼吸尚平稳,无明显鼻扇、吸气性三凹征,面色苍黄,口周无发绀。全身皮肤黏膜苍黄。右眼角处有2.5cm×3cm皮肤红斑,压之不褪色,右面部5cm×5.5cm皮肤软组织肿胀,右上臂三角肌2.5cm×3cm皮肤软组织肿胀。查末梢血常规后,手指伤口出血不止。患儿一直母乳喂养。辅助检查:9月20日血常规显示WBC $6.46\times10^9$/L、RBC $1.57\times10^{12}$/L、Hb

53g/L、PLT 306×$10^9$/L。9月20日凝血功能检查：PT 83s(9.4~12.5s)；INR 7.00；FIB 2.03g/L(2~4g/L)；APTT 115.1s(25.1~38.4s)。9月21日凝血功能检查：PT 10.6s(9.4~12.5s)；INR 0.93；FIB 1.05g/L(2~4g/L)；APTT 25.8s(25.1~38.4s)。颅脑CT提示右颞叶脑实质内及右侧蛛网膜下，侧脑室内出血，中线结构左移，右颞部颅外软组织血肿。治疗：重症医学科予止血、维生素K、血浆等治疗后凝血功能好转，但家属要求出院放弃治疗。诊断：①凝血功能异常原因待查；②晚发型维生素K缺乏症待确定；③溶血性贫血待确定；④其他病因待确定；⑤颅内出血；⑥右面部肿物待查；⑦淋巴血管瘤激发出血待确定；⑧血肿待确定；⑨其他：高钾血症、贫血、呼吸衰竭、心律失常、卵圆孔未闭。9月24日(接种后第7天)自动出院，在家中治疗，同年10月12日晚8时左右死亡。家属不同意尸检。患儿家属否认既往病史、过敏史、家族病史。

## 2.病例报告

患儿发病当年9月，接种单位接到家属报告，接报当天向辖区CDC报告并进行网络报告。考虑为严重事件，辖区CDC立即向上级CDC及辖区卫生行政部门报告。

## 3.调查处置

接到报告当天，省级CDC会同辖区CDC对疫苗、注射器及疫苗接种情况进行了调查，对病例开展了调查并追踪了解情况，填写个案调查表，撰写调查报告。辖区成立专题调查工作小组，工作人员与患者家属沟通关于尸检有关问题(家属最终不同意尸检)。当地政府和有关部门给予了安抚和沟通。

(1)疫苗及接种情况：本次接种的乙肝疫苗为政府集中采购的免疫规划疫苗，疫苗储存运输符合规定，于有效期内使用，该接种门诊同批次其他疫苗外观性状未发现异常，接种操作流程符合《预防接种工作规范》。截至9月17日，辖区同批次疫苗未报告同类不良反应。

(2)既往免疫史：既往接种乙肝疫苗1剂次，卡介苗1剂次。既往无预防接种异常反应史。

## 4.调查诊断

资料收集齐全后，省级CDC组织召开了预防接种异常反应调查诊断专家会。从省级预防接种异常反应诊断专家库中选取神经外科、儿童血液科、急诊科、检验科、流行病、免疫规划等专业7名专家组成调查诊断专家组。

(1)临床诊断及依据：经过专家诊断会讨论，该病例临床诊断为凝血功能异常、颅内出血。

1)9月20日住院主诉阵发性哭闹4天，发现面部肿3天，指端出血1天入院。

2)体格检查：体温36.1℃，呼吸33次/分，脉搏170次/分，血压：88/45mmHg；全身皮肤黏膜苍黄；右眼角处有2.5cm×3cm皮肤红斑，压之不褪色，右面部5cm×5.5cm皮肤软组织肿胀，右上臂三角肌2.5cm×3cm皮肤软组织肿胀；查末梢血常规后，手指伤口出血不止。

3)检查：PT、INR和APTT未检测出，表明凝血功能异常；血常规：WBC $6.46×10^9$/L、RBC $1.57×10^{12}$/L、Hb53g/L、PLT $306×10^9$/L，血常规显示RBC和Hb显著降低，提示贫血；颅脑CT提示右颞叶脑实质内及右侧蛛网膜下，侧脑室内出血，中线结构左移，右颞部颅外软组织血肿。

4)给予止血、维生素K、血浆等治疗后凝血功能好转。

5)患儿一直母乳喂养(可能与维生素K缺乏有关)。

(2)分类诊断结论及依据：排除接种差错；排除疫苗质量事故。受种者接种乙肝疫苗后的凝血功能异常、颅内出血不属于预防接种异常反应，为偶合症。

1)凝血功能异常原因明确，患儿系1月龄婴儿，出生后母乳喂养，全身多部位出血，PT、APTT明显延长，应用维生素$K_1$和血浆后PT、APTT延长被纠正；患儿被诊断为迟发型维生素K依赖因子缺乏症，这是导致凝血功能异常的主要原因；考虑患儿颅内出血与凝血功能异常有关联。

2)死亡原因无法明确诊断(出院后18天死亡，未进行尸检)颅内出血。

3)本次接种的乙肝疫苗为政府统一采购，且存储和运输过程符合相关规定。接种单位为辖区卫生行政部门指定的预防接种门诊，接种人员持有辖区卫生行政部门发放的接种人员资格证，并经过考核合格。疫苗接种过程符合《预防接种工作规范》的要求。

综上，该儿童为晚发性维生素K缺乏导致的凝血功能障碍、颅内出血等，与接种乙肝疫苗无因果关联。

(3)分类诊断结论反馈：组织单位在做出调查诊断结论，完成预防接种异常反应调查诊断书后，及时将调查诊断书交给当事人。专题调查工作小组工作人员与家属进行有效沟通，积极协商有关救助等有关事宜。

## 5.案例启示

(1)流行病学调查的重要性:流行病学调查是确定异常反应是否与疫苗接种相关的关键步骤。应详细调查疫苗、注射器及接种情况,以科学的方法分析因果关系。

(2)多学科专家诊断的必要性:对于复杂的疑似预防接种异常反应病例,应组织多学科专家进行会诊,确保诊断的准确性和全面性。

(3)加强沟通与安抚:接种单位应加强与家属的沟通,解释疫苗接种的重要性和可能的风险,以增强家属的信任和理解。当地政府和有关部门进行了安抚和沟通,确保本案例的妥善解决。

(4)尸检在诊断中的价值:对于死亡病例,尸检是确定死亡原因的重要手段。应尽可能劝导家属同意进行尸检,以便更准确地分析病例并改进预防接种工作。

# 第六章
# 接种脊髓灰质炎减毒活疫苗后的AEFI

## 第一节　脊髓炎

### 1.病例摘要

男,5月龄。9月19日(3月龄)、10月19日(4月龄)和11月19日(5月龄)分别口服3剂次脊髓灰质炎减毒活疫苗。家属回忆3月龄时曾发现右下肢异常(具体日期不详),没有就诊,也未向接种单位报告。末次接种转年的1月18日和1月20日曾于A医院骨科就诊,诊断右下肢发育不良,建议进行髋关节检查;1月27日在B医院检查髋关节,检查示双下肢不等长,右下肢短约1cm,右下肢较左下肢肌肉萎缩。建议半年后复查;8月13日在B医院复查,检查示右下肢活动较左下肢少,右小腿肌张力高,右足呈马蹄畸形。建议进行神经内科会诊;10月29日(末次接种转年)在A医院康复科就诊,检查示右下肢肌张力高,右踝关节背曲受限,双下肢不等长,左侧长于右侧,独站时右侧尖足,右上肢活动自如,骶尾部小隐窝,建议行颅脑MRI检查。诊断:右下肢瘫。11月28日在A医院康复科就诊,检查颅脑MRI显示:T2W1及FLAIR序列见双侧脑室旁白质区片状高信号影,考虑髓鞘发育迟缓,脑外间隙增宽;末次接种后第二年的1月9至1月12日就诊于A医院康复科门诊,患儿家属主诉右下肢运动障碍。肌电图诊断:右下肢神经源性损害(陈旧性,脊髓前角);6月22就诊于A医院神经内科门诊,右下肢肌力Ⅱ级(主诊医师介绍)。神经电图:双下肢腓浅神经感觉神经传导速度(SCV)、胫后神经SCV、H反射(Hr)、F波正常;右下肢胫神经运动神经传导速度(MCV)、腓总神经MCV检测显示传导速度及末端潜伏期正常,CMAP波幅降低20%~40%;肌电图诊断:①双下肢感觉通路检测未见异常;②右下肢神经源性损害(陈旧性,脊髓前角)。该患儿未采集便标本进行相关病毒检测。

家属自述患儿既往身体健康,接种前无疾病史,无过敏史,无家族病史。截至调查诊断会时,患儿遗存右下肢肌力Ⅱ级。

## 2.病例报告

患儿发病后第二年的3月，接种单位接到家属报告后，接报当天向辖区CDC报告；辖区CDC经初步核实后向上级CDC及辖区卫生行政部门报告并进行网络报告。

## 3.调查处置

接种单位告知家属，接种单位已将此事报告给相关卫生部门，建议家属继续积极治疗，特别是在神经内科和骨科专科就诊，以进一步评估患儿的状况，接种单位将持续关注患儿的健康状况，并在必要时提供进一步的帮助和支持。接报当天，省级CDC会同辖区CDC对病例开展调查并追踪了解情况，询问患儿在出现症状前后的接触史，包括与他人的接触情况等，调查患儿的生活环境，包括居住条件、卫生状况等，以评估是否存在其他可能导致患儿健康问题的环境因素。根据收集的信息填写个案调查表，撰写调查报告。

(1)疫苗及接种情况：本次接种的脊髓灰质炎减毒活疫苗为政府集中采购的免疫规划疫苗，疫苗储存运输符合规定，效期内使用，该接种门诊同批次其他疫苗外观性状未发现异常，接种操作流程符合《预防接种工作规范》。截至调查当天(发病后第二年的3月18日)，辖区同批次疫苗未报告同类不良反应。

(2)既往免疫史：调查时除3剂次脊髓灰质炎减毒活疫苗外，既往还接种6种疫苗共11剂次，包括1剂卡介苗、3剂乙肝疫苗、3剂百白破联合疫苗、2剂A群流脑疫苗、1剂乙脑疫苗、1剂麻疹疫苗，无其他预防接种异常反应史。

## 4.调查诊断

在收集全部资料后，省级CDC组织召开了预防接种异常反应调查诊断专家诊断会，从省级预防接种异常反应诊断专家库选取神经内科、儿童神经内科、急诊科、康复科、传染病、流行病学等专业7名专家组成调查诊断专家组。

(1)临床诊断及依据：经过专家诊断会讨论，该病例临床诊断为脊髓炎(右侧腰骶段前角)。

1)右下肢活动较左下肢少，表明存在运动功能障碍。

2)体格检查：右下肢肌张力高，提示肌肉处于持续收缩状态；右踝关节背曲受限，说明关节活动范围减小；双下肢不等长，左侧长于右侧，独站时右侧尖足；右上肢活动自如，排除上肢神经肌肉病变；骶尾部小隐窝。

3)肌电图检查:右下肢神经源性损害(陈旧性,脊髓前角),直接指向脊髓前角的病变;神经电图:双下肢腓浅神经SCV、胫后神经SCV、Hr、Fw正常,排除周围神经病变;右下肢胫神经MCV、腓总神经MCV检测显示传导速度及末端潜伏期正常,进一步证实病变不在周围神经,CMAP波幅降低20%~40%,表明右下肢神经肌肉接头或肌肉本身存在异常,与脊髓前角病变相符;肌电图诊断:双下肢感觉通路检测未见异常;右下肢神经源性损害(陈旧性,脊髓前角)。

(2)分类诊断结论及依据:排除接种差错;排除疫苗质量问题;受种者接种脊髓灰质炎减毒活疫苗后所患的脊髓炎(右侧腰骶段前角),不排除预防接种异常反应,即可能与疫苗相关。

1)疾病与疫苗关联性:考虑肠道病毒感染所致,极少数儿童服用脊髓灰质炎减毒活疫苗后可引起疫苗相关麻痹型脊髓灰质炎(VAPP),但该病例就诊时,已经在脊髓灰质炎病毒检测时间窗之外,无法明确病因。根据临床诊断、症状体征、病情进展及检查结果和疫苗特性,不能排除该脊髓炎病例与接种脊髓灰质炎减毒活疫苗之间的因果关系。

2)本次接种的脊髓灰质炎减毒活疫苗是政府免费为适龄儿童接种的免疫规划疫苗,疫苗具有国家市场监督管理总局批签发证明,存储运输过程符合有关规定;接种单位为辖区卫生行政部门指定的预防接种门诊,接种人员有辖区卫生行政部门发放的接种人员资格证,并考核合格。疫苗接种符合《预防接种工作规范》的要求。

机体损害等级评定依据:截至调查诊断会时,患儿遗存右下肢肌力Ⅱ级。根据当地《预防接种异常反应补偿办法》,参照《医疗事故分级标准》,考虑机体损害等级为三级甲等。

(3)分类诊断结论反馈:组织单位在做出调查诊断结论,完成预防接种异常反应调查诊断书后,及时将调查诊断书交给当事人,后续当事人无争议。依据当地补偿办法有关规定,按照机体损害级别对病例进行了补偿。同时告知不再接种同类疫苗,评估儿童身体状况后,其他疫苗可按照免疫程序接种。

## 5.案例启示

(1)及时监测与报告的重要性:应加强与家属的沟通和教育,提高他们对预防接种异常反应的认识和应对能力。在本案例中,家属在发现异常后未及时就诊和报告,可能与对预防接种异常反应的认识不足有关。因此,加强家属教育和沟通是非常重要的。

(2)本案例末次接种与报告时间跨度较长，且病例就诊时已经在脊髓灰质炎病毒检测时间窗之外，无法明确病因，相关情况较为复杂，根据相关的临床资料和疫苗特性，该脊髓炎病例与接种脊髓灰质炎减毒活疫苗之间的因果关系无法确定。

# 第二节　疫苗相关麻痹型脊髓灰质炎

## 1.病例摘要

男，2月龄。1月21日(2月龄)接种口服脊髓灰质炎减毒活疫苗(OPV)第1剂，同年2月6日，因发热，双下肢运动障碍2天，就诊于A医院。2月7日10时出现左上肢活动障碍转入B医院并住院治疗。患儿入B医院前4天开始发热，体温最高达38.5℃，退热治疗可降至正常，10小时体温复升。入院前2天出现双下肢运动障碍，仅右下肢远端能轻微活动，不能平移，对疼痛刺激有反应，患病后肢体运动障碍程度无变化，入院前半天出现左上肢活动障碍，完全不能活动，伴哭声低。病程中睡眠增多，清醒时精神差，无抽搐、呛咳，无多汗、面色潮红。病程中无咳喘、无犬吠样及鸡鸣样咳嗽、吐泻、皮疹等。未发现明显尿便障碍，发病以来，精神反应差，进食水欠佳，尿量可。患病前1天腹泻，大便黄绿稀，2~3次/天，未予特殊治疗即好转。

体格检查：右上肢肌力正常，左上肢肌张力低、肌力0级，双下肢肌张力低、肌力Ⅰ级。生理反射：腹壁反射(+)、膝腱反射(-)、跟腱反射(-)。病理反射：克尼格征(-)、布鲁津斯基征(-)、双侧巴宾斯基征(-)。

颅脑MRI检查显示：脑干内稍长T2信号，脑室、脑外间隙增宽，筛窦黏膜增厚，颈段脊髓内长T2信号病变伴脊髓局部肿胀，腰段椎管内未见异常。腹部超声检查未见异常。经神经电生理检查显示：肌电图所检肌肉无运动电位，未见自发电位。神经电图：双下肢胫后神经SCV检测正常，双下肢胫神经MCV、腓总神经MCV检测传导速度及末端潜伏期正常，CMAF波幅降低30%~70%。右侧Hr波幅降低、左侧缺失，右侧Fw正常、左侧Fw大致正常。诊断：双下肢神经源性损害(脊髓前角待确定)。

免疫检查结果表(6-1)：体液免疫基本正常，流式细胞检测正常。

表6-1 免疫检查结果

| 名称 | 日期 | 代码 | 结果 | 单位 | 参考值 | 单位 |
|---|---|---|---|---|---|---|
| 免疫球蛋白G | 2013.2.8 | IgG | 6260 | mg/L | 3110~5490 | 市儿童医院 |
| 免疫球蛋白A | 2013.2.8 | IgA | 291 | mg/L | 80~340 | 市儿童医院 |
| 免疫球蛋白M | 2013.2.8 | IgM | 912 | mg/L | 190~410 | 市儿童医院 |
| 免疫球蛋白E | 2013.2.8 | IgE | 10.1 | IU/mL | 0~358 | 市儿童医院 |
| 补体C3 | 2013.2.8 | C3 | 604 | mg/L | 600~1400 | 市儿童医院 |
| 补体C4 | 2013.2.8 | C4 | 187 | mg/L | 150~450 | 市儿童医院 |
| 铁蛋白 | 2013.2.8 | FER | 48.30 | ng/mL | 23.9~336.2 | 市儿童医院 |

2月8日B医院初步诊断：①双下肢无力待查；②脑脊髓炎待确定，进行AFP病例报告。2月13日家属要求出院，出院诊断：脑脊髓炎。同年3月1日曾到C医院就诊，C医院再次以AFP病例报告。4月8日随访(60天随访)，右上肢正常，左上肢Ⅵ、左下肢肌力Ⅱ级、右下肢肌力Ⅰ级。双份合格便标本省级、国家级脊髓灰质炎实验室检测结果均为脊髓灰质炎疫苗株Ⅱ型(1个核苷酸变异)。病例5名密切接触人员便标本检测结果均为阴性。AFP诊断专家小组讨论该病例诊断分类为疫苗相关麻痹型脊髓灰质炎(VAPP)。

患儿家属否认既往病史、过敏史、家族病史。截至调查诊断会时，患儿遗存左下肢肌力Ⅱ级、右下肢肌力Ⅰ级。

## 2.病例报告

患儿发病当年2月，辖区CDC接到A医院报告1例AFP病例，辖区CDC接到报告后立即对病例开展了初步调查并及时向辖区卫生行政部门和上级CDC报告，辖区CDC进行了网络报告。

## 3.调查处置

辖区CDC在接到该AFP病例报告后，CDC工作人员与患儿家属主动沟通联系，询问病例目前病情及临床诊断情况，告知家属继续积极就诊，保持沟通，CDC人员会联系家属开展进一步调查。接报当天，省级CDC会同辖区CDC对病例开展流行病学调查，了解患儿的接种史、病史、家族史以及生活环境等。2月7日(病例住院治疗第二天)对接种单位接种人员、疫苗、冰箱冷链等进行了调查；2月20日采集了与患儿密切接触的5名儿童的粪便标本送省级疾控中心检测；2月28日对病例所在村及周边村进行主动搜索，未发现急性迟缓性麻痹病例；3月1日对2所二级以上医院进行主动搜索，共查阅住院病例13 491例，门诊日志43 500例，涉及儿科、骨科、内科、感染科等相关科室，均未发现AFP病例，漏报率0%。省级CDC收到标本后紧急开展实验室检测，检测结果和标本及时送国家实验室复核。

（1）疫苗及接种情况：本次接种的脊髓灰质炎减毒活疫苗为政府集中采购的免疫规划疫苗，疫苗储存运输符合规定，效期内使用，该接种门诊同批次其他疫苗外观性状未发现异常，接种操作流程符合《预防接种工作规范》。截至调查当天辖区同批次疫苗未报告同类不良反应。

（2）既往免疫史：既往共接种两种疫苗共3剂次，包括1剂卡介苗、2剂乙肝疫苗，无预防接种异常反应史。

## 4. 调查诊断

收集全部资料后，省级CDC组织召开了预防接种异常反应调查诊断专家会，从省级预防接种异常反应诊断专家库中选取儿童神经内科、成人神经内科、儿童内科、儿童康复科、免疫科、流行病等专业7名专家组成调查诊断专家组。

（1）临床诊断及依据：经过专家诊断会讨论，该病例临床诊断为疫苗相关麻痹型脊髓灰质炎（VAPP）。

1）疫苗接种史，患儿在1月21日接种了OPV的第1剂，2月6日出现发热和双下肢运动障碍。

2）体格检查：右上肢肌力正常，左上肢肌张力低、肌力0级，双下肢肌张力低、肌力Ⅰ级，表明神经系统受损，特别是脊髓前角细胞可能受累。生理反射：腹壁反射（+）、膝腱反射（-）、跟腱反射（-）。病理反射：克尼格征（-）、布鲁津斯基征（-）、双侧巴宾斯基征（-），腹壁反射存在，而膝腱反射、跟腱反射等深反射消失，病理反射阴性，这些体征进一步支持了脊髓前角细胞病变的诊断。

3）肌电图：所检肌无运动电位，未见自发电位，所检肌无运动电位，未见自发电位，表明肌肉无主动收缩活动，提示神经源性损害。神经电图：双下肢胫后神经SCV检测正常，双下肢胫神经MCV、腓总神经MCV检测传导速度及末端潜伏期正常，CMAF波幅降低30%~70%。右侧Hr波幅降低、左侧缺失，右侧Fw正常、左侧Fw大致正常，诊断：双下肢神经源性损害（脊髓前角待确定）。

4）双份合格便标本省级、国家级脊髓灰质炎实验室检测结果均为脊髓灰质炎疫苗株Ⅱ型（1个核苷酸变异）。

5)健康状况良好:出生至口服第一剂脊髓灰质炎疫苗前健康状况良好,未服用任何药物,母乳喂养。

(2)分类诊断结论及依据:排除疫苗质量问题;排除接种事故;受种者接种脊髓灰质炎减毒活疫苗后所患的疫苗相关麻痹型脊髓灰质炎(VAPP),属于预防接种异常反应。

1)时间与症状关联,病例的发病与接种疫苗时间间隔为16天,这一时间间隔符合疫苗相关麻痹型脊髓灰质炎病例诊断标准中的时间要求,同时,临床症状及体征、实验室检测结果均与该病例诊断标准相符。

2)疫苗质量合规:本次接种的疫苗具有国家市场监督管理总局签发的证明,且在存储和运输过程中均符合相关规定。

3)接种操作规范:接种单位为辖区卫生行政部门指定的预防接种门诊,接种人员持有辖区卫生行政部门发放的接种人员资格证,并考核合格,疫苗接种实施过程符合《预防接种工作规范》的要求。

机体损害等级评定依据:截至专家诊断会召开时,患儿遗存左下肢肌力Ⅱ级、右下肢肌力Ⅰ级。根据当地《预防接种异常反应补偿办法》,参照《医疗事故分级标准》,机体损害等级为二级甲等。

(3)分类诊断结论反馈:组织单位在做出调查诊断结论,完成预防接种异常反应调查诊断书后,及时将调查诊断书交给当事人,后续当事人无争议。依据当地补偿办法有关规定,按照机体损害级别对病例进行了补偿。同时告知不再接种同类疫苗,其他疫苗可按照免疫程序接种。

## 5.案例启示

(1)疫苗接种与异常反应监测的重要性:本案例体现了对疫苗接种后异常反应的密切监测和及时报告的重要性。通过有效的监测和报告系统,可以及时发现并调查潜在的预防接种异常反应。

(2)持续创新疫苗研发技术的重要性:疫苗研发需要不断探索和创新,以降低潜在风险并提高保护效果。VAPP是接种脊髓灰质炎减毒活疫苗最严重的预防接种异常反应,目前国家免疫规划政策将脊髓灰质炎疫苗第1和2剂次改用脊髓灰质炎灭活疫苗(IPV),明显减少了VAPP的发生,有的地区基础3剂次均使用脊髓灰质炎灭活疫苗,杜绝了VAPP的发生。

# 第三节 免疫缺陷者脊髓灰质炎疫苗衍生株病例

## 1.病例摘要

男,7月28日(4月龄)接种口服脊髓灰质炎减毒活疫苗第3剂,之后因腹泻及其他疾病,未再接种疫苗,转年2月7日因发热伴精神反应减弱2天,阵发性双眼上视7小时,意识障碍1小时就诊于A医院并住院治疗。2月17日出现肢体麻痹伴有发热,主要表现为:四肢运动障碍。体格检查:左上肢肌力Ⅳ级,右上肢肌力Ⅰ级,左下肢肌力Ⅳ级,右下肢肌力Ⅲ级,肌张力下降,生理反射:膝腱反射(+)。病理反射:双侧巴宾斯基征(+)。经神经电生理检查显示:①双上肢皮层段异常;②双上肢神经源性损害(脊髓前角)、右下肢轻度神经源性损害。胸部X线片:支气管炎。CT:喉部平扫未见异常,双肺纹理中,双肺透过渡欠均匀。肺功能:阻塞性通气功能障碍(轻-中度)。血IgA 82mg/L及IgM 165mg/L均降低,IgG及IgE正常。ALT 107U/L、AST 85U/L、γ-GT 76U/L轻度升高。

随访情况:发病当年的4月19日(随访)临床(儿童神经、传染病)及流行病学专家对病例进行随访,目前病例仍残留麻痹,左上肢肌力Ⅳ肌、右上肢肌力Ⅲ级,肌张力减弱,深部腱反射消失;双下肢肌力、肌张力正常,病理反射(-),患儿双眼球运动异常(外展异常)。发病当年的4月23日再次采集患儿血标本进行免疫功能检查,结果显示:IgG 4140mg/L 、IgA 69mg/L、IgM 137mg/L,均低于正常值,IgE 26.2IU/mL正常,细胞免疫检测指标均在正常值范围。患儿血清脊髓灰质炎中和抗体检测结果3型均阴性。辅助检查:发病当年4月22和4月25日对患儿进行神经电生理和颈段脊髓MRI检查,神经电生理检查结果显示:双上肢神经源性损害(脊髓前角,右上肢重);颈段脊髓核磁共振检查结果显示:颈4椎体水平脊髓内长T2信号改变。

实验室检查结果(表6-2):第一次双份合格便(发病当年的2月21日、2月23日)省级和国家脊髓灰质炎实验室检测结果为Ⅱ型与疫苗株比较存在6~13个核苷酸变异,Ⅲ型与疫苗株比较存在7~14个核苷酸变异,达到脊髓灰质炎疫苗衍生病毒(VDPV)标准(1%~15%;Ⅰ、Ⅱ、Ⅲ3型分别为9、6、9)。4月3日再次采集患儿类粪便标本,经检测仍为阳性(P2+3),4月20日送国家脊髓灰质炎实验室做型内鉴定,4月26日国家脊髓灰质炎实验检测结果为Ⅱ型与疫苗株比较存在13个核苷酸变异,Ⅲ型与疫苗株比较存在12~14个核苷酸变异。之后分别在4月26日、5月21日、7月3日和7月27日4次反馈检测结果，均为阳性，其中Ⅱ型病毒存在6~15个核苷酸变异，Ⅲ型存在7~21个核苷酸变异。

自8月13日至10月15日连续4次粪便标本经省级疾病控制中心脊髓灰质炎实验室检测，结果均为阴性。

表6-2 患儿历次粪便标本检测结果

| 编号 | 采集时间 | 结果反馈时间 | 检测结果 |
|---|---|---|---|
| 1(A、B) | 2月21日、2月23日 | 3月14日 | 阳性(省级脊髓灰质炎实验室) |
| | | 4月9日 | 阳性(国家脊髓灰质炎实验室) |
| 2(C) | 4月1日 | 4月18日 | 阳性(省级脊髓灰质炎实验室) |
| | | 4月26日 | 阳性(国家脊髓灰质炎实验室) |
| 3(D) | 4月3日 | 4月18日 | 阳性(省级脊髓灰质炎实验室) |
| | | 4月26日 | 阳性(国家脊髓灰质炎实验室) |
| 4(E) | 5月2日 | 5月14日 | 阳性(省级脊髓灰质炎实验室) |
| | | 5月25日 | 阳性(国家脊髓灰质炎实验室) |
| 5(F) | 6月5日 | 6月25日 | 阳性(省级脊髓灰质炎实验室) |
| | | 7月3日 | 阳性(国家脊髓灰质炎实验室) |
| 6(G) | 7月5日 | 7月23日 | 阳性(省级脊髓灰质炎实验室) |
| | | 7月31日 | 阳性(国家脊髓灰质炎实验室) |
| 7(H、I) | 8月8日 | 8月30日 | 阴性(省级脊髓灰质炎实验室) |
| 8(J) | 8月8日 | 9月7日 | 阴性(省级脊髓灰质炎实验室) |
| 9(K) | 9月11日 | 9月22日 | 阴性(省级脊髓灰质炎实验室) |
| 10(L) | 10月11日 | 10月25日 | 阴性(省级脊髓灰质炎实验室) |

注：采便和结果反馈均在发病当年。

发病后转年的4月16日随访，患儿精神好，神志清，独立行走良好，语言表达能力可。粗测双眼内斜视，右眼外展不全，左眼可以外展，其余脑神经阴性。右上肢近段肌力Ⅲ+级，远端肌力Ⅳ级，肌张力低，近端肌肉萎缩。右下肢肌力Ⅴ级，肌张力正常，未见肌肉萎缩。左侧上下肢正常。四肢腱反射可引出，双侧巴宾斯基征阴性。患儿家属否认过敏史、家族病史。

## 2.病例报告

患儿发病当年2月，辖区CDC接到A医院报告1例AFP病例，辖区CDC接到报告后立即向辖区卫生行政部门和上级CDC报告，并进行网络报告。

## 3.调查处置

患儿发病当年2月，病例所在地A医院报告的1例急性弛缓性麻痹(AFP)病例，其便标本经省级CDC脊髓灰质炎实验室病原分离和国家脊髓灰质炎实验室型内鉴定，核苷酸变异数达到脊髓灰质炎疫苗衍生株(VDPV)标准。根据《高危AFP病例和聚急性临床符合病例调查指南》要求，省级CDC对此病例进行了调查，并开展了应急反应防控工作。省级CDC会同辖区CDC对疫苗、注射器及疫苗接种情况进行了调查，对病例开展了调查并追踪了解情况，填写个案调查表，撰写调查报告、与患者家属沟通等处理措施。病例发病当年4月10日接到国家脊髓灰质炎实验室检测报告后，当地卫生行政部门于4月11日、4月24日(国家级专家参与)、5月3日、6月27日、7月13日、10月30日和病例发病后第二年的3月14日、4月16日组织召开8次专题会议，讨论有关病例诊疗、疫情防控、医疗救助、诊断等有关事宜。其中5月3日，经省级AFP诊断专家组根据患儿病史、临床症状体征、免疫功能检查、其他辅助检查、流行病学调查和病原检测结果，一致认为该患儿应诊断分类为免疫缺陷者脊髓灰质炎疫苗衍生株病例(IVDPV)；根据病例发病当年10月30日的AFP诊断专家组会议，决定结束应急反应防控工作。

(1)疫苗及接种情况：本次接种的脊髓灰质炎减毒活疫苗为政府集中采购的免疫规划疫苗，疫苗储存运输符合规定，于有效期内使用，该接种门诊同批次其他疫苗外观性状未发现异常。接种操作流程符合《预防接种工作规范》。接种同批次疫苗的其他受种者中未出现其他同类病例。

(2)既往免疫史：既往除口服脊髓灰质炎减毒活疫苗3剂外，接种其他疫苗3种，共5剂次，包括卡介苗1剂、乙肝疫苗2剂、无细胞百白破疫苗2剂，既往无预防接种异常反应史。

## 4.调查诊断

收集全部资料后，省级CDC组织召开了预防接种异常反应调查诊断专家会，从省级预防接种异常反应诊断专家库中选取儿童神经内科、成人神经内科、儿童内科、儿童康复科、免疫科、流行病等专业7名专家组成调查诊断专家组。

(1)临床诊断及依据：经过专家诊断会讨论，该病例临床诊断为免疫缺陷者脊髓灰质炎疫苗衍生株病例。

1)疫苗接种与症状出现时间关联，7月28日接种口服脊髓灰质炎减毒活疫苗第3

剂，转年2月17日出现肢体麻痹伴有发热，四肢运动障碍。

2）体格检查：左上肢肌力Ⅳ级，右上肢肌力Ⅰ级，左下肢肌力Ⅳ级，右下肢肌力Ⅲ级，肌张力下降。生理反射：膝腱反射（+）；病理反射：双侧巴宾斯基征（+）。

3）免疫功能检查结果显示：IgG 4140mg/L、IgA 69mg/L、IgM 137mg/L，均低于正常值，IgE 26.2IU/mL正常，细胞免疫检测指标均在正常值范围；神经电生理检查显示双上肢皮层段异常，双上肢神经源性损害（脊髓前角）、右下肢轻度神经源性损害。4月22和25日对患儿进行神经电生理和颈段脊髓MRI检查，神经电生理检查结果显示：双上肢神经源性损害（脊髓前角，右上肢重）；颈段脊髓MRI检查结果显示：颈4椎体水平脊髓内长T2信号改变。

4）第一次双份合格便省级和国家脊髓灰质炎实验室检测结果为Ⅱ型与疫苗株比较存在6~13个核苷酸变异，Ⅲ型与疫苗株比较存在7~14个核苷酸变异，达到脊髓灰质炎疫苗衍生株（VDPV）标准（标准：核苷酸变异达到1%~15%；Ⅰ/Ⅱ/Ⅲ 3型分别至少是9、6、9个核苷酸变异）。

（2）分类诊断结论及依据：排除接种差错；排除疫苗质量事故；受种者接种脊髓灰质炎疫苗后所患免疫缺陷者脊髓灰质炎疫苗衍生株不排除预防接种异常反应，即可能与疫苗相关。

1）时间关联性，患者于7月28日接种口服脊髓灰质炎减毒活疫苗第3剂，转年2月17日出现肢体麻痹、发热和四肢运动障碍，疫苗接种与症状出现存在先后时间上的关联。

2）病例特征与实验室检测：病例的临床症状体征（包括肢体麻痹、发热、四肢运动障碍等）与脊髓灰质炎疫苗衍生株病例相符。

3）实验室检查结果显示，患者体内病毒与疫苗株相比存在的核苷酸变异数量，达到脊髓灰质炎疫苗衍生株的标准。

4）疫苗质量与接种合规性：本次接种的疫苗具有国家市场监督管理总局的批签发证明，且存储和运输过程均符合相关规定，排除了疫苗质量问题。接种单位为辖区卫生行政部门指定的预防接种门诊，接种人员持有合格证件并经过考核，疫苗接种过程符合《预防接种工作规范》的要求。

（3）分类诊断结论反馈：组织单位在做出调查诊断结论，完成预防接种异常反应调查诊断书后，及时将调查诊断书交给当事人，后续当事人无争议。依据当地补偿办法有关规定，对病例进行了补偿，同时告知不能再接种同类疫苗，其他疫苗在经过医疗机构评估后可按照免疫程序接种。

### 5.案例启示

(1)全面检查与诊断的必要性：通过详细的体格检查、免疫功能检查、神经电生理检查和MRI检查等，能够更全面地了解患者的病情，为准确诊断提供有力依据。

(2)实验室检查的关键作用：实验室检查结果对于确诊免疫缺陷者脊髓灰质炎疫苗衍生株病例具有关键作用。在本案例中，患者体内病毒与疫苗株相比存在核苷酸变异，达到了脊髓灰质炎疫苗衍生株的标准。

(3)监测敏感性利于调查处置：本案例处置过程中，敏感及时的AFP报告，及时流调、采样及准确的实验室检测结果是本次事件得以妥善解决的基础。在接到脊髓灰质炎实验室检测报告后，当地卫生行政部门高度重视并及时启动应急响应防控措施，有效控制疫情。免疫缺陷患者罹患脊髓灰质炎疫苗衍生株病例有关的诊断分类目前存在不同观点。

(4)公众沟通与教育：在处理此类病例时，与公众的沟通和教育同样重要。需要向家属和公众解释病情、诊断过程、疫苗安全性和后续措施，以减少不必要的恐慌和误解。

## 第四节　重度再生障碍性贫血

### 1.病例摘要

男，7月19日(4岁)在当地接种门诊口服1剂次脊髓灰质炎减毒活疫苗，同年7月22日(接种后第3天)双下肢出现瘀点和瘀斑。至A医院就诊，检查血常规提示WBC $8.55\times10^9$/L、RBC $4.03\times10^{12}$/L、Hb 111g/L、PLT $5\times10^9$/L。A医院建议转院治疗。同年8月2日在B医院住院治疗，入院时体格检查：未见贫血貌，双下肢、腹部、腰背部、颈部、双上肢均可见皮肤出血点、瘀斑，浅表淋巴结未触及肿大，咽部充血，双肺呼吸音稍粗糙，心律齐，肝脾肋下未触及，四肢活动自如，双下肢无水肿。血常规检查结果为PLT $6\times10^9$/L、RBC $3.94\times10^{12}$/L、WBC $5.38\times10^9$/L、Hb 105g/L。骨髓穿刺检查结果为①增生活跃；②红系比例降低，以中晚幼红细胞为主；③粒系比例降低，各阶段粒细胞均减少；④淋巴细胞比例增高；⑤全片未见巨核细胞，血小板少见；⑥骨髓小粒细胞面积(25%)，以淋巴细胞、网状细胞等非造血细胞为主。彗星试验及丝裂霉素C正常，检查感染相关标志物阴性。同年10月21日出院，出院诊断为：重度再生障碍性贫血。

患儿家属否认既往病史、过敏史、家族病史；出现此症状前患儿家庭及所在幼儿园未进行过装修，否认接触过苯等物质；否认患儿发病前接触过电离辐射。

## 2.病例报告

患儿发病当年9月，接种单位接到家属报告，接报当天向辖区CDC报告，辖区CDC经过初步核实后立即向上级CDC和辖区卫生行政部门进行报告，同时进行了网络报告。

## 3.调查处置

接种单位接到报告后告知家属密切观察受种者症状、体征变化，积极就诊；鼓励家属和患儿树立战胜疾病的信心，了解治疗方案和预期效果，减轻焦虑和恐惧情绪。省级CDC会同辖区CDC对疫苗、注射器及疫苗接种情况进行了调查，对病例开展了深入的流行病学调查，追踪了解患儿的病史、接触史及家庭环境等，以排除其他潜在病因。调查组填写了个案调查表，详细记录了患儿的症状、体征、实验室检查结果及疫苗接种情况。

（1）疫苗及接种情况：本次接种的脊髓灰质炎减毒活疫苗为政府集中采购的免疫规划疫苗，疫苗储存运输符合规定，于有效期内使用，该接种门诊同批次其他疫苗外观性状未发现异常，接种操作流程符合《预防接种工作规范》。截至调查当天（9月27日），辖区同批次疫苗未报告同类不良反应。

（2）既往免疫史：既往接种疫苗14种共29剂次，包括卡介苗1剂次；脊髓灰质炎疫苗4剂次、百白破疫苗4剂次、乙肝疫苗3剂次、麻疹疫苗2剂次、麻腮风疫苗1剂次、A群流脑疫苗2剂次、AC群流脑疫苗1剂次、乙脑疫苗2剂次、甲肝疫苗2剂次、水痘疫苗1剂次、23价肺炎疫苗1剂次、轮状病毒疫苗2剂次、儿童流感裂解疫苗2剂次。既往无异常反应报告。

## 4.调查诊断

省级CDC在收集全部资料后组织召开了预防接种异常反应调查诊断专家会，从省级预防接种异常反应诊断专家库中选取血液科、儿童内科、流行病学等专业5名专家组成调查诊断专家组。

（1）临床诊断及依据：经过专家诊断会讨论，该病例临床诊断为重度再生障碍性贫血。

1)患儿双下肢出现瘀点和瘀斑是重度再生障碍性贫血的典型临床表现之一。

2)骨髓穿刺检查结果为增生活跃;红系比例降低,以中晚幼红细胞为主,说明红细胞的生成受阻,成熟红细胞减少,是贫血的直接原因;粒系比例降低,各阶段粒细胞均减少,说明粒细胞的生成也受到影响,这会导致患儿免疫力下降,易感染;淋巴细胞比例增高,在再生障碍性贫血中,淋巴细胞可能相对增多,因为其他造血细胞减少;全片未见巨核细胞,血小板少见,巨核细胞是产生血小板的细胞,其缺失直接导致血小板减少,解释了患儿的出血症状;骨髓小粒细胞面积(25%),以淋巴细胞、网状细胞等非造血细胞为主,表明骨髓中造血细胞减少,被非造血细胞所替代,是再生障碍性贫血的病理特征。

3)彗星试验及丝裂霉素C正常,排除了其他潜在的遗传性或获得性骨髓衰竭综合征,支持重度再生障碍性贫血的诊断。

(2)分类诊断结论及依据:排除接种差错;排除疫苗质量事故;受种者接种脊髓灰质炎疫苗后所患的重度再生障碍性贫血不属于预防接种异常反应,属于偶合症。

1)时间关联方面的分析:患儿在接种脊髓灰质炎减毒活疫苗后第3天出现双下肢瘀点和瘀斑,虽然时间上接近,但重度再生障碍性贫血的发病通常不会如此迅速,且其病因复杂,非单一因素所致。

2)疾病特性:重度再生障碍性贫血是一种严重的骨髓造血功能衰竭性疾病,其发病机制复杂,与多种因素有关,如遗传、环境、免疫等。

3)疫苗质量与接种合规性:本次接种的疫苗具有国家市场监督管理总局批签发证明,并在有效期内使用;接种单位和接种人员在疫苗接种实施过程中,符合《预防接种工作规范》的要求;辖区同批次疫苗未报告同类不良反应。

综上,该儿童所患重度再生障碍性贫血与接种脊髓灰质炎疫苗无因果关系。

(3)分类诊断结论反馈:组织单位在做出调查诊断结论,完成预防接种异常反应调查诊断书后,及时将调查诊断书交给当事人。针对调查诊断结论,工作人员做好沟通解释工作。同时告知后续其他疫苗在经过医疗机构评估后再按照免疫程序接种。

## 5.案例启示

(1)病例调查的严谨性:本案例中患者在接种疫苗后第3天出现双下肢瘀点和瘀斑,根据当时的参考资料普遍认为重度再生障碍性贫血与疫苗之间的关联性并不明确。该案例在流调过程中开展了住所、接触物等多病因判断,在今后开展相关流行病学调查中可以作为参考。

(2)科学分析与沟通解释：在面对疫苗接种后出现的疑似异常反应时，需要保持科学、客观的态度进行分析和判断。同时，也要做好与当事人的沟通解释工作，提供必要的心理支持和医疗建议，以减轻其焦虑和恐惧情绪。

(3)后续疫苗接种指导：即使出现疑似异常反应，也不应轻易放弃疫苗接种，相关工作人员应向家属强调继续接种的重要性，并指导后续疫苗接种。

# 第七章
# 接种脊髓灰质炎灭活疫苗后的AEFI

## 第一节 免疫性血小板减少症

### 一、病例1

#### 1.病例摘要

男,6月25日(2月龄)接种脊髓灰质炎灭活疫苗第1剂次,7天后,儿童双侧腋下出现瘀斑3cm×3cm,双足(底和面)散在出血点;双下肢及面部出现极散在出血点(每个部位平均出现1~2个)。同年7月7日于A医院就诊,血常规显示PLT 27×10⁹/L,建议转诊。7月9日于B医院就诊,血常规显示PLT 24×10⁹/L,建议转诊。当天于C医院就诊,血常规显示PLT 33×10⁹/L,确诊为血小板减少症,未做治疗,建议观察。分别于7月11日(PLT 39×10⁹/L)和7月25日(PLT 140×10⁹/L)复查血常规,腋下瘀斑在7月初消退,出血点在7月25日完全消退。患儿家属否认既往病史、过敏史及家族史。

#### 2.病例报告

发病当年8月17日患儿家属向接种单位咨询患儿的免疫性血小板减少是否与接种乙肝疫苗有关,接种单位接报当天向辖区CDC报告并进行网络报告。

#### 3.调查处置

辖区CDC接到报告后于48小时内对病例开展流行病学调查,核实免疫服务、接种实施情况、病例既往史、疫苗接种史、主要症状体征、实验室检查结果及诊断、同批次疫苗使用及反应报告情况。

(1)疫苗及接种情况：本次接种的脊髓灰质炎灭活疫苗为政府集中采购的免疫规划疫苗，疫苗冷藏储运符合规定，效期内使用，该接种门诊同批次其他疫苗外观性状未发现异常，接种操作流程符合《预防接种工作规范》。截至调查当天，辖区同批次疫苗未报告同类不良反应。

(2)既往免疫史：截至调查当天，该儿童既往接种3种疫苗，共4剂次。卡介苗1剂次、乙肝疫苗2剂次、13价肺炎疫苗1剂次。接种前无疫苗接种异常反应史。

## 4.调查诊断

辖区CDC在收集全部资料后组织召开了预防接种异常反应调查诊断专家会，从辖区预防接种异常反应诊断专家库中选取皮肤科、内科、儿科、检验科、流行病学等专业5名专家组成调查诊断专家组。

(1)临床诊断及依据：经过专家诊断会讨论，该病例临床诊断为免疫性血小板减少症。

1)儿童两侧腋下出现瘀斑3cm×3cm，双足、双下肢及面部出现极散在出血点(每个部位平均出现1~2个)。

2)7月7日血常规显示PLT $27\times10^9$/L。

(2)分类诊断结论及依据：排除疫苗质量事故；排除预防接种事故，受种者接种脊髓灰质炎灭活疫苗后所患的免疫性血小板减少症不排除预防接种异常反应。机体损害等级为四级。

1)免疫性血小板减少症根据《诸福棠实用儿科学(第8版)》的描述，在儿童免疫性血小板减少中，70%~80%在发病前2~3周有明确的病毒感染史或疫苗接种史。病毒感染、疫苗接种可能诱发一过性免疫异常反应。

2)患儿接种前后无感染性疾病史的依据，接种后7天发病，预后良好，不能除外接种疫苗原因导致血小板减少。

3)该患儿接种的疫苗质量合格，同期其他受种者无类似反应。

4)接种单位为辖区卫生行政部门指定的预防接种门诊，接种人员有资格证。疫苗接种符合《预防接种工作规范》的要求。

根据现有资料、病情转归和治疗效果，不能排除该儿童所患免疫性血小板减少症与接种脊髓灰质炎灭活疫苗之间的因果关联。

机体损害等级评定依据：截至专家诊断会召开时，该受种者已痊愈。根据当地《预防接种异常反应补偿办法》，参照《医疗事故分级标准》，考虑机体损害等级为四级。

（3）分类诊断结论反馈：组织单位在做出调查诊断结论，完成预防接种异常反应调查诊断书后，及时将调查诊断书交给当事人，后续当事人无争议。依据当地补偿办法有关规定，按照机体损害级别对病例进行了补偿，同时告知不再接种同类疫苗，其他疫苗可按照免疫程序继续接种。

### 5.案例启示

（1）诊断为偶合症必须有明确依据。预防接种后免疫性血小板减少症监测结果显示，诊断为偶合症的个案一般为实验室证据表明其在发生前有病毒感染、发病前发现有呼吸道感染或其他异常情况与免疫性血小板减少症存在因果关系。最终诊断为异常反应的个案，多是无法寻找到其他病因而又与预防接种时间存在关联性的个案。因此，发病前病史调查和完整的实验室检查对分类诊断非常关键。

（2）过度治疗反而不利于疾病救治。疫苗接种诱发儿童急性免疫性血小板减少症多为自限性，没有严重出血和出血风险可以不进行特殊治疗而自愈。

## 二、病例2

### 1.病例摘要

男，3月龄，2016年4月12日接种脊髓灰质炎灭活疫苗第1剂，5月16日就诊于当地一家乡镇卫生院，实验室检查结果显示血小板明显减少，医生建议到上级医院进一步诊治。5月17日该儿童就诊于本地医院，血常规显示：Hb 103g/L，WBC $9.41\times10^9$/L，N% 19%，L% 68%，M% 9%，E% 4%，PLT $18\times10^9$/L，CRP<8mg/L。神清，面部、躯干、四肢皮肤可见散在针尖大小出血点，面部皮肤可见红色皮疹，部分结痂、脱皮，口腔黏膜可见散在出血点，肝、脾、淋巴结不大。心音有力，心律齐。四肢活动自如，肌力肌张力正常，肌腱反射正常。当天进行住院治疗。住院治疗经过：入院后予人免疫球蛋白1g/kg静脉滴注，血小板增至$82\times10^9$/L，后逐渐减少，最少至$48\times10^9$/L，再次予人免疫球蛋白静脉滴注，血小板复增，面部、躯干、四肢皮肤出血点逐渐消退，CMV-IgM（+），予更昔洛韦抗病毒治疗，共住院14天，末次血常规血小板$97\times10^9$/L，无出血倾向，于6月1日出院。出院诊断：①免疫性血小板减少症；②巨细胞病毒感染；③湿疹。

6月13日家属发现该儿童身上出血点增多，遵医嘱到本地医院复查。因“免疫性血小板减少症10余天，皮肤出血点2天”入院，体格检查：发育正常，神清，颜面部、四肢皮肤散在少许针尖大小出血点，浅表淋巴结未触及肿大，未闻及干湿啰音，心音有力，心律齐，四肢活动自如。6月14日血常规显示：Hb 107g/L，WBC $8.02\times10^9$/L，N% 22%，L% 70%，M% 6%，E% 2%，PLT $39\times10^9$/L，CRP<2.5mg/L。入院后予酚磺乙胺止血，保护脏器等对症治疗，入院后无活动性出血，共住院3天，末次血常规：血小板$45\times10^9$/L，病情好转，于6月16日出院。出院诊断：免疫性血小板减少症。6月23日复查血常规，结果显示：WBC $10.98\times10^9$/L，N% 35%，PLT $32\times10^9$/L。

6月27日该儿童再次因全身出血点增多并伴有腹泻症状到本地儿童医院复查。体格检查：神清，颜面部、四肢皮肤散在针尖大小出血点，浅表淋巴结未触及肿大，咽稍充血，未闻及干湿啰音，心音有力，心律齐，四肢活动自如。门诊腹部X线片显示：局限性肠郁张；血常规显示：Hb 120g/L，WBC $9.51\times10^9$/L，N% 19%，L% 70%，M% 8%，E% 3%，PLT $13\times10^9$/L，CRP<8mg/L。入院后予人免疫球蛋白1g/kg静脉滴注，以及调节肠道菌群，保护胃肠道等对症治疗。皮肤出血点逐渐消退，共住院2天，末次血常规显示血小板$69\times10^9$/L，病情好转，于6月29出院。出院诊断：①免疫性血小板减少症；②腹泻病。患儿家属否认既往病史、过敏史和家族史。

## 2.病例报告

5月26日，接种门诊在通知该儿童接种疫苗时，了解到该儿童因为患有免疫性血小板减少症正在住院治疗，在嘱咐家属积极配合医院治疗的同时，立即向辖区CDC和辖区卫生行政部门报告。辖区CDC在接报后，经核实后立即向上级CDC和同级卫生行政部门做了报告，同时进行了网络报告。

## 3.调查处置

接种单位告知家属密切观察受种者出血点症状，出血点增多，病情进展严重及时到正规医疗机构就诊；接种单位前期与家属联系询问患儿出血点是否好转，告知家属应及时带患儿到上级医院治疗，不能随意自己在家用药，如果在家用药，到医院就诊时务必携带所用药物的药盒。后期病例住院后每隔3~5天联系家属询问患儿病情及好转情况，并且进行有效沟通，缓解家属焦虑情绪。辖区CDC接到报告后立即向区卫生健康委员会和市CDC免疫规划科报告该患儿情况，随后向接种医生了解接种疫苗后出现的症状体征及就诊情况，嘱咐接种医生及时上报AEFI并收集其他相关资料，向家属了解该儿童接种疫苗前1月内的身体健康状况及患儿出生情况、家族疾病史等，耐心解释家属提出的各种问题。区CDC到接种门诊督导，收集接种医院、接种医生的资质和接种疫苗的冷链运输、存放情况、批签发证明等资料。收集患儿住院病例资料及相关所有资料等待召开调查诊断专家会做出诊断。

(1)疫苗及接种情况：本次接种的脊髓灰质炎灭活疫苗为政府集中采购的免疫规划疫，疫苗储存运输符合规定，于有效期内使用，该接种门诊同批次其他疫苗外观性状未发现异常，接种操作流程符合《预防接种工作规范》。截至8月7日，辖区同批次疫苗报告发生1例一般反应(发热)，且已痊愈。

(2)既往免疫史：截至调查当天，该儿童既往接种过卡介苗1剂次、乙肝疫苗2剂次，无不良反应发生。

## 4.调查诊断

辖区CDC在收集全部资料后组织召开了预防接种异常反应调查诊断专家会，从辖区预防接种异常反应诊断专家库中选取儿科、血液科、免疫学、流行病等专业5名专家组成的调查诊断专家组。

(1)临床诊断及依据：经过专家诊断会讨论，该病例临床诊断为：①免疫性血小板减少症；②巨细胞病毒感染。

1)体格检查显示患儿面部、躯干、四肢皮肤可见散在针尖大小出血点，面部可见红色皮疹，部分结痂、脱皮，口腔黏膜可见散在出血点，肝、脾、淋巴结不大。

2)血常规：Hb 103g/L，WBC $9.41\times10^9$/L，N% 19%，L% 68%，M% 9%，E% 4%，PLT $18\times10^9$/L，CRP<8mg/L。

3)实验室检查结果显示CMV-IgM(+)。

(2)分类诊断结论及依据：排除接种差错；排除疫苗质量问题；受种者接种脊髓灰质炎灭活疫苗后所患的免疫性血小板减少症不属于预防接种异常反应，属于偶合症。

1)免疫性血小板减少症病因不十分明确，一般认为与遗传、免疫及感染等因素有关。

2)该儿童存在血清巨细胞病毒IgM阳性，考虑此病毒感染为患儿血小板减少的主要原因。

3)该受种者接种的脊髓灰质炎灭活疫苗为政府集中采购的免疫规划疫苗，疫苗储存运输符合规定。

4)接种单位为辖区卫生行政部门指定的预防接种门诊，接种人员具有资格证。疫苗接种符合《预防接种工作规范》的要求。

综上所述，根据现有资料，该受种者所患免疫性血小板减少症与本次接种脊髓灰质炎灭活疫苗之间无因果关联。

(3)分类诊断结论反馈:组织单位在做出调查诊断结论,完成预防接种异常反应调查诊断书后,及时将调查诊断书交给当事人。专业人员对家属进行耐心的沟通解释,同时告知受种者在机体状况好转后可以按照免疫程序接种剩余疫苗。

## 5.案例启示

(1)做好各种可能性调查与排查。免疫性血小板减少症发病原因主要与感染有关,极少数也可能由接种疫苗造成,因此,除调查疫苗接种情况,还应仔细调查其他可能的诱发因素。

(2)收集资料要全面和翔实。AEFI调查中必须全面收集与疾病可能病因有关的资料,包括一些实验室检查资料,有时候这些结果在调查诊断中可能起到一锤定音的作用,如检测发现患者所患疾病是由某种非疫苗株的病毒或细菌感染所致,就有助于排除与疫苗的关联,但如果没有开展这些检测,就很难明确病因。本案例有明确的巨细胞病毒感染证据,因此,考虑免疫性血小板减少症应主要由感染引起。

(3)良好沟通是解决问题的关键。AEFI处置过程中要掌握好良好的沟通技巧,展现良好的服务态度。本案例处置过程中,专业人员对家属进行耐心的沟通解释和安抚,不断跟进了解病例的病情进展情况,处处体现对病例的关心和关爱,从而有效地缓解了家属的焦虑情绪。

# 第八章
# 接种百白破疫苗后的AEFI

## 第一节　血管性水肿

### 一、病例1

#### 1.病例摘要

男，3月30日（19月龄）接种百白破疫苗第4剂，第2天左上臂接种部位出现红肿，直径5.5cm；同年4月1日患部被抓破；4月2日晚患部出现数个水疱、足部出现丘疹。4月3日到医院皮肤科就诊，予口服氯雷他定糖浆（史泰舒）抗过敏治疗、外用复方氧化锌搽剂、氯霉素氧化锌搽剂，用药后症状减轻。诊断为血管性水肿。4月20日食物过敏原IgG检测结果显示：牛奶、螃蟹、蛋黄/蛋清、虾、大豆、橘子为高度敏感；番茄、扇贝、蛤为中度敏感；大米、小麦、菠萝、芒果、烟草、咖啡为轻度敏感；食物+吸入物过敏原IgE检测结果显示对虾、屋尘具有一定敏感性；总IgE>200IU/mL。

#### 2.病例报告

患儿发病当天家属联系接种单位咨询，接种单位接到家属报告后，建议立即到医院就诊，并向辖区CDC报告并进行网络报告。

#### 3.调查处置

接种单位接到报告后告知家属密切观察受种者症状、体征变化，对家属提出的问题，接种门诊医生给予耐心解释，安抚家属情绪。辖区CDC接到报告后于48小时内对病例开展流行病学调查，核实免疫服务、接种实施情况、病例既往史、疫苗接种史、主要症状体征、实验室检查结果及诊断、同批次疫苗使用及反应报告情况，与患儿家属沟通、了解患儿病情转归情况。

(1)疫苗及接种情况：本次接种的百白破疫苗为政府集中采购的免疫规划疫苗，疫苗冷藏储运符合规定，于有效期内使用，该接种门诊同批次其他疫苗外观性状未发现异常，接种操作流程符合《预防接种工作规范》。截至调查当天，辖区同批次疫苗未报告同类不良反应。

(2)既往免疫史：截至调查当天，该儿童既往接种11种疫苗，共17剂次。卡介苗1剂、乙肝疫苗3剂、脊髓灰质炎灭活疫苗1剂、脊髓灰质炎减毒活疫苗2剂、百白破疫苗3剂、麻风疫苗1剂、麻腮风疫苗1剂、A群流脑疫苗2剂、乙脑疫苗1剂、甲肝疫苗1剂、水痘疫苗1剂。既往无预防接种异常反应史。

## 4.调查诊断

辖区CDC在收集全部资料后组织召开了预防接种异常反应调查诊断专家会，从辖区预防接种异常反应诊断专家库中选取儿童外科、儿童内科、儿童皮肤科、免疫科、流行病学等专业5名专家组成调查诊断专家组。

(1)临床诊断及依据：经过专家诊断会讨论，该病例临床诊断为血管性水肿。该儿童接种部位出现红肿、水疱伴瘙痒；抗过敏治疗有效，临床诊断为血管性水肿。

(2)分类诊断结论及依据：排除疫苗质量事故，排除预防接种事故，受种者接种百白破疫苗后所患的血管性水肿属于预防接种异常反应。

1)血管性水肿又称巨大荨麻疹。其病因主要是血管扩张、渗透性增高导致的真皮深部和皮下组织局限性水肿。常发生于过敏体质的个体。药物、食物、粉尘、吸入物及日光、冷热等物理因素为最常见诱因。

2)经检查，该患儿对牛奶、螃蟹、蛋黄/蛋清、虾等敏感；接种百白破疫苗1天后即发生红肿、水疱伴瘙痒，符合Ⅰ型变态反应特征及时间关联。

3)该患儿接种的疫苗质量合格，同期其他受种者无类似反应。

4)接种单位为辖区卫生行政部门指定的预防接种门诊，接种人员有资格证。疫苗接种符合《预防接种工作规范》的要求。

根据现有资料、病情进展和治疗效果，该儿童所患血管性水肿与接种百白破疫苗之间存在因果关联。

机体损害等级评定依据：截至专家诊断会召开时该受种者已痊愈。根据当地《预防接种异常反应补偿办法》，参照《医疗事故分级标准》，考虑机体损害等级为四级。

(3)分类诊断结论反馈：组织单位在做出调查诊断结论，完成预防接种异常反应调查诊断书后，及时将调查诊断书交给当事人，后续当事人无争议。依据当地补偿办

法有关规定，按照机体损害级别对病例进行了补偿，同时告知不再接种同类疫苗，其他疫苗可按照免疫程序接种。

### 5.案例启示

（1）百白破疫苗反应诱发原因较为复杂。百日咳疫苗生物学特性较为复杂，白喉和破伤风类毒素都是异性蛋白成分，添加剂成分能使机体产生的IgE抗体增加，这些潜在的致敏因素可能会诱发极少数儿童出现血管性水肿。

（2）发生血管性水肿后注意抗过敏治疗与预防。该患儿发生血管性水肿与自身过敏体质有关，及早明确临床诊断，规范治疗是关键。同时应加强新疫苗、特殊体质儿童、同种疫苗多次接种者的AEFI监测；加强临床医生AEFI诊断及处置能力培训，对儿童家属开展预防接种知识宣传教育，及时发现、及时报告，科学规范处置。

## 二、病例2

### 1.病例摘要

男，5月8日（18月龄）右上臂接种第4剂次百白破疫苗，5月9日接种部位出现红肿，5月10日右上肢水肿。5月11日就诊于辖区某医院皮肤科，医院给予丹皮酚及头孢类抗生素治疗，无好转。5月12日在该医院儿科住院治疗，入院时检查皮肤弹性正常，右上肢及手背肿胀，张力增高，皮温不高，皮肤无皮疹及出血点，浅表淋巴结无肿大。血常规检查WBC $16.09\times10^9$/L，初步诊断为：①右上肢皮肤感染；②淋巴管炎。入院后给予儿科常规护理，静脉滴注头孢呋辛钠抗感染，患肢外敷芒硝。入院第3天右上肢无红肿。入院第5天出现发热，复查血常规白细胞计数正常。入院第6天出现咳嗽，第7天体温正常咳嗽好转。患儿住院8天，于5月20日出院，出院时体温正常，右上肢无充血及水肿，皮温不高。出院诊断为：①右上肢皮肤感染；②淋巴管炎；③急性上呼吸道感染。

患儿既往无过敏史、无患病史和无家族史。

### 2.病例报告

5月11日接种单位接到患儿家属报告，接报当天向辖区CDC报告并进行网络报告。

## 3.调查处置

接种单位接报后首先询问患儿当前健康状况，建议患儿家属前往医院进一步就诊，并告知患儿家属本次患病是否与疫苗接种有关需经过异常反应分类诊断确认，定期回访患儿就诊情况。辖区CDC接到报告后转天(5月12日)至患儿就诊医院开展现场流行病学调查，仔细询问患儿当前健康状况及接种疫苗后发病就医经过等内容，并告知家属异常反应分类诊断的规范流程，重点收集患儿临床资料和疫苗接种相关资料，指导接种单位做好患儿家属的安抚工作。辖区CDC于5月15日、5月18日对患儿的康复情况进行了随访。

(1)疫苗及接种情况：本次接种的百白破疫苗为政府集中采购的免疫规划疫苗，疫苗储存运输符合规定，于有效期内使用，该接种门诊同批次其他疫苗外观性状未发现异常，接种操作流程符合《预防接种工作规范》。截至5月12日，辖区同批次疫苗受种者中，除本病例及1例红肿硬结病例外，未报告其他同类不良反应。

(2)既往免疫史：截至调查当天，该儿童既往接种7种疫苗，共24剂次，其中接种卡介苗1剂次、乙肝疫苗3剂次、脊髓灰质炎疫苗3剂次、百白破疫苗3剂次、含有麻疹成分的疫苗2剂次、A群流脑疫苗2剂次、乙脑减毒疫苗1剂次。接种前无疫苗接种异常反应史。

## 4.调查诊断

辖区CDC在收集全部资料后于6月19日组织召开了预防接种异常反应调查诊断专家会，从辖区预防接种异常反应诊断专家库中选取皮肤科、外科、儿科、流行病学等专业7名专家组成调查诊断专家组。

(1)临床诊断及依据：经过专家诊断会讨论，该病例临床诊断为血管神经性水肿。该患儿接种百白破疫苗后，第2天接种部位出现红肿，相继出现右臂及右手背水肿，张力增高，皮温不高，皮肤无皮疹及出血点。

(2)分类诊断结论及依据：排除疫苗质量事故；排除接种事故；该儿童接种百白破疫苗后所患的血管神经性水肿属于预防接种异常反应。

1)该儿童接种的百白破疫苗具有国家市场监督管理总局批签发证明，疫苗储存运输符合《疫苗储存和运输管理规范》要求，接种操作符合《预防接种工作规范》要求。

2)同批次疫苗接种后无其他同类异常反应报告，说明疫苗安全性较高。

3)患儿在接种疫苗后第2天出现过敏性水肿临床表现，在时间关联上存在一致性。

4)百白破疫苗系由无细胞百日咳原液、白喉类毒素原液及破伤风类毒素原液加氢氧化铝佐剂制成,铝佐剂能使机体产生的IgE抗体增加,导致血管通透性增加,进而引发水肿。这些潜在的致敏因素会诱发极少数儿童出现血管神经性水肿。

综上,根据现有资料和治疗效果,考虑该儿童所患血管神经性水肿与接种百白破疫苗之间有因果关联。

机体损害等级评定依据:截至专家诊断会召开时,该受种者已痊愈。根据当地《预防接种异常反应补偿办法》,参照《医疗事故分级标准》,考虑机体损害等级为四级。

(3)分类诊断结论反馈:组织单位在做出调查诊断结论,完成预防接种异常反应调查诊断书后,及时将调查诊断书交给当事人,后续当事人无争议。依据当地补偿办法有关规定,按照机体损害级别对病例进行了补偿,同时告知不再接种同类疫苗,其他疫苗可按照免疫程序继续接种。

### 5.案例启示

(1)明确的临床诊断是病例分类诊断的基础。本案例患儿就诊时临床诊断为右上肢皮肤感染、淋巴管炎等,在病例分类诊断时不能完全依赖于就诊时医院出具的临床诊断,诊断专家需要根据儿童就诊经过、临床表现、检查结果进行综合判断来确定最终临床诊断。通过专家讨论将最终临床诊断订正为血管神经性水肿。

(2)本案例存在的主要问题是调查不全面。本案例临床检验指标中白细胞明显增多,且临床症状提示患儿有上呼吸道感染,但患儿病历中缺乏对常见病原微生物的检测指标,本案例不能排除其他感染因素带来的干扰,应在流行病学调查时进一步完善常见病原微生物的临床检查结果。

(3)本案例确诊过敏性水肿时,建议增加免疫学指标,能够更加明确地支持分类诊断结论。

## 第二节　血小板减少性紫癜

### 1.病例摘要

男,6月16日(3月龄)接种百白破疫苗第1剂,6月20日发现身上出现淤青,逐渐全身皮肤出现散在针尖大小出血点。6月25日就诊于本地某医院,血常规检查血小板减少。当天转诊于当地某儿科医院。体格检查:发育正常,营养中等,神清,反应可,呼吸平稳，全身皮肤可见散在针尖大小出血点、小片状瘀斑，浅表淋巴结未及肿大，上腭、颊黏膜可见散在针尖大小出血点，咽无充血，双肺呼吸音粗，未闻及干湿性啰音，心音有力，心律齐，130次/分。血常规：Hb 116g/L，WBC $9.31\times10^9$/L，N% 17.6%，L% 66.7%，M% 12.8%，PLT $12\times10^9$/L，CRP<8mg/L。颅脑CT示脑室增宽，脑外间隙增宽。便常规、电解质、肝肾功能正常，血Ig、C3、C4、叶酸、维生素$B_{12}$、FER正常，血病原PCR均(-)，肝炎全项、TP、HIV正常，心电图正常，胸部X线片示心肺隔无著变，B超示肝脾肾等均未见异常。入院后予丙种球蛋白2g/kg冲击，酚磺乙胺止血，调节免疫、保护脏器等对症治疗，住院后无活动性出血，住院3天血小板增至正常，住院期间监测血常规示粒细胞减少，予对症治疗。6月29日血常规：Hb 123g/L，WBC $6.05\times10^9$/L，N% 5%，L% 80%，M% 7%，E% 6%，异型淋巴细胞2%，PLT $186\times10^9$/L。尿常规示葡萄糖4+，予复查正常。6月30日好转自动出院。出院诊断：①免疫性血小板减少症；②粒细胞减少症。患儿既往无过敏史、无患病史和无家族史。

## 2.病例报告

患儿发病转年3月17日接种单位接到患儿家属报告，接报当天向辖区CDC报告并进行网络报告。后续病情严重，辖区CDC立即向上级CDC及辖区卫生行政部门报告。

## 3.调查处置

接种单位接报后首先询问患儿当前健康状况，告知患儿家属需经过异常反应分类诊断确认本次患病是否与疫苗接种有关，叮嘱家属收集就医记录并保持电话畅通。辖区CDC接到报告后48小时内开展流行病学调查，重点收集患儿临床资料和预防接种相关资料，向患儿家属详细询问患儿当前健康状况及接种疫苗后发病就医经过等内容，并告知家属异常反应分类诊断的规范流程，指导接种单位做好患儿家属的安抚工作。

(1)疫苗及接种情况：本次接种的百白破疫苗为政府集中采购的免疫规划疫苗，疫苗储存运输符合规定，于有效期内使用，该接种门诊同批次其他疫苗外观性状未发现异常，接种操作流程符合《预防接种工作规范》。截至发病转年3月17日，辖区同批次疫苗共接种16 441剂次，其中报告19例一般反应，4例异常反应为过敏性皮疹，未报告除本病例外的其他同类不良反应。

(2)既往免疫史：截至调查当天，该儿童既往接种过共3种疫苗，共4剂次，其中卡介苗1剂次、乙肝疫苗2剂次、脊髓灰质炎疫苗1剂次。接种前无疫苗接种异常反应史。

## 4.调查诊断

辖区CDC在收集全部资料后于调查当年的6月14日组织召开了预防接种异常反应调查诊断专家会，从辖区预防接种异常反应诊断专家库中选取流行病学、儿科、皮肤科、检验科等专业5名专家组成调查诊断专家组。

（1）临床诊断及依据：经过专家诊断会讨论，该病例临床诊断为血小板减少性紫癜。

1）接种百白破疫苗3天后身上出现淤青，逐渐全身皮肤出现散在针尖大小出血点、小片状瘀斑，上腭、颊黏膜可见散在针尖大小出血点。

2）血常规PLT $12\times10^9$/L，远小于正常值水平。

3）C反应蛋白<8mg/L，病原学聚合酶链反应（PCR）均（−）。

4）采取针对性治疗后效果明显。

（2）分类诊断结论及依据：排除疫苗质量问题；排除接种事故；受种者接种百白破疫苗后所患血小板减少性紫癜属于预防接种异常反应。

1）该儿童接种的百白破疫苗具有国家市场监督管理总局批签发证明，疫苗储存运输符合《疫苗储存和运输管理规范》要求，接种操作符合《预防接种工作规范》要求。

2）同批次疫苗接种后无其他同类异常反应报告。

3）患儿在接种疫苗后第3天出现血小板减少、全身出血点的临床表现，在时间关联上存在一致性。

4）血小板减少性紫癜是一种免疫性综合病征，也是儿童较为常见的疾病，细菌或病毒感染与免疫性血小板减少症的发病有密切关系，免疫接种也是发病诱因之一，该患儿接种百白破疫苗后全身出血点症状，且未见其他感染性因素。

综合考虑，该受种者所患血小板减少性紫癜与接种百白破疫苗之间有因果关联。

机体损害等级评定依据：截至专家诊断会召开时，该受种者已痊愈。根据当地《预防接种异常反应补偿办法》，参照《医疗事故分级标准》，考虑机体损害等级为四级。

（3）分类诊断结论反馈：组织单位在做出调查诊断结论，完成预防接种异常反应调查诊断书后，及时将调查诊断书交给当事人，后续当事人无争议。依据当地补偿办法有关规定，按照机体损害级别对病例进行了补偿。同时告知不再接种同类疫苗，待该儿童身体恢复后，其他疫苗可按照免疫程序接种。

## 5.案例启示

(1)患者家属未及时报告接种单位,可能会导致辖区CDC在开展流行病学调查时,家属对患儿的症状表现及病情进程方面描述存在回忆偏倚。提示疾控机构及接种单位应加强对公众的疫苗知识健康教育,提高AEFI报告的及时性。

(2)案例关注的核心点及问题:本案例接种百白破疫苗(灭活疫苗)4天后出现全身出血点症状,与参考资料认为“偶见血小板减少性紫癜病例因注射活疫苗后发病,多发生于注射后15~35天”的时间间隔存在不一致,讨论中应该加以论证。

(3)在对病例开展流行病学调查时,一定要将病例的儿童就诊经过、临床表现、检查结果全面掌握,明确排除其他病因,以便于做出最终分类诊断结论。

# 第九章 接种脑膜炎球菌多糖疫苗后的AEFI

## 第一节　急性播散性脑脊髓炎

### 1.病例摘要

女，7月18日（3周岁）接种AC群流脑多糖疫苗第1剂，同年7月29日起出现持续发热，8月4日凌晨因抽搐、嗜睡住院治疗。体格检查：发育正常，嗜睡，可唤醒，醒后能配合指令动作，很快再次入睡，呼吸平稳。双侧瞳孔等大等圆，颈项强直（+），咽反射（+），膝腱反射（++），跟腱反射（++）。双侧巴氏征（+），克尼格征（-），布鲁津斯基征（-）。Glasgow评分5~6分（睁眼2分，语言1分，运动1~2分），入院后频繁抽搐，意识障碍，阵发性肌张力增高，伴有不自主运动。血及脑脊液检查：脑脊液寡克隆区带（OCB）阴性，血OCB阴性，血脑屏障（BBB）通透性$6.12\times10^{-3}$（$<5.0\times10^{-3}$），IgG指数1.01（<0.85），脑脊液（CSF）的IgG鞘内合成率为12.90mg/24h（<7.0mg/24h），CSF髓鞘碱性蛋白（MBP）1.79μg/L（<3.5μg/L），血髓鞘碱性蛋白（MBP）6.33μg/L（<2.5μg/L），CSF髓鞘碱性蛋白自身抗体（MBP.Ab）0.082（<0.650），血髓鞘碱性蛋白自身抗体（MBP.Ab）1.314（<0.750），CSF抗髓鞘少突胶质细胞糖蛋白（MOG）抗体0.088（<0.560），血抗MOG抗体1.383（<0.640）。CSF：外观清，细胞总数232.0/mm$^3$，RBC 39.0/mm$^3$，WBC 193.0/mm$^3$，多核细胞3.0%/mm$^3$，M 97.0%/mm$^3$，革兰染色涂片未见，新型隐球菌荚膜抗原（-）；氯120.6mmol/L，葡萄糖（GLU）2.60mmol/L，乳酸脱氢酶（LDH）28U/L，蛋白质792.0mg/L，乳酸2.65mmol/L；EB病毒抗体IgG阳性；培养5天无菌生长，EV71、TB等阴性。血清：EB病毒抗体IgG阳性，ANA阳性，SSA阳性，乙型肝炎表面抗体（HBsAb）43.629mIU/mL，9种呼吸道病原体抗体IgM联检、HIV、TP、EV71等阴性。全血：培养5天无菌生长；EBV-DNA<10$^3$，Mp-DNA<10$^3$。颅脑核磁MRI检查：双侧丘脑、基底节、岛叶、海马、颞叶及额叶大片状高信号影，考虑松果体区小囊肿。常规脑电图报告：各导为1~3 c/s中-极高波幅σ活动为主，左右大致对称，全导弥漫性慢波。视频脑电图：清醒安静状态下

各导为2~3Hz中-高波幅δ活动，枕区略见优势，左右大致对称，睁闭眼试验不合作；睡眠周期不易区分，见睡眠纺锤波；醒睡各期双侧极、额、前颞、额中线区稍多量高极波幅1~2Hz慢波长程阵法；背景慢活动，前头部1~2Hz慢波发放。肌电图示神经源性改变(累及四肢)。超声：左侧肾盂扩张。颈椎、胸椎、腰椎MRI：左侧肾盂稍增宽。8月10日双下肢活动较双上肢活动差。8月11日出现双眼向左凝视，声光刺激可追视，瞳孔对光反射存在，无面色改变及四肢改变，脑电图未见痫样放电，考虑为眼肌肌张力增高，予苯海索改善肌张力增高。8月16日复查颅脑MRI示双侧基底节、岛叶、海马、颞叶及额叶大片状高信号影较前片信号稍增高，边界较前清楚，双侧丘脑区病变较前好转。8月17日双上肢运动障碍较前加重，刺激后仅可屈曲，不能抬离床面，双下肢运动同前，刺激后仅肌肉收缩。8月19日脑脊液检查示免疫性损伤标志物多项指标升高，考虑免疫损伤。8月20日拔除胃管，自行滴管喂食匀浆、水可，吞咽可，无呛咳。8月25日出现阵发性哭闹咧嘴，同时伴有双下肢屈曲，考虑不自主运动，加用氯硝西泮、硫必利控制不自主运动。9月4日Glasgow评分10分(睁眼4分，语言2分，运动4分)，四肢肌力Ⅲ级。9月11日神志转清，可竖颈，可扶坐，可侧翻，可自行喂食饼干，可发“啊啊”音，双上肢肌力Ⅳ级，双下肢肌力Ⅲ级。9月14日复查颅脑MRI示双侧基底节区、岛叶区、海马区、双侧颞叶区、额叶皮层区片状高信号病变较前好转，复查神经电生理较前好转，复查视觉电生理检查(VEP)正常。9月18日精神反应可，可独坐，可扶站，不可独站、独走，可说简单短语，进食水可，不呛，尿便正常，神清，精神稍弱，当天转入同院康复病房继续治疗，予运动疗法、蜡疗、高压氧、痉挛肌治疗，神经营养药物治疗促进神经修复。经综合康复治疗，精神运动较前改善，10月13日在家属要求下出院。出院诊断：①急性播散性脑脊髓炎；②左侧肾盂扩张。

患儿家属自述该儿童2周岁时曾发生发热后抽搐1次，抽搐时体温约38℃，持续2~3分钟，否认其他既往病史、过敏史、家族史。召开诊断会前儿童身体情况：体温正常，无咳嗽，进食水可，睡眠可，大便可，尿量正常，神清，颈软，言语交流较前改善，步态较前改善，抓物可，经综合康复治疗，精神运动较前改善。

## 2.病例报告

患儿发病当年11月28日家属到接种单位反映患儿接种疫苗后患急性播散性脑脊髓炎的情况，接种单位接到家属报告后，向辖区CDC报告并进行网络报告。辖区CDC接到接种单位报告后，立即向上级CDC及辖区卫生行政部门报告。

## 3. 调查处置

接种单位接到报告后耐心解答对家属提出的问题，并安抚家属情绪。省级CDC会同辖区CDC接到报告后于48小时内对病例开展流行病学调查，核实免疫服务、接种实施情况、病例既往史、疫苗接种史、主要症状体征、实验室检查结果及诊断、同批次疫苗使用及反应报告情况。

（1）疫苗及接种情况：本次接种的AC群流脑多糖疫苗为政府集中采购的免疫规划疫苗，疫苗冷藏储运符合规定，效期内使用，该接种门诊同批次其他疫苗外观性状未发现异常，接种操作流程符合《预防接种工作规范》。截至调查当天，辖区同批次疫苗未报告同类不良反应。

（2）既往免疫史：截至调查当天，该儿童既往接种11种疫苗，共24剂次。卡介苗1剂次，乙肝疫苗3剂次，脊髓灰质炎减毒活疫苗3剂次，百白破疫苗4剂次，麻疹疫苗1剂次，麻腮风疫苗1剂次，A群流脑多糖疫苗2剂次，乙脑疫苗2剂次；甲肝灭活疫苗2剂次，水痘疫苗1剂次，轮状病毒疫苗1剂次。既往无预防接种异常反应史。

## 4. 调查诊断

辖区CDC在收集全部资料后组织召开了预防接种异常反应调查诊断专家会，从省级和辖区预防接种异常反应诊断专家库中选取儿童神经内科、神经内科、儿科、流行病学等专业5名专家组成调查诊断专家组。

（1）临床诊断及依据：经过专家诊断会讨论，该病例临床诊断为急性播散性脑脊髓炎。

1）入院前持续发热、抽搐、嗜睡；入院后频繁抽搐，意识障碍致昏迷，肢体瘫痪，阵发性肌张力增高，伴有不自主运动，颈项强直（+），双侧巴宾斯基征（+）。

2）颅脑MRI显示T2WI及FLAIR序列见双侧丘脑、基底节、岛叶、海马、颞叶及额叶大片状高信号影；脑电图示背景慢活动（1~3 c/s中–极高波幅σ活动为主）。

3）脑脊液常规显示白细胞193/$mm^3$，单核细胞97%，脑脊液免疫性损伤标志物多项指标升高（IgG指数、BBB通透性、CSF的IgG鞘内合成率、血髓鞘碱性蛋白、血髓鞘碱性蛋白自身抗体、血抗髓鞘少突胶质细胞糖蛋白抗体），神经电生理提示四肢神经源性改变。

4）通过静脉给予丙种球蛋白、糖皮质激素、对症支持治疗及康复等治疗后，患儿病情明显好转。

(2)分类诊断结论及依据:排除疫苗质量事故;排除预防接种事故;受种者接种AC群流脑多糖疫苗后所患的急性播散性脑脊髓炎不排除预防接种异常反应。

1)急性播散性脑脊髓炎是以广泛累及脑和脊髓白质为主的急性炎症性脱髓鞘疾病,除特发性外,通常发生在病原微生物感染、疫苗接种、使用某些特定药物及其他(应急、创伤、手术等)之后。急性播散性脑脊髓炎发病机制尚不明确,一般认为是由T淋巴细胞介导的自身免疫性疾病。

2)该患儿现有检查结果未发现病原微生物感染的依据;否认特定药物使用、应激创伤及手术外伤等病史。

3)一般认为,前驱事件(感染或接种疫苗等)与急性播散性脑脊髓炎发病一般间隔2~30天,本儿童发病于接种疫苗后11天,存在合理时间关联。

4)该患儿既往存在发热抽搐1次,且抗核抗体及SSA抗体均为(+),提示有自身免疫异常的可能,需动态观察、定期复查免疫指标。

综合考虑,不能排除该儿童所患急性播散性脑脊髓炎与接种AC群流脑多糖疫苗之间的因果关联。

机体损害等级评定依据:截至专家诊断会召开时,该儿童存在肢体活动轻微障碍,需要康复治疗。根据当地《预防接种异常反应补偿办法》,参照《医疗事故分级标准》,考虑机体损害等级为三级戊等。

(3)分类诊断结论反馈:组织单位在做出调查诊断结论,完成预防接种异常反应调查诊断书后,及时将调查诊断书交给当事人,后续当事人无争议。依据当地补偿办法有关规定,按照机体损害级别对病例进行了补偿,同时告知不再接种同类疫苗,其他疫苗可按照免疫程序继续接种。

## 5.案例启示

(1)急性播散性脑脊髓炎是广泛累及脑和脊髓白质为主的急性炎症性脱髓鞘疾病,除特发性外,通常发生在病原微生物感染、疫苗接种、使用某些特定药物及其他(应急、创伤、手术等)之后。

(2)本案例除明确的临床诊断外,既往病史及其他可能诱发因素调查是关键点。患儿既往存在发热抽搐1次,且抗核抗体及SSA抗体均为(+),提示有自身免疫异常的可能,需动态观察、定期复查免疫指标,在分类诊断时也充分考虑了这一点。

# 第二节　热性惊厥

## 1.病例摘要

女，7月3日（3周岁）接种AC群流脑多糖疫苗第1剂次，第2天发热38.5℃，家属自行给予退热药物治疗，不见好转。咨询接种单位后到医院就诊，患儿于就医途中抽搐1次，表现为眼球上翻、四肢僵硬、口吐白沫、口唇发绀，持续时间约1分钟，抽搐后1小时体温39.7℃。入院后体格检查：体温36.9℃，脉搏100次/分，呼吸22次/分，血压100/60mmHg，咽充血，双侧扁桃体Ⅱ度肿大，双肺呼吸音粗，未闻及啰音，支持上呼吸道感染。专科检查：神清，精神反应可，呼吸规则，颈软，双侧瞳孔等大、等圆，直径3mm，对光反射灵敏，眼球运动自如，眼球震颤（-），四肢肌力肌张力正常，腹壁反射（+），跟膝腱反射（++），克尼格征（-），双侧巴宾斯基征（-），布鲁津斯基征（-）。颅脑CT平扫脑质未见异常，左侧上颌窦黏膜增厚。血常规：白细胞$31.20\times10^9$/L，中性粒细胞数$27.93\times10^9$/L，单核细胞$1.37\times10^9$/L，血小板压积0.285%，淋巴细胞比率5.7%，中性粒细胞比率89.5%，嗜酸性粒细胞比率0.4%，其余项目均在正常值范围。流感病毒抗体：甲型、乙型、副流感病毒抗体均（-）。免疫球蛋白：IgE 639.80IU/mL（参考值1~100IU/mL），其余项目均在正常值范围。血氨：75.0μg/dL（参考值12~66μg/dL）。血气分析：酸碱度（pH）值7.420（参考值7.32~7.42），二氧化碳分压（$PCO_2$）31.0mmHg（参考值41~45mmHg），氧气分压（$PO_2$）73.0mmHg（参考值24~40mmHg），碱剩余（BE）-3.6mmol/L（参考值-3±3mmol/L），$HCO_3^-$ 20.1mmol/L（参考值21~28mmol/L），TCO2 21.1mmol/L（参考值24~32mmol/L），显示代谢性酸中毒。9种呼吸道病原体抗体IgM联检结果，均阴性。血清EBVCA-IgM、EBNA-IgG、Mp-Ab、柯萨奇病毒（COX）-IgM、COX-IgG、HSV-IgM、HSV-IgG，结果均在正常值范围。血培养+药物敏感性试验：无菌生长。血液EBV-DNA、TB-DNA、Mp-DNA、HSV-DNA，结果均阴性。淋巴细胞亚群检测，结果均在正常值范围。CSF培养+药敏：表皮葡萄球菌（+）。

脑脊液革兰染色涂片未见细菌。脑脊液生化：氯119.6mmol/L（参考值120~132mmol/L），其余项目均在正常值范围。脑脊液EBVCA-IgM、EBNA-IgG、Mp-Ab、COX-IgM、COX-IgG、HSV-IgM、HSV-IgG，结果均在正常值范围。脑脊液抗酸染色抗酸杆菌阴性。脑脊液EV71-IgM阴性。脑脊液EBV-DNA、Mp-DNA、HSV-DNA，结果均阴性。脑脊液常规：外观清，细胞总数288.0/$mm^3$（参考值0~8/$mm^3$），红细胞数

286.0/$mm^3$(参考值0)。动态脑电图:正常儿童脑电图。

先天性代谢缺陷血、尿筛查:尿筛查-未发现异常代谢产物;血筛查-瓜氨酸/精氨酸、苯丙氨酸/酪氨酸、3-羟基棕榈烯酰肉碱增高,苏氨酸、缬氨酸、缬氨酸/苯丙氨酸降低。结合尿筛查结果,考虑上述改变为营养饮食用药引起的,未发现特异性脂肪酸代谢异常的可疑。7月6日、7月8日、7月9日尿培养+药物敏感性试验+菌落计数:无菌生长,菌落计数<100个/毫升。

住院期间,予头孢曲松抗感染,甘露醇减轻脑水肿,营养神经及对症治疗,7月9日病情好转出院。主要治疗药物有单唾液酸四己糖神经节苷脂钠、维生素 $B_1$、维生素 $B_6$、头孢曲松、甘露醇等。出院诊断为①热性惊厥;②化脓性脑膜炎;③上呼吸道感染。

患儿家属自述患儿于2月龄发热时出现1次抽搐,3月龄发热时出现1次抽搐,否认过敏史、家族史、接种前无疫苗接种异常反应史。患儿母亲幼年时有发热抽搐病史。

## 2.病例报告

患儿发病当天家属联系接种单位咨询,接种单位接到家属报告后,建议立即到正规医院就诊,并向辖区CDC报告并进行网络报告。辖区CDC接报后经核实该儿童已住院,立即向上级CDC和辖区卫生行政部门报告。

## 3.调查处置

接种单位嘱患儿家属保持密切联系,积极配合治疗,及时反馈患儿病情进展。在省级CDC指导下,辖区CDC接到报告后于48小时内对病例开展流行病学调查,核实免疫服务、接种实施情况、病例既往史、疫苗接种史、主要症状体征、实验室检查结果及诊断、同批次疫苗使用及反应报告情况,与患儿家属沟通,告知家属保存好就诊相关材料。

(1)疫苗及接种情况:本次接种的流脑疫苗为政府集中采购的免疫规划疫苗,疫苗冷藏储运符合规定,于有效期内使用,该接种门诊同批次其他疫苗外观性状未发现异常,接种操作流程符合《预防接种工作规范》。截至调查当天,辖区同批次疫苗未报告同类不良反应。

(2)既往免疫史:截至调查当天,该儿童既往接种13种疫苗,共25剂次。卡介苗1剂次、乙肝疫苗3剂次、脊髓灰质炎疫苗3剂次、百白破疫苗4剂次、麻疹疫苗1剂次、麻风疫苗1剂次、A群流脑疫苗2剂次、麻腮风疫苗1剂次、乙脑疫苗2剂次、甲肝疫苗2剂次、水痘疫苗1剂次、流感疫苗2剂次、EV71疫苗2剂次。既往未报告过预防接种异常反应。

## 4.调查诊断

辖区CDC在收集全部资料后组织召开了预防接种异常反应调查诊断专家会，从省级和辖区预防接种异常反应诊断专家库中选取神经内科、儿科、呼吸科、流行病学等专业5名专家组成调查诊断专家组。

(1)临床诊断及依据：经过专家诊断会讨论，该病例临床诊断为热性惊厥。

1)热性惊厥诊断依据：①患儿3周岁，属于热性惊厥的好发年龄，抽搐时体温高于38℃，患儿母亲幼年时也曾有发热抽搐病史；②患儿既往有两次发热惊厥史；③本次抽搐为全面性发作，抽搐缓解后无意识、言语及肢体活动障碍，无头晕、头疼、呕吐症状，排除脑部疾病、先天代谢性疾病等其他可能引发抽搐的疾病，诊断为热性惊厥。

2)化脓性脑膜炎的临床诊断依据不足：①无头晕、头疼、呕吐症状；②体格检查神清，精神反应可，全身皮肤黏膜未见皮疹、出血点及皮毛窦，颈项强直(-)、克尼格征(-)、双侧巴宾斯基征(-)、布鲁津斯基征(-)；③脑脊液常规、生化、涂片未见明显异常，培养表皮葡萄球菌(+)，该菌为皮肤表面正常菌群，污染的可能性大；④颅脑CT平扫脑质未见异常，为正常儿童动态脑电图；⑤儿童住院后未再抽搐，体温很快正常、炎症指标明显下降。

(2)分类诊断结论及依据：排除疫苗质量事故；排除接种事故；受种者接种AC群流脑多糖疫苗后所患的热性惊厥属于预防接种异常反应。

1)患儿接种疫苗后第2天儿童住院后出现发热、抽搐症状，考虑患儿热性惊厥与接种AC群流脑多糖疫苗有时间关联。

2)入院后患儿未再抽搐，体温很快恢复正常、炎症指标明显下降，后续相关检查排除其他可能引起抽搐的疾病。

3)该患儿接种的疫苗质量合格，同期其他受种者无类似反应。

4)接种单位为辖区卫生行政部门指定的预防接种门诊，接种人员有资格证。疫苗接种符合《预防接种工作规范》的要求。

根据现有资料、病情转归和治疗效果，患儿所患热性惊厥与接种AC群流脑疫苗之间存在因果关联。

机体损害等级评定依据：截至专家诊断会召开时，该受种者已痊愈。根据当地《预防接种异常反应补偿办法》，参照《医疗事故分级标准》，考虑机体损害等级为四级。

(3)分类诊断结论反馈：组织单位在做出调查诊断结论，完成预防接种异常反应调查诊断书后，及时将调查诊断书交给当事人，后续当事人无争议。依据当地补偿办

法有关规定，按照机体损害级别对病例进行了补偿。根据该儿童病情恢复情况，医生评估后开展预防接种。

### 5.案例启示

(1)关键是找到引起高热的原因以进行鉴别诊断。热性惊厥是儿童的比较常见的问题，高发年龄为3月龄到6周岁，此时期是儿童预防接种的主要时期。现研究认为，热性惊厥主要由遗传、环境等多种因素引起，一般都发生在体温高热时，本例患儿有热性惊厥家族史。

(2)认真分析临床与各项检查数据。接种疫苗后发生热性惊厥的机制较为复杂，与遗传、个体因素、细胞因子水平变化、机体炎症反应有关，本例存在疫苗发热反应可能，但患儿血常规：白细胞31.20×$10^9$/L，中性粒细胞比率89.5%，C反应蛋白11.8mg/L等异常检测指标，提示存在细菌性感染情况，感染可能是引起发热及热性惊厥的主要原因。

(3)接种人员和儿童家属应加强接种疫苗后儿童身体状况的监测。对于有热性惊厥史的儿童要特别注意体温变化，出现发热及时进行对症处理和就诊治疗。

## 第三节　过敏性紫癜

### 1.病例摘要

女，1月10日(6岁)接种AC群流脑疫苗第2针后，1月15日出现头痛、发热，1月18日出现紫癜(首次出现症状时间)。1月16日到A医院就诊，体格检查：体温38℃，血常规：白细胞11.52×$10^9$/L，中性粒细胞78.6%，淋巴细胞16.4%，血小板261×$10^9$/L。口服头孢噻肟1天，症状无缓解。1月18日在A医院入院治疗，主诉右下肢关节肿痛，右膝关节活动受限，一天内自行缓解，1月17日右踝关节出现肿痛，就诊时双下肢出现散在针尖大小暗红色紫癜，压之不褪色，无痒感。体格检查：双下肢可见散在针尖大小暗红色紫癜，两侧基本对称，压之不褪色，不伴痒感，右内踝关节可见暗红色瘀斑。右内踝关节稍肿，活动稍受限，余关节无肿胀。颌下可及2枚蚕豆大小淋巴结，可活动，触痛不明显。扁桃体Ⅰ度肿大，无渗出。双肺呼吸音粗。血常规结果：白细胞11.31×$10^9$/L，中性粒细胞比率71.4%，淋巴细胞比率22.7%，血小板235×$10^9$/L。尿常规：白细胞(++)，隐血(+-)，酮体(++)。住院诊断为过敏性紫癜和上呼吸道感染，给予抗感染、抗过敏、激素等治疗，疼痛症状缓解，肾脏无损伤，皮疹已褪。2月3日上午出院，症状明显好转，嘱定期复查。

患儿2009年曾患肺炎，既往无过敏史、无家族史。

## 2.病例报告

患儿发病当年1月29日接种单位接到家属报告，接报当天向辖区CDC报告并进行网络报告。辖区CDC接报后经核实该儿童病情严重，立即向上级CDC及辖区卫生行政部门报告。

## 3.调查处置

接种单位接到家属报告时，患儿已经结束治疗，病情已明显好转。在省级CDC指导下，辖区CDC接到报告后48小时内对病例开展流行病学调查，与患儿家属沟通，了解患儿发病及就诊经过，收集就诊材料等，并对患儿目前健康状况进行了现场观察，安抚患儿家属情绪，说明后续的调查流程，请家属积极配合调查及耐心等待调查结论。

(1)疫苗及接种情况：本次接种的AC群流脑疫苗为政府集中采购的免疫规划疫苗，疫苗储存运输符合规定，于有效期内使用，该接种门诊同批次其他疫苗外观性状未发现异常，接种操作流程符合《预防接种工作规范》。截至调查当天（接报同年2月1日），接种医院同批次疫苗未报告同类不良反应。

(2)既往免疫史：截至调查当天（接报同年2月1日），该儿童既往按照免疫程序接种脊髓灰质炎疫苗3剂次，百白破疫苗4剂，麻腮风疫苗1剂，AC群流脑疫苗1剂，乙脑疫苗2剂，甲肝疫苗2剂，卡介苗1剂，乙肝疫苗3剂，麻疹疫苗1剂，A群流脑疫苗2剂，水痘疫苗1剂，Hib疫苗2剂，肺炎23价疫苗1剂。既往无预防接种异常反应史。

## 4.调查诊断

辖区CDC在收集全部资料后组织召开了预防接种异常反应调查诊断专家会，从辖区预防接种异常反应诊断专家库中选取内科、皮肤科、流行病学等专业5名专家组成调查诊断专家组。

(1)临床诊断及依据：经过专家诊断会讨论，该病例临床诊断为过敏性紫癜。接种后1周左右出现双下肢散在针尖大小暗红色紫癜，两侧基本对称，压之不褪色，不伴痒感，右内踝关节可见暗红色瘀斑，关节肿胀，血小板计数正常。

(2)分类诊断结论及依据：排除接种事故；排除疫苗质量事故；受种者接种AC群流脑疫苗后所患的过敏性紫癜不排除预防接种异常反应。

1)接种疫苗后1周左右出现双下肢微肿出现双下肢散在针尖大小暗红色紫癜。

2)过敏性紫癜是某些致敏物质导致机体发生小血管炎为主要病变的Ⅱ型变态反应,引起毛细血管通透性和脆性增加,导致出血的一种变态反应性疾病,疫苗是常见因素之一。

3)未发现该儿童其他导致过敏性紫癜的危险因素。

4)AC群流脑疫苗为冻干多糖体菌苗,是一种异性蛋白,进入机体后刺激机体产生变态反应而引发此病。

5)该儿童接种的AC群流脑疫苗均有国家市场监督管理总局批签发证明。

6)接种单位为辖区卫生行政部门指定的预防接种门诊,接种人员有资格证。疫苗接种符合《预防接种工作规范》的要求。

根据现有资料、病情资料,不能排除该儿童所患过敏性紫癜与接种AC群流脑疫苗之间的因果关联。

机体损害等级评定依据:截至专家诊断会召开时,该受种者已痊愈。根据当地《预防接种异常反应补偿办法》,参照《医疗事故分级标准》,考虑机体损害等级为四级。

(3)分类诊断结论反馈:组织单位在做出调查诊断结论,完成预防接种异常反应调查诊断书后,及时将调查诊断书交给当事人,后续当事人无争议。依据当地补偿办法有关规定,按照机体损害级别对病例进行了补偿,同时告知不再接种同类疫苗,其他疫苗可按照免疫程序继续接种。

### 5.案例启示

(1)本案例值得注意的是,在初始出现头痛、发热等症状后,曾服用头孢噻肟治疗,后出现紫癜,对于疫苗接种与过敏类疾病的相关性时,需要注意排除感染和药物等可能的过敏因素也较为关键。

(2)本案例的接报是在病情治疗结束之后,对此需提示接种单位的工作人员应加强有关宣传,提高受种者关于AEFI主动报告的意识。

## 第四节　病毒性脑炎

### 1.病例摘要

女,12月14日(3岁)接种AC群流脑疫苗,12月15日出现发热、抽搐,体温最高

39.6℃。当天下午6:15到儿童医院就诊，下午7:15以“发热抽搐原因待查”“热性惊厥（复杂性）”“上呼吸道感染”“癫痫持续状态”等诊断收住院治疗。主诉：发热6小时，抽搐3次。抽搐分别持续1分钟、10分钟、40分钟，抽搐后体温最高39.6℃。体格检查：Glasgow评分8分，右前额头皮血肿（2cm×1cm）。血常规检查：入院时，白细胞$8.95\times10^9$/L，中性粒细胞比率83.6%，淋巴细胞比率12.6%，红细胞$3.58\times10^{12}$/L，血红蛋白101g/L次，血小板$179\times10^9$/L；12月22日，白细胞$4.1\times10^9$/L，中性粒细胞比率35%，淋巴细胞比率61%，红细胞$4.62\times10^{12}$/L，血红蛋白123g/L，血小板$219\times10^9$/L。24小时脑电图监测：睡眠脑电图正常，清醒脑电图呈界线性变化。治疗12天后病情好转出院，出院诊断为：病毒性脑炎、癫痫持续状态、肺炎、粒细胞减少症。

患儿既往无过敏史、患病史，其父幼时有发热抽搐史。

## 2.病例报告

辖区卫生院接到报告后告知家属当地儿童医院进一步就诊，保持密切联系，定期回访；同时向辖区CDC报告；辖区CDC经过初步核实后，立即向上级CDC和辖区卫生行政部门进行报告，并进行网络报告。

## 3.调查处置

接种单位嘱患儿家属保持密切联系，积极配合治疗，及时反馈患儿病情进展。在省级CDC指导下，辖区CDC接到报告后于48小时内对病例开展流行病学调查，核实免疫服务、接种实施情况、病例既往史、疫苗接种史、主要症状体征、实验室检查结果及诊断、同批次疫苗使用及反应报告情况。与患儿家属沟通，告知家属保存好就诊相关材料，解释异常反应分类诊断的规范流程，指导接种单位做好患儿家属的安抚工作。

（1）疫苗及接种情况：本次接种的AC群脑膜炎球菌多糖疫苗为政府集中采购的免疫规划疫苗，疫苗储存运输符合规定，效期内使用，该接种门诊同批次其他疫苗外观性状未发现异常，接种操作流程符合《预防接种工作规范》。截至调查当天，辖区同批次疫苗未报告同类不良反应。

（2）既往免疫史：截至调查时，该儿童既往接种10种疫苗共19剂次，包括1剂卡介苗、3剂乙肝疫苗、3剂脊髓灰质炎减毒疫苗、3剂百白破联合疫苗、2剂A群流脑疫苗、2剂乙脑疫苗、1剂麻疹疫苗、1剂次麻腮风疫苗、2剂次甲肝疫苗、1剂次水痘疫苗，无其他预防接种异常反应史。

## 4.调查诊断

在收集全部资料后，省级CDC组织召开了预防接种异常反应调查诊断专家诊断会，从省级预防接种异常反应诊断专家库选取神经内科、儿童神经内科、血液科、临床免疫、流行病学等专业7名专家组成调查诊断专家组。

(1)临床诊断及依据：经过专家诊断会讨论，该病例临床诊断为病毒性脑炎。该儿童急性发病，有高热、呼吸道症状，抽搐3次，最长持续40分钟，有意识改变(Glasgow评分8分)。

(2)分类诊断结论及依据：排除疫苗质量问题；排除接种事故；该儿童接种AC群脑膜炎球菌多糖疫苗后所患病毒性脑炎不属于预防接种异常反应。

1)病毒性脑炎是病毒引起的主要表现为脑实质损害的症状，常见病毒有肠道病毒、单纯疱疹病毒、黏液病毒等。

2)依据疫苗接种时间和发病时间分析，不能完全排除发热与疫苗接种之间的关系。

3)儿童本次接种的疫苗为AC群脑膜炎球菌多糖疫苗，具有国家市场监督管理总局批签发证明，不存在质量问题，并在有效期内使用。

4)接种单位和接种人员在疫苗接种实施过程中，符合《预防接种工作规范》的要求。

综上，该儿童所患病毒性脑炎与接种AC群脑膜炎球菌多糖疫苗之间无因果关系。

(3)分类诊断结论反馈：组织单位在做出调查诊断结论，完成预防接种异常反应调查诊断书后，及时将调查诊断书交给当事人，与家属进行沟通解释，安抚家属情绪。同时告知患儿身体恢复后，可按照免疫程序继续接种疫苗。

## 5.案例启示

(1)案例关注的核心点及问题：儿童接种疫苗后出现疾病，家属首先关注的是儿童的健康，接报医生能够及时建议到专业机构进行治疗，使患儿得到了及时的救治是本案例的关注点。

(2)案例启示：在处置过程中，患儿能够及时到专业医疗机构得到救治，得到明确的临床诊断，对本案例诊断分类起到关键作用。如果能够有脑脊液检测、病原学等病毒性脑炎的确诊依据，病例诊断分类结果将更可靠。

# 第五节 死亡

## 1.病例摘要

女,11月7日14点(2岁)接种A群流脑疫苗第1剂,接种后到家玩耍约1小时后睡觉,睡前身体无异常情况,约19:40家属发现儿童身体冰凉,呼之不应,口唇发绀,面色苍白,面部出现红斑,鼻孔处有血迹,立即找该村乡医就诊,经检查发现:呼吸、心搏停止,瞳孔散大,经家属同意立即拨打120,后转入儿童医院,入院宣布死亡。11月10日当地儿童医院尸检。病理所见:婴尸发育营养中等,全身皮肤轻度苍黄。背部、双上肢上部及下肢膝关节以下可见尸斑,左大腿根部可见散在皮下出血点,唇、指、趾端发绀,口鼻无溢液。头颅无畸形。浅表淋巴结未及。脊柱四肢未见明显畸形。胸腔无积液、积气。胸腺暗紫色,表面可见散在细小出血点,重24g。两肺呈暗紫色,投入液体均上浮。气管内见少许黏液,未见异物。心脏约为尸拳1.5倍,心脏表面弥漫散在出血点,出入心脏血管无明显异常。心包内未见积液,心脏各腔室未见明显异常,左心室壁厚1~1.2cm,右心室壁厚0.4cm。腹腔内无积液。肠系膜淋巴结局部肿大。横膈高度左5肋间,右5肋。肝位于肋下1cm,剑突下3.5cm,呈暗紫色,重480g。脾于肋缘内,呈黑紫色,重42g。右肾重38g,左肾重41g,均瘀血重。双肾上腺共重6g,瘀血重。胰腺呈紫红色,重23g。阑尾长10cm,直径0.4cm,稍瘀血。胃肠未见明显溃疡及穿孔。脑膜瘀血水肿,额叶可见斑片状出血。脑重1300g。脑室未见明显异常。

心肌:心肌细胞浊肿,部分空泡变性,局部心肌细胞排列紊乱、松散、断裂。肺:广泛肺组织瘀血水肿,肺间质血管均扩张瘀血,肺泡腔内充满粉染无结构水肿液,部分肺泡极度扩张形成肺气肿,大部分肺泡壁增厚,散在圆形细胞浸润。肝:肝细胞高度浊肿及空泡变性,汇管区及间质可见灶性炎细胞浸润。脾:淋巴细胞减少,脾小体不规整,部分仅为小淋巴细胞堆积,未形成淋巴滤泡,其周均为血细胞呈严重瘀血至出血改变。胰:间质水肿外无显著变化。肾:肾小管上皮细胞浊肿变性,间质瘀血著。肾上腺:皮质细胞相对较少,部分皮髓质分界不清,总体变薄,局部髓质瘀血。胸腺:部分胸腺小叶无皮髓质区分,小叶内淋巴细胞减少、排列松散或成簇,胸腺小体稀少或呈囊性变。甲状腺:间质瘀血外无显著变化。胃肠:黏膜间质瘀血水肿,部分黏膜上皮坏死脱落,回肠集合淋巴滤泡增生。脑:脑实质瘀血水肿著,脑膜血管高度扩张瘀血至出血。肠系膜淋巴结:滤泡增生。

病理诊断：①肺水肿；肺瘀血；肺气肿；②脑水肿；脑出血；③胸腺肥大；④回肠集合淋巴滤泡增生；⑤肾上腺皮质发育欠佳；⑥肠系膜淋巴结滤泡增生。

死因分析：经尸检所见，该女童因肺水肿、肺瘀血及肺气肿。导致急性肺衰竭死亡。脑水肿考虑为肺衰竭造成的低血氧所致。尸检所见的胸腺肥大，小肠淋巴组织增生及肾腺皮质发育欠佳，符合胸腺淋巴体质。当注射流脑疫苗后发生过敏反应导致以上病变发生。

该儿童既往无过敏史和其他病史。

## 2.病例报告

11月8日9:30镇医院接到家属报告后，立即向辖区CDC报告接种A群流脑疫苗后死亡病例。辖区CDC立即向上级CDC、辖区卫生行政部门、药监部门进行报告。

## 3.调查处置

市、区CDC对疫苗及疫苗接种情况进行了调查，对病例开展了调查并追踪了解情况，填写预防接种反应报告卡，撰写调查报告。辖区政府成立专题工作组，专门工作人员与患儿家属进行沟通、安抚等处理措施。协调家属同意尸检，进一步判断死亡与A群流脑疫苗接种之间的关联性。

(1)疫苗接种情况：该儿童既往按照免疫程序接种免疫规划各种疫苗，均无不良反应，本次接种的A群脑膜炎球菌多糖疫苗为政府集中采购的免疫规划疫苗，疫苗储存运输符合规定，于有效期内使用，该接种门诊同批次其他疫苗外观性状未发现异常。接种操作流程符合《预防接种工作规范》。截至调查时，辖区同批次疫苗未报告同类不良反应。

(2)既往免疫史：截至调查时，该儿童既往接种6种疫苗共15剂次，包括1剂卡介苗、3剂乙肝疫苗、4剂脊髓灰质炎减毒疫苗、4剂百白破联合疫苗、1剂乙脑疫苗、2剂麻疹疫苗，无其他预防接种异常反应史。

## 4.调查诊断

在收集全部资料后，省级CDC组织召开了预防接种异常反应调查诊断专家诊断会，从省级预防接种异常反应诊断专家库选取急诊、儿科、流行病学等专业5名专家组成调查诊断专家组。

(1)临床诊断及依据:依据病理临床诊断考虑为急性过敏反应。尸检结果显示,该女童因肺水肿、肺瘀血及肺气肿。导致急性肺衰竭死亡。脑水肿考虑为肺衰竭造成的低血氧所致。尸检所见的胸腺肥大,小肠淋巴组织增生及肾腺皮质发育欠佳,符合胸腺淋巴体质。

(2)分类诊断结论及依据:排除疫苗质量事故;排除接种事故;该儿童接种A群流脑疫苗所患急性过敏反应不排除预防接种异常反应。

1)胸腺淋巴体质是一种特异体质,属于免疫系统的一种异常。主要是胸腺肥大、全身淋巴组织增生、肾上腺和性腺发育不良等。胸腺淋巴体质的人在受到比较轻微的外界刺激,如情绪激动、运动、轻度疾病、疫苗注射、小型手术、采血,甚至在睡眠时做噩梦都可能导致猝死。

2)根据尸检病理结果分析:直接死因为急性肺衰竭,注射流脑疫苗后发生过敏反应导致肺水肿、肺瘀血及肺气肿等病变发生。

3)本次接种的疫苗具有国家市场监督管理总局批签发证明,辖区同批次疫苗未报告同类不良反应,不存在质量问题。

4)接种单位和接种人员疫苗预防接种工作规范要求。

根据现有资料,不能排除该儿童因急性过敏反应所致死亡与接种A群流脑疫苗之间的因果关联性。

机体损害等级评定依据:截至专家诊断会召开时该受种者已死亡,参照《医疗事故分级标准》,机体损害等级为一级甲等。

(3)分类诊断结论反馈:组织单位在做出调查诊断结论,完成预防接种异常反应调查诊断书后,及时将调查诊断书交给当事人。儿童家属对于尸检结果和诊断结论没有异议,辖区专题工作组工作人员多次组织与家属协调,最终达成协议,根据《疫苗流通和预防接种管理条例》给予补偿。

## 5.案例启示

(1)本案例接种疫苗后短时间内不明原因死亡,专题工作组工作人员积极与儿童家属沟通,同意尸检,对查明死因,明确分类诊断起到关键作用。

(2)目前AEFI死亡病例病理诊断率非常低,给死因不明病例分类诊断带来很大困难,分类诊断结论容易引起异议,不利于事件处置。希望对死因不明AEFI尸体解剖从法律和政策层面给予保障。

# 第十章
# 接种麻腮风疫苗后的AEFI

## 第一节 过敏性紫癜(IgA血管炎)

### 1.病例摘要

女,3月8日(5岁)接种第2剂次麻腮风疫苗,3月11日发现双侧小腿出现出血性皮疹,曾至辖区多家医院就诊治疗,未见好转。4月8日腹痛加剧,在A医院住院治疗后,因出现消化道出血,于4月9日转至B医院治疗,入院时体格检查:臀部、双下肢、双手背可见散在对称性分布暗红色出血性皮疹,略高于皮肤,压之不褪色。血常规:WBC 16.54×$10^9$/L,N% 62.2%,L% 24.7%,M% 12.6%,PLT 274×$10^9$/L,血红蛋白135g/L;B超检查:腹腔局限性肠壁增厚,肝、脾未见异常,未见肠套叠征。诊断为过敏性紫癜(IgA血管炎)。入院后给予氢化可的松、奥美拉唑、脂溶维生素、水溶维生素、胸腺素等对症治疗。4月17日好转后自动出院。后因四肢疼痛、腹痛及皮疹等症状反复发作,分别于5月7日、6月12两次前往B医院住院治疗,好转后自动出院。患儿家属否认既往病史、过敏史、家族病史。

### 2.病例报告

患儿发病转年4月5日接种单位接到患儿家属报告,接报当天向辖区CDC报告并进行网络报告。考虑患儿存在血管炎,辖区CDC立即向上级CDC及辖区卫生行政部门报告。

### 3.调查处置

接种单位接报后首先询问患儿当前健康状况,告知患儿家属需经过异常反应分类诊断认定本次患病是否与疫苗接种有关,叮嘱家属收集就医记录并保持电话畅通。在上级CDC指导下,辖区CDC接到报告后48小时内开展流行病学调查,重点收集患儿临床资料和预防接种相关资料，仔细询问患儿当前健康状况及接种疫苗后发病就医经过等内容，并告知家属异常反应分类诊断的规范流程。辖区CDC指导接种单位做好患儿家属的安抚工作。

（1）疫苗及接种情况：本次接种的麻腮风疫苗为政府集中采购的免疫规划疫苗，疫苗储存运输符合规定，于有效期内使用，该接种门诊同批次其他疫苗外观性状未发现异常，接种操作流程符合《预防接种工作规范》。截至3月11日，辖区同批次疫苗未报告除该病例外的其他同类不良反应。

（2）既往免疫史：该儿童既往接种13种疫苗，共24剂次，其中脊髓灰质炎疫苗3剂次，百白破疫苗4剂，麻腮风疫苗1剂，AC群流脑疫苗1剂，乙脑疫苗2剂，甲肝疫苗2剂，卡介苗1剂，乙肝疫苗3剂，麻疹疫苗1剂，A群流脑疫苗2剂，水痘疫苗1剂，Hib疫苗2剂，肺炎23价疫苗1剂。既往无预防接种异常反应史。

## 4.调查诊断

辖区CDC在收集全部资料后组织召开了预防接种异常反应调查诊断专家会，从辖区预防接种异常反应诊断专家库中选取内科、儿科、流行病学等专业5名专家组成调查诊断专家组。

（1）临床诊断及依据：经过专家诊断会讨论，该病例临床诊断为过敏性紫癜（IgA血管炎）。患儿因双侧小腿有出血性皮疹入院，伴有腹痛、消化道出血。并反复出现四肢疼痛，腹痛及臀部、双下肢、双手等部位对称性分布暗红色出血性皮疹。血常规检查结果提示血小板不低，排除血小板减少性紫癜。综上，临床诊断为过敏性紫癜（IgA血管炎）。

（2）分类诊断结论及依据：排除疫苗质量问题；排除接种事故；受种者接种麻腮风疫苗后所患的过敏性紫癜（IgA血管炎）不排除预防接种异常反应。

1）该儿童接种的麻腮风疫苗具有国家市场监督管理总局批签发证明，疫苗储存运输符合《疫苗储存和运输管理规范》要求，同批次疫苗接种后无其他同类异常反应报告。

2）接种操作符合《预防接种工作规范》要求。

3）患儿在接种疫苗后第3天出现过敏反应的临床表现，在时间关联上存在一致性。

4）有文献证据证明过敏性紫癜属接种麻腮风疫苗后发生的极罕见不良反应。综上，根据现有证据、病情资料和治疗效果，不能排除该儿童所患过敏样紫癜（IgA血管炎）与接种麻腮风疫苗之间因果关联。

机体损害等级评定依据：截至专家诊断会召开时，该受种者已痊愈。根据当地《预防接种异常反应补偿办法》，参照《医疗事故分级标准》，考虑机体损害等级为四级。

(3)分类诊断结论反馈：组织单位在做出调查诊断结论，完成预防接种异常反应调查诊断书后，及时将调查诊断书交给当事人，后续当事人无争议。依据当地补偿办法有关规定，按照机体损害级别对病例进行了补偿，同时告知不再接种同类疫苗，其他疫苗可按照免疫程序继续接种。

### 5.案例启示

(1)本案例临床诊断明确，为过敏性紫癜(IgA血管炎)。本案例体格检查时体表可见散在对称性分布暗红色出血性皮疹，有消化道出血的临床指征，治疗结束后症状出现反复说明对激素治疗具有依赖性，这些证据均可作为过敏性紫癜的临床诊断依据。

(2)本案例虽未获取麻腮风疫苗接种引起过敏性紫癜的直接证据，但通过调查、文献检索、专家讨论，综合判断得出不排除过敏样紫癜(IgA血管炎)与接种麻腮风疫苗之间的因果关联，可为同类疫苗接种后发生类似AEFI的病例分类诊断参考使用。

(3)本案例接报时间与患儿发病时间间隔较长，患儿家属未及时向接种单位报告AEFI。提示疾控机构及接种单位应加强对公众的疫苗知识健康教育，提高AEFI报告的及时性。

(4)在实际预防接种工作中，应加强对接种单位的技术指导，即使接种疫苗可能会引起不良反应，但也不可因噎废食，影响其他种类疫苗的接种。规范、及时的调查工作可以为分类诊断提供翔实的依据，使调查诊断结论更加准确。

## 第二节　急性播散性脑脊髓炎

### 1.病例摘要

男，12月18日(5周岁)接种麻腮风疫苗第2剂，第2天出现发热，最高38.5℃，体温可降至正常，间隔3~4小时体温复升，于家中自服感冒药物3天；同年12月22日于诊所就诊，初步诊断为流行性病毒感染，予抗病毒治疗；12月23日，前往医院就诊，输注药物3天；12月25日体温恢复正常；12月27日，出现精神弱，嗜睡症状，全天睡眠时间约20小时，能叫醒，对答正常。12月29日于医院住院治疗。体格检查：神清，较淡漠，精神弱，反应略迟钝，呼吸规律，双侧瞳孔等大等圆，四肢肌张力稍高，双下肢肌力Ⅳ

级，跟膝胫不合作。生理反射：腹壁反射(-)，提睾反射(+)，双侧膝腱反射(++)，跟腱反射(++)。脑膜刺激征：布鲁津斯基征(-)，巴宾斯基征(-)，颈项强直(+)。病理征：双侧巴宾斯基征(+)。颅脑MRI显示T2WI及FLAIR序列见双侧额顶叶白质区、双侧基底节及丘脑区、右侧小脑半球、脑干及双侧大脑脚区多发片状高信号影，大枕大池，双侧上颌窦、筛窦、蝶窦黏膜增厚。颈椎、胸椎MR：颈3-6、胸1、胸5-11椎体水平脊髓内可见稍长T1、稍长T2信号影，边界模糊。清醒脑电图示：枕区慢波增多，中-高电位2~4c/s δ θ波波形，波形欠佳，两半球大致对称，视反应部分抑制。血及脑脊液：均未出现IgG型寡克隆区带-脑脊液免疫球蛋白G(CSF IgG)阴性，血清IgG阴性，培养5天无菌生长。实验室检查：EBNA-IgG阳性，HBsAb 18.969mIU/mL，ANA、SSA阴性，9种呼吸道病原体抗体IgM联检、EV71等阴性。脑脊液常规：外观清，细胞总数100.0/mm$^3$、红细胞数33.0/mm$^3$、白细胞数67.0/mm$^3$、多个核细胞2.0mm$^3$、单个核细胞65.0mm$^3$、新型隐球菌荚膜抗原(-)、氯121.9mmol/L，GLU 3.39mmol/L、LDH 22U/L、Pro 326.0mg/L、乳酸1.64mmol/L、EBVCA-Ig阴性，EBNA-IgG阳性，COX-IgM、COX-IgG、HSV-IgM Ⅰ、HSV-IgM Ⅱ阴性；TB阴性。肌电图诱发电位报告：四肢体感通路检测提示四肢皮层段异常；左侧Hr未引出，余神经电图及肌电图检测未见异常。颅脑CT：右额部局限脑沟增宽，枕大池增宽。胸部X线片：双侧肺纹理增重，右侧肋膈角变钝。入院后予减轻脑水肿，保护脑神经，更昔洛韦抗病毒，地塞米松抗感染治疗。次年1月1日嗜睡好转；1月2日考虑急性播散性脑脊髓炎，予静脉注射免疫球蛋白2g/kg抗感染，甲泼尼龙冲击治疗并逐渐减量至20mg，每天1次，维持内环境稳定等治疗；1月7日共济失调好转；1月11日双下肢肌力好转；1月16日复查清醒脑电图正常，颅脑MRI示原病变较前大部分消失好转，原颈段脊髓、胸段脊髓病变较前明显好转；1月19日未诉不适，左足单独跳起欠佳，左下肢肌力Ⅳ+级，同天转入同院康复病房继续治疗，予运动疗法、震动起立床等治疗，神经营养药物治疗促进神经修复。于康复病房住院10天，经综合康复治疗，患儿体温正常，精神运动较前改善出院。出院诊断：急性播散性脑脊髓炎。患儿家属否认既往病史、过敏史、家族史。

## 2.病例报告

患儿住院期间医生了解到患儿疫苗接种史，建议家属联系接种单位咨询，接种单位接到家属报告后，向辖区CDC报告并进行网络报告。辖区CDC接到接种单位报告后，立即向上级CDC及辖区卫生行政部门报告。

## 3. 调查处置

接种单位接到报告后告知家属积极配合治疗，密切观察受种者症状、体征变化，及时反馈患儿病情转归情况。省级CDC会同辖区CDC接到报告后于48小时内对病例开展流行病学调查，核实免疫服务、接种实施情况、病例既往史、疫苗接种史、主要症状体征、实验室检查结果及诊断、同批次疫苗使用及反应报告情况。辖区CDC指导接种单位做好患儿家属的安抚工作。

(1)疫苗及接种情况：本次接种的麻腮风疫苗为政府集中采购的免疫规划疫苗，疫苗冷藏储运符合规定，于有效期内使用，该接种门诊同批次其他疫苗外观性状未发现异常，接种操作流程符合《预防接种工作规范》。截至调查当天，辖区同批次疫苗未报告同类不良反应。

(2)既往免疫史：该儿童既往接种15种疫苗，共30剂次。卡介苗1剂次，乙肝疫苗3剂次，脊髓灰质炎疫苗4剂次，百白破疫苗4剂次，麻疹疫苗1剂次，麻腮风疫苗1剂次，A群流脑多糖疫苗2剂次，AC群流脑多糖疫苗1剂次，乙脑减毒活疫苗2剂次；甲肝灭活疫苗2剂次，水痘疫苗2剂次，流感疫苗1剂次，Hib疫苗3剂次，轮状病毒疫苗2剂次，23价肺炎疫苗1剂次。既往无预防接种异常反应史。

## 4. 调查诊断

辖区CDC在收集全部资料后组织召开了预防接种异常反应调查诊断专家会，从省级和辖区预防接种异常反应诊断专家库中选取神经内科、儿科、流行病学等专业5名专家组成调查诊断专家组。

(1)临床诊断及依据：经过专家诊断会讨论，该病例临床诊断为急性播散性脑脊髓炎。

1)间断发热，精神弱，嗜睡，存在意识障碍、运动障碍、共济失调表现，肌张力增高，腱反射活跃，颈项强直(+)，双侧巴宾斯基征(+)。

2)清醒脑电图示枕区慢波增多(中-高电位2~4c/s δ θ波)；颅脑MRI示T2WI及FLAIR序列见双侧额顶叶白质区、双侧基底节及丘脑区、右侧小脑半球、脑干及双侧大脑脚区多发片状高信号影，大枕大池；颈椎、胸椎MR示颈3-6、胸1、胸5-11椎体水平脊髓内可见稍长T1、稍长T2信号影，边界模糊。

3)脑脊液常规显示细胞总数100.0/$mm^3$、红细胞33.0/$mm^3$、白细胞67/$mm^3$，血脑脊液自身免疫性脑炎、副肿瘤综合征相关抗体及寡克隆带检测未见异常。

4)经静脉输注丙种球蛋白、大剂量激素及对症等治疗后，患儿病情明显好转。

(2)分类诊断结论及依据:排除疫苗质量事故;排除预防接种事故,受种者接种麻腮风疫苗后所患的急性播散性脑脊髓炎不排除预防接种异常反应。

1)急性播散性脑脊髓炎是广泛累及脑和脊髓白质为主的急性炎症性脱髓鞘疾病,除特发性外,通常发生在病原微生物感染、疫苗接种、使用某些特定药物及其他(应急、创伤、手术等)之后。急性播散性脑脊髓炎发病机制尚不明确,一般认为是由T淋巴细胞介导的自身免疫性疾病。患儿的临床症状和实验室检查结果符合急性播散性脑脊髓炎的临床诊断。

2)该患儿现有检查结果除血脑EB-IgG阳性外,未发现病原微生物感染的依据;否认特定药物使用,以及应急、创伤、手术外伤等病史。

3)一般认为前驱事件(感染或接种疫苗等)与急性播散性脑脊髓炎发病一般间隔2~30天,本例患儿接种后9天出现神经系统症状,符合可能发病的间隔。

4)该患儿接种的疫苗质量合格,同期其他受种者无类似反应。

5)接种单位为辖区卫生行政部门指定的预防接种门诊,接种人员有资格证。疫苗接种符合《预防接种工作规范》的要求。

根据现有资料、病情转归和治疗效果,不能排除该患儿所患急性播散性脑脊髓炎与接种麻腮风疫苗之间的因果关联。

机体损害等级评定依据:截至专家诊断会召开时,该受种者已痊愈。根据当地《预防接种异常反应补偿办法》,参照《医疗事故分级标准》,考虑机体损害等级为四级。

(3)分类诊断结论反馈:组织单位在做出调查诊断结论,完成预防接种异常反应调查诊断书后,及时将调查诊断书交给当事人,后续当事人无争议。依据当地补偿办法有关规定,按照机体损害级别对病例进行了补偿,同时告知不再接种同类疫苗,其他疫苗可按照免疫程序继续接种。

## 5.案例启示

(1)案例明确的临床诊断是关键点。研究表明,急性播散性脑脊髓炎的临床表现多样,神经体征包括锥体征、共济失调、脑干症状、视神经炎和脊髓炎,非典型体征包括发热、脑膜炎和癫痫发作。在神经系统症状出现之前,前驱症状平均持续3~4天。本病例发病早期仅发热,并未出现神经相关症状,诊疗主要围绕降温和流行性病毒感染治疗开展。

(2)不能早期识别可能延误治疗,甚至影响预后。所以应组织临床医师参加诊断专家的相关培训,提高临床医师对AEFI的认识和敏感度,提升整体分类诊断水平。

# 第三节 多形红斑

## 1.病例摘要

男，8月26日(9月龄)接种第1剂麻腮风疫苗后，观察30分钟无异常。8月29日患儿发热，最高体温39.2℃，就诊于医院急诊，予布洛芬口服后体温降至正常。9月3日患儿面部、手部、躯干均出现红斑、斑丘疹，未就诊，居家观察。因皮疹逐渐增多增大扩展至周身，9月8日在A医院住院治疗，现病史：入院前5天发热，后面部、躯干出现红斑、斑丘疹，无鳞屑，未予重视，未曾治疗，后病情加重皮疹渐扩展至周身，皮肤科门诊考虑多形红斑。体格检查：体温36.6℃，面颊、躯干、四肢、双手足可见大量红色斑疹，斑丘疹，部分皮疹呈靶形损害，色鲜红，中央暗紫色，未见明显水疱；生殖器未见明显糜烂渗出。9月8日血常规：白细胞$4.82\times10^9$/L，淋巴细胞比率74.1%，单核细胞比率9.5%，中性粒细胞比率9.8%；血生化：二氧化碳16.4mmol/L(参考范围22~29mmol/L)；阴离子隙21.3mmol/L(参考范围8~16mmol/L)；葡萄糖8.17mmol/L(参考范围3.9~6.1mmol/L)；$\beta_2$-微球蛋白3.85mg/L(参考范围0.8~2.2mg/L)；球蛋白16.6g/L(参考范围28~35g/L)；腺苷脱氨酶37.6U/L(参考范围4~24U/L)；间接胆红素0.80μmol/L(参考范围3.4~10.3μmol/L)；AST 51U/L(参考范围15~40U/L)；乳酸脱氢酶506U/L(参考范围120~300U/L)；α-羟丁酸脱氢酶377U/L(参考范围72~182U/L)；高密度脂蛋白胆固醇0.79mmol/L(参考范围>1.45mmol/L)；载脂蛋白A-1 94mg/dL(参考范围104~202mg/dL)；降钙素原0.13ng/mL(参考范围0~0.05ng/mL)。食物过敏原IgG：鸡蛋55.95U/mL(+1级)(参考范围<50)；牛奶199.24U/mL(+2级)(参考范围<50)；燕麦85.51U/mL(+1级)(参考范围<50)；菠萝84.47U/mL(+1级)(参考范围<50)；白软干酪99.87U/mL(+1级)(参考范围<50)。食物过敏原IgE定量、吸入过敏原IgE定量检查结果均在参考范围。乙肝五项、丙型肝炎(简称“丙肝”)抗体、梅毒抗体、HIV-Ab：HBsAb 441.613IU/L(参考范围<10IU/L)，其他项目均在参考范围。肺炎支原体抗体、柯萨奇病毒IgM、IgG抗体、EB病毒IgM、IgG抗体、巨细胞病毒IgM抗体、单纯疱疹病毒Ⅰ/Ⅱ IgM、IgG抗体，CMV-DNA、EBV-DNA、Mp-DNA、HSV-DNA等均阴性。IgG、IgA、IgM、IgE、C3、C4、ASO结果：C4 0.47g/L，其他项目均在参考值范围。超声心动图：卵圆孔未闭。各心腔内径均在正常范围内。房间隔中部可见少量左向右分流血流，分流束宽度约3mm。室间隔连续未见明显中断。彩色多普勒超声(CDFI)检查：双颈部、腋下、腹股沟多发淋巴结

可见。双颈部均可见大小不等均匀低回声结节,最大约14mm×6mm。CDFI:结节内可检出分支状血流信号。双腋下均可见大小不等均匀低回声结节,最大约10mm×4mm。CDFI:结节内可检出分支状血流信号。双腹股沟区均可见大小不等均匀低回声结节,最大约5mm×3mm。CDFI:结节内可检出分支状血流信号。9月11日血常规:WBC 11.91×$10^9$/L,N% 24.8%,L% 65.3%,M% 9.5%,E% 0.2%,L 7.78×$10^9$/L,M 1.13×$10^9$/L,平均红细胞血红蛋白含量26.50pg,PLT 597.0×$10^9$/L,PCT 0.541%。9月14日肝脏增大,脾肾未见明显异常。

入院后给予甲泼尼龙静脉滴注,抗感染、抗过敏、调节免疫治疗,后皮疹逐渐好转;予奥美拉唑保护胃黏膜,马来酸氯苯那敏、蒲地蓝抗过敏、消炎、止痒,儿童中性粒细胞数明显少于正常值,考虑存在粒细胞减少,予利可君增加白细胞;儿童双肺呼吸音粗、咽红,予干扰素雾化;予乳酸钙补钙,予赖氨肌醇维$B_{12}$口服液调节免疫,予外用药、激光、湿敷、药浴等物理对症治疗。9月15日儿童病情较前明显好转出院,出院诊断:①多形红斑;②上呼吸道感染;③粒细胞减少。受种者曾患房间隔缺损,否认过敏史、家族病史。

## 2.病例报告

患儿发病当年12月22日接种单位接到家属报告,接报当天向辖区CDC报告并进行网络报告。辖区CDC接到报告后,经过初步核实接种麻腮风疫苗后出现多形红斑,立即向上级CDC和辖区卫生行政部门报告。

## 3.调查处置

接种单位接报后首先询问患儿当前健康状况,告知患儿家属需经过异常反应分类诊断确认本次患病是否与疫苗接种有关,嘱咐家属收集准备就医记录并保持电话畅通。辖区CDC接到报告后48小时内开展流行病学调查,重点收集患儿既往病史、现病史、检查、临床诊断、治疗情况和预防接种相关资料,与患儿家属仔细询问患儿当前健康状况及接种疫苗后发病就医经过等内容,并告知家属异常反应分类诊断的规范流程。辖区CDC指导接种单位做好患儿家属的安抚工作。

(1)疫苗及接种情况:本次接种的麻腮风疫苗为政府集中采购的免疫规划疫苗,疫苗储存运输符合规定,效期内使用,该接种门诊同批次其他疫苗外观性状未发现异常,接种操作流程符合《预防接种工作规范》。截至12月22日,辖区同批次疫苗未报告同类不良反应。

(2)既往免疫史：该儿童既往接种3种疫苗，共5剂次，其中卡介苗1剂次、乙肝疫苗3剂次、DPT+IPV+Hib五联疫苗1剂次。既往无预防接种异常反应史。

## 4.调查诊断

辖区CDC在收集全部资料后组织召开了预防接种异常反应调查诊断专家会，从辖区预防接种异常反应诊断专家库中选取儿科、皮肤科、呼吸科、流行病学等专业5名专家组成调查诊断专家组。

(1)临床诊断及依据：经过专家诊断会讨论，该病例临床诊断为多形红斑等。面颊、躯干、四肢、双手足可见大量红色斑疹，斑丘疹，部分皮疹呈靶形损害，色鲜红，中央暗紫色，未见明显水疱。

(2)分类诊断结论及依据：排除疫苗质量问题；排除接种事故；受种者接种麻腮风疫苗后所患的多形红斑不排除预防接种异常反应，即可能与疫苗相关。

1)该儿童接种的麻腮风疫苗具有国家市场监督管理总局批签发证明，疫苗储存运输符合《疫苗储存和运输管理规范》要求，接种操作符合《预防接种工作规范》要求。

2)存在时间关联性，患儿在接种疫苗后第8天出现面部、手部、躯干均出现红斑、斑丘疹的临床表现。

3)文献研究证明，接种疫苗与全身皮肤超敏反应有关，可引发多形红斑等极罕见不良反应。

综上，结合病史、检查结果及治疗、随访情况，不能排除该儿童所患多形红斑与接种麻腮风疫苗之间的因果关联。

机体损害等级评定依据：截至专家诊断会召开时，该受种者已痊愈。根据当地《预防接种异常反应补偿办法》，参照《医疗事故分级标准》，考虑机体损害等级为四级。

(3)分类诊断结论反馈：组织单位在做出调查诊断结论，完成预防接种异常反应调查诊断书后，及时将调查诊断书交给当事人，后续当事人无争议。依据当地补偿办法有关规定，按照机体损害级别对病例进行了补偿，同时告知不再接种同类疫苗，其他疫苗可按照免疫程序继续接种。

## 5.案例启示

(1)本案例病因较为明确。多形红斑主要与感染、药物、疫苗接种等因素有关。患儿查体见红斑、斑丘疹，实验室检查存在粒细胞减少等免疫系统异常表现，不存在细菌、病毒等感染情况，对激素治疗有效。病史中唯一的相关数据是接种过麻腮风疫苗。

通过调查取证、文献检索、专家讨论，综合判断得出不排除多形红斑与接种麻腮风疫苗之间的因果关联。该案例可为同类疫苗接种后发生相似AEFI提供分类诊断参考。

（2）受种方与接种方均应在接种前充分沟通。本例患儿IgG检测显示对鸡蛋、牛奶、燕麦、菠萝、白软干酪有过敏反应，麻腮风疫苗中不包含个体过敏的食物成分，因此，IgG检测显示的食物不耐受或过敏不会影响疫苗的接种。此外，即使疫苗中不含过敏成分，个体在过敏发作期或健康状况不佳时也可能不适合接种疫苗。所以，在决定接种麻腮风疫苗之前，建议咨询专业医生或疫苗接种机构的意见，并根据个体的具体情况进行综合评估。

（3）接种后注意事项告知同样重要。本例中患儿发热后面部、躯干出现红斑、斑丘疹，未予重视，未曾治疗，因病情持续加重皮疹扩展至周身才至医院就诊。提示疾控机构及接种单位在预防接种时应详细告知受种者或监护人疫苗接种后可能发生的不良反应及注意事项等，做到早发现、早报告、早处理。

# 第四节　免疫性血小板减少症

## 1.病例摘要

女，于5月30日（8月龄）接种麻腮风、乙脑疫苗第1剂，6月14日接种百白破疫苗第3剂后，6月18日颜面部出现少许针尖大小出血点，逐渐波及至躯干及四肢。6月19日至6月24日在本地医院住院治疗，6月19日血常规示：Hb 113g/L，WBC $7.76\times10^9$/L，N% 19.6%，L% 68.7%，M% 5.3%，E% 4.5%，PLT $12\times10^9$/L，CRP<2.5mg/L。体格检查无肝脾、淋巴结肿大。抗核抗体系列、血小板抗体系列均阴性。肺炎支原体抗体、EB病毒抗体、人细小病毒B19抗体检测均阴性。予人免疫球蛋白共2g/kg静脉滴注封闭血小板抗体，血小板计数很快升至正常，查血小板抗体（-），诊断免疫性血小板减少症。共住院5天，未见活动性出血，末次血小板$190\times10^9$/L。受种者家属否认疾病史、过敏史、家族病史。

## 2.病例报告

7月28日，受种者家属到接种单位反映该儿童接种疫苗后颜面部出现小出血点，逐渐波及躯干、四肢，诊断免疫性血小板减少症，目前已出院痊愈。家属认为患儿出现的免疫性血小板减少症与接种疫苗有关，要求予以解释。接种单位接报当天向辖区CDC报告并进行网络报告。

## 3.调查处置

接种单位告知家属继续密切观察受种者症状、体征变化,病情如有进展及时到正规医疗机构就诊,并与接种单位保持密切联系。同时告知受种者家属预防接种异常反应调查诊断程序,安抚家属情绪,通知家属提交该儿童住院病历等资料。辖区CDC接到报告后48小时内对病例开展流行病学调查,核实受种者出现的症状、时间、病情进展、就诊情况及转归,告知患儿家属出院后复印门诊及住院病历,尤其是各种检查的报告、化验单等,然后交给接种单位排期上会。

(1)疫苗及接种情况:本次接种的麻风腮疫苗为政府集中采购的免疫规划疫苗,疫苗储存运输符合规定,于有效期内使用,该接种门诊同批次其他疫苗外观性状未发现异常,接种操作流程符合《预防接种工作规范》。截至6月14日,辖区同批次疫苗未报告同类不良反应。

(2)既往免疫史该儿童既往接种5种疫苗,共10剂次。包括卡介苗1剂次、乙肝疫苗3剂次、IPV2剂次、OPV1剂次、A群流脑1剂次、百白破2剂次,均未发生不良反应。

## 4.调查诊断

辖区CDC在收集全部资料后组织召开了预防接种异常反应调查诊断专家会,从省级和辖区预防接种异常反应诊断专家库中选取免疫科、皮肤科、血液科、肾内科等专业5名专家组成的调查诊断专家组。

(1)临床诊断及依据:经过专家诊断会讨论,该病例临床诊断为免疫性血小板减少症。6月19日血常规检查显示血小板明显减少,PLT $12\times10^9$/L;血红蛋白正常,白细胞总数及分类大致正常。经过静脉注射人用免疫球蛋白治疗,血小板迅速恢复正常,未再复发。

(2)分类诊断结论及依据:排除疫苗质量问题;排除接种事故;受种者接种麻腮风疫苗后所患免疫性血小板减少症不排除预防接种异常反应。

1)免疫性血小板减少症是一种获得性自免疫性出血性疾病,目前认为发病原因大多与感染有关,极少数也可能由接种疫苗造成。特别是由麻疹-风疹-腮腺炎、流行性病毒感染、乙肝、人乳头瘤病毒、水痘-带状疱疹、无细胞百日咳-白喉-破伤风、脊髓灰质炎和肺炎球菌等疫苗引起的比较多,机制可能是疫苗通过分子拟态、表位扩散和多克隆激活导致免疫性血小板减少症。

2）本病例发病前接种3种疫苗，其中发病前19天接种麻腮风疫苗、乙脑疫苗第1剂，发病前5天曾接种百白破疫苗，国家卫生健康委员会印发的《预防接种异常反应补偿范围参考目录及说明》（2020年版）也倾向于支持含麻疹成分疫苗与免疫性血小板减少症存在因果关系（接种疫苗至疾病发生常见时间范围为7~30天），考虑麻腮风疫苗接种与免疫性血小板减少症存在因果关联可能性大。

3）现有资料显示受种者发病前无上呼吸道感染及腹泻病史，入院后所查各种病毒阴性。抗核抗体系列均阴性。

4）该受种者接种的麻腮风疫苗为政府集中采购的免疫规划疫苗，疫苗储存运输符合规定。

5）接种单位为辖区卫生行政部门指定的预防接种门诊，接种人员具有资格证。疫苗接种符合《预防接种工作规范》的要求。

综上所述，根据现有资料、病情进展和治疗效果，不能排除该受种者所患免疫性血小板减少症与接种麻腮风疫苗之间的因果关系。

机体损害等级评定依据：截至专家诊断会召开时，该受种者已痊愈。根据当地《预防接种异常反应补偿办法》，参照《医疗事故分级标准》，考虑机体损害等级为四级。

（3）分类诊断结论反馈：组织单位在做出调查诊断结论，完成预防接种异常反应调查诊断书后，及时将调查诊断书交给当事人，后续当事人无争议。依据当地补偿办法有关规定，按照机体损害级别对病例进行了补偿。同时告知不再接种同类疫苗，其他疫苗可按照免疫程序继续接种。

## 5.案例启示

（1）偶合症判定依据必须要充分。免疫性血小板减少症，发病原因大多与感染有关，应注意详细调查病例发病前是否有过除疫苗株以外的细菌或病毒等病原体感染的临床表现，并注意收集一些相关的实验室检测资料，这些诊断资料对于判断是否是偶合症至关重要。

（2）资料收集要全面。由于自身免疫性疾病也可以继发免疫性血小板减少症，除了调查感染因素外，调查员还需要重点收集病例自身免疫性疾病的相关证据和临床资料，该病例抗核抗体系列均阴性，基本可以排除自身免疫性疾病，也从侧面证明受种者接种麻腮风疫苗后所患的免疫性血小板减少症不能排除预防接种异常反应。

# 第十一章 接种乙脑减毒活疫苗后的AEFI

## 第一节　右上臂良性钙化瘤

### 1.病例摘要

女,4月8日(6岁)接种乙脑减毒活疫苗第3针,2个月后家属发现儿童右上臂接种部位出现约豌豆大小的硬结,接种医生嘱其热敷治疗观察,效果不理想。发病后第2年1月20日就诊于A医院。主诉:发现右上臂肿物约1.5年,于入院前2年左右右上臂注射疫苗后发现肿物,约豌豆大小,不伴疼痛,皮肤无破溃。随患儿生长发育,肿物逐渐长大,未予特殊诊治,为求治疗来我院。体格检查:右侧上臂外侧皮下肿物,稍突出体表,局部皮肤颜色正常,皮肤无破溃,大小约2.5cm×2.5cm,质韧,压痛阴性,边界清,活动度差。入院诊断:右上臂肿物。1月21日实施右上臂肿物切除术,手术顺利,术后病理诊断:(右上臂)钙化上皮瘤伴异物巨细胞反应。免疫组化:Ki67(-)、CD68(+)。超声提示:右上臂皮下实性结节——钙化上皮瘤? 1月24日治愈出院,出院诊断:右上臂钙化上皮瘤。患儿既往无过敏史、无患病史和无家族史。

### 2.病例报告

该儿童发病当年12月接种单位接到家属报告,接报当天向辖区CDC报告,并按照一般反应进行网络报告。发病后第2年1月接种单位接到家属反馈因局部肿物住院治疗后,立即向辖区CDC再次进行报告,经调查后辖区CDC进行了网络订正报告。

### 3.调查处置

发病当年12月接种单位接报后询问病情,测量硬结大小,考虑为接种局部硬结一般反应,嘱咐可以热敷,后续病情进展及时就医。发病后第2年1月辖区CDC在接到该病例住院治疗后,48小时内对病例开展流行病学调查,了解病例既往病史、现病史、检查、临床诊断、治疗及预后情况；对疫苗及疫苗接种情况进行了调查。

(1)疫苗接种情况：本次接种的乙脑减毒活疫苗为政府集中采购的免疫规划疫苗，疫苗储存运输符合规定，于有效期内使用，接种操作流程符合《预防接种工作规范》。截至调查当天辖区同批次疫苗均未报告同类不良反应。

(2)既往免疫史。该儿童既往接种10种疫苗，共23剂次，包括卡介苗1剂次、乙肝疫苗3剂次、脊髓灰质炎疫苗4剂次、百白破疫苗4剂次、麻疹疫苗1剂次、麻腮风疫苗2剂次、A群流脑疫苗2剂次、AC群流脑疫苗2剂次、乙脑疫苗2剂次、甲肝疫苗2剂次。既往无预防接种异常反应史。

## 4.调查诊断

辖区CDC在收集齐全部有关资料后组织召开了预防接种异常反应调查诊断专家会，从辖区预防接种异常反应诊断专家库中选取外科、儿科、皮肤科、流行病学等专业5名专家组成调查诊断专家组。

(1)临床诊断及依据：经过专家诊断会讨论，该病例临床诊断为右上臂良性钙化瘤。接种疫苗后2个月出现局部硬结。住院主诉发现右上臂肿物1.5年余。体格检查：右侧上臂外侧皮下肿物，稍突出体表，局部皮肤颜色正常，皮肤无破溃，大小约2.5cm×2.5cm，质韧，压痛阴性，边界清，活动度差。术后病理诊断：(右上臂)钙化上皮瘤伴异物巨细胞反应。免疫组化：Ki67(-)、CD68(+)。超声提示：右上臂皮下实性结节——钙化上皮瘤？

(2)分类诊断结论及依据：排除疫苗质量事故；排除接种事故；受种者接种乙脑减毒活疫苗后所患右上臂良性钙化瘤不排除预防接种异常反应。

1)钙化上皮瘤又称毛母质瘤，是源自向毛母质细胞分化的原始上皮胚芽细胞的一种良性肿瘤。多见于女性，通常在儿童期或青年期发病，发病高峰期女性为5～15岁，男性为5岁。本病病因不明确，有研究发现可能与18-三体综合征、强直性肌营养不良有关，也有学者认为局部刺激可能为本病诱因。

2)接种时间为4月8日，接种后2个月左右发现硬结；病情进展期间右上臂硬结位置无其他注射史，右上臂病变发生部位即为乙脑减毒活疫苗接种部位。

3)该儿童接种的乙脑减毒活疫苗具有国家市场监督管理总局批签发证明。同期其他受种者无类似反应。

4)接种单位为辖区卫生行政部门指定的预防接种门诊，接种人员有资格证。疫苗接种符合《预防接种工作规范》的要求。

根据现有资料、病情资料和治疗效果，不能排除该儿童所患右上臂良性钙化瘤与接种乙脑减毒活疫苗之间的因果关联。

机体损害等级评定依据：召开专家诊断会时该儿童所患右上臂良性钙化瘤已基本痊愈，考虑机体损害等级为四级。

(3)分类诊断结论反馈：组织单位在做出调查诊断结论，完成预防接种异常反应调查诊断书后，及时将调查诊断书交给当事人，后续当事人无争议。依据当地补偿办法有关规定，按照机体损害级别对病例进行了补偿。同时告知其他疫苗可按照免疫程序继续接种，接种部位避开病变部位。

## 5.案例启示

(1)病例从发硬结到向接种单位报告间隔约半年时间，反映家属对接种后一般反应的重视程度不够，我们需要加强对儿童家属的健康教育，及时发现接种后不良反应病例。

(2)本病例6岁儿童，局部硬结从发现到确诊右上臂良性钙化瘤进行手术治疗间隔约1年半时间，中间病史是流行病学调查的难点。我们应加强医疗机构、医保部门合作开展流调，明确病例病情进展过程中的就诊情况。

# 第十二章
# 接种水痘疫苗后的AEFI

## 第一节　免疫性血小板减少症

### 一、病例1

#### 1.病例摘要

男，4月16日（4岁）接种水痘疫苗第2剂次，接种当年4月20日出现鼻出血及皮肤瘀斑，4月25日晚鼻腔大量出血，于4月26日凌晨入院就诊，鼻腔填塞后收入院。体格检查：无肝、脾、淋巴结肿大。入院时血常规：Hb 119g/L，WBC $12.81\times10^9$/L，N% 54%，M% 6.7%，L% 37.8%，PLT $9\times10^9$/L，CRP 23mg/L，血小板明显减低，血红蛋白正常、白细胞总数及分类正常，应用丙种球蛋白2g/kg治疗后，血小板逐渐上升。住院期间患儿间断鼻出血，量中等，出现血红蛋白逐渐减低，最低为75g/L，予按压止血、保护脏器对症治疗，应用酚磺乙胺、左卡尼汀、双歧杆菌、匹多莫德、丙种球蛋白2g/kg后，血小板逐渐恢复。5月2日血常规：血红蛋白83g/L，网织红细胞5.95%，PLT $136\times10^9$/L，病情好转，家属要求出院。出院诊断：①免疫性血小板减少症；②中度贫血；③鼻出血。患儿家属否认既往病史、过敏史、家族病史。

#### 2.病例报告

患儿家属起初认为患儿症状并不严重，未考虑与接种疫苗有关，后看到新闻报道问题疫苗事件，于发病当年8月24日联系接种单位咨询，接种单位接到家属报告后，向辖区CDC报告并进行网络报告。考虑患儿存在血小板减少，辖区CDC立即向上级CDC及辖区卫生行政部门报告。

### 3.调查处置

接种单位向家属耐心解释患儿接种的疫苗为政府集中采购，且储存运输过程都符合相关规定，解答家属疑虑。在省级CDC指导下，辖区CDC接到报告后于48小时内对病例开展流行病学调查，核实免疫服务、接种实施情况、病例既往史、疫苗接种史、主要症状体征、实验室检查结果及诊断、同批次疫苗使用及反应报告情况。

(1)疫苗及接种情况：本次接种的水痘疫苗为政府集中采购的免疫规划疫苗，疫苗冷藏储运符合规定，效期内使用，该接种门诊同批次其他疫苗外观性状未发现异常，接种操作流程符合《预防接种工作规范》。截至调查当天，辖区同批次疫苗未报告同类不良反应。

(2)既往免疫史：该儿童既往接种过13种疫苗，共24剂次。卡介苗1剂次、乙肝疫苗3剂次、脊髓灰质炎灭活疫苗4剂次、脊髓灰质炎减毒活疫苗1剂次、百白破疫苗4剂次、麻疹疫苗1剂次、麻腮风疫苗1剂次、A群流脑疫苗2剂次、AC群流脑疫苗1剂次、乙脑疫苗2剂次、甲肝疫苗2剂次、水痘疫苗1剂次、Hib疫苗1剂次。既往无预防接种异常反应史。

### 4.调查诊断

辖区CDC在收集全部资料后组织召开了预防接种异常反应调查诊断专家会，从省级和辖区预防接种异常反应诊断专家库中选取儿科、儿童血液科、耳鼻喉科、流行病学等专业5名专家组成调查诊断专家组。

(1)临床诊断及依据：经过专家诊断会讨论，该病例临床诊断为免疫性血小板减少症。

1)该患儿4月20日开始出现鼻出血及皮肤瘀斑，4月25日晚鼻腔大量出血。入院时PLT $9\times10^9/L$，入院后血红蛋白逐渐减低，最低为75g/L。

2)应用丙种球蛋白2g/kg治疗后，血小板逐渐上升，治疗效果明显。

(2)分类诊断结论及依据：排除疫苗质量事故；排除预防接种事故，受种者接种水痘疫苗后所患的免疫性血小板减少症不排除预防接种异常反应。

1)根据国家卫生健康委员会(原卫生部)《过敏性紫癜等6种疾病诊疗指南》，免疫性血小板减少症偶见于注射活疫苗后发病。该儿童接种的水痘疫苗为减毒活疫苗，本次是第2次接种，出现免疫应答时间可能较首剂次提前。

2)根据疫苗说明书和《中华人民共和国药典》，水痘疫苗可能引起局部疼痛、触痛、一过性发热、一过性皮疹，过敏性皮疹、过敏性休克、过敏性紫癜、血小板减少性紫癜等不良反应。

3)该患儿接种的疫苗质量合格，同期其他受种者无类似反应。

4)接种单位为辖区卫生行政部门指定的预防接种门诊，接种人员有资格证。疫苗接种符合《预防接种工作规范》的要求。

根据现有资料、病情转归和治疗效果，不能排除该儿童所患免疫性血小板减少症与接种水痘疫苗之间存在因果关联。

机体损害等级评定依据：截至专家诊断会召开时，该受种者已痊愈。根据当地《预防接种异常反应补偿办法》，参照《医疗事故分级标准》，考虑机体损害等级为四级。

(3)分类诊断结论反馈：组织单位在做出调查诊断结论，完成预防接种异常反应调查诊断书后，及时将调查诊断书交给当事人，后续当事人无争议。依据当地补偿办法有关规定，按照机体损害级别对病例进行了补偿，同时告知不再接种同类疫苗，其他疫苗可按照免疫程序继续接种。

### 5.案例启示

(1)免疫性血小板减少症可能存在多种诱发因素，确定发病与疫苗接种时间间隔及发病前是否存在其他感染等因素是因果关联性判定的关键。本例患儿的临床诊治过程中未明确接种疫苗前后有无感染。

(2)患儿接种第1剂次水痘疫苗时未出现预防接种异常反应，且免疫性血小板减少多发生于注射后15~35天，患儿接种第2剂次后4天即出现鼻出血及皮肤瘀斑症状，可能与免疫应答时间提前有关。

(3)同时也应加强对受种者家属的健康教育，告知家属接种疫苗后注意观察患儿的身体状况，出现异常及时联系接种门诊，并到正规医院进行诊治。

## 二、病例2

### 1.病例摘要

女，3月17日(12月龄)接种水痘减毒活疫苗(以下简称“水痘疫苗”)第1剂，4月2日接种EV71疫苗第2剂。4月10日7时发现臀部偶见针尖样出血点，15时发现双下肢有出血点，且明显增多。4月11日就诊于当地A医院，血小板$9\times10^9/L$；纤维蛋白原(FIB)1.30g/L。随即前往当地B医院住院治疗。入院时体格检查，皮肤黏膜、颜面及四肢可见散在出血点，以双下肢为著，双下肢可见散在瘀点及瘀斑，大者约6cm×7cm。血常规：WBC $7\times10^9$/L、PLT $9\times10^9$/L。血生化、乳酸脱氢酶同工酶电泳、血清蛋白电泳、血清IgE 238.40IU/mL、FER 13.37ng/mL，其他项目IgG、IgA、IgM、C3、C4、叶酸、维生素$B_{12}$均在参考范围内。D-二聚体、血清ANA、Sm、SSA、双链DNA(dsDNA)结果均在参考范围内。血流式细胞：CD3+CD8+31.77%、4/8比1.33，其他项目均在参考范围。人细小病毒B19 IgG、IgM抗体检测结果均阴性。呼吸道病原体IgM 9项结果均阴性。肝炎全项、HIV抗体、梅毒抗体筛查：HBsAb(+)，其他项目均在参考范围。尿常规+尿流式+离心结果均在参考范围。肺炎链球菌抗原检测阴性。便常规：黄褐色软便，其他项目均在参考范围。心电图、超声心动图、胸部X线片未见异常。腹部、肾脏、睾丸、腹股沟彩超：肝内胆管扩张、左侧斜疝、脾肾睾丸未见异常。腹部彩超：肝内胆管扩张、胆总管扩张。予丙种球蛋白1g/kg冲击治疗，酚磺乙胺止血治疗，保护脏器、调节免疫及其他对症治疗，监测血小板增至正常，4月15日血小板$147\times10^9$/L，体温正常，4月16日自动出院，嘱口服左卡尼汀，定期监测血小板。出院诊断为免疫性血小板减少症，左侧腹股沟斜疝。

4月21日当地A医院查PLT $66\times10^9$/L，血小板数比一周前出院时明显减少。4月23日再次返回当地B医院。体格检查：双下肢可见陈旧性出血点，PLT $83\times10^9$/L，给予利可君0.5粒，每天3次×3天治疗。4月25日查PLT $44\times10^9$/L，血小板数继续减少。4月30日查PLT $24\times10^9$/L，再次于当地B医院住院治疗。体格检查：全身出现少量散在针尖大小出血点，出血点呈逐渐增多趋势，左前臂出现1.5cm×1.5cm大小紫色瘀斑。血生化、血清蛋白电泳、乳酸脱氢酶同工酶电泳、尿常规+尿流式+离心、便常规均在参考范围。骨髓检验：不除外免疫性血小板减少，请结合血小板自身抗体检测进一步诊断。碱性磷酸酶染色：阳性率2%，积分2分。骨髓涂片PAS染色：未见原始细胞增多，内对照正常。骨髓铁染色：外铁(+)，内铁阳性率10%。骨髓流式细胞免疫荧光分析、骨髓免疫组织化学染色、骨髓细胞染色体核型分析、人血小板生成素、血小板自身抗体未见异常。治疗与首次入院一致，给予丙种球蛋白1g/kg冲击治疗，酚磺乙胺止血治疗，保护脏器、调节免疫及其他对症治疗，监测血小板很快增至正常。5月4日PLT $134\times10^9$/L，自动出院。出院诊断仍为免疫性血小板减少症，左侧腹股沟斜疝。出院后于当地门诊每周监测血小板数，至同年8月初，PLT每次检测均少于$100\times10^9$/L。8月至10月，PLT未见异常。

10月28日PLT突然降低，$52\times10^9$/L，于外地C医院就诊。骨髓穿刺：骨髓增生活跃，可见巨核细胞728个，产血小板减少。血细胞分析：PLT $52\times10^9$/L、HCT 34.1%、红细胞平均体积79.7fL、红细胞平均血红蛋白含量(MCH)26.6pg、PCT 0.04%、E $0.01\times10^9$/L、E% 0.2%,其他项目结果均在参考区间内。诊断为血小板减少症。嘱口服槐杞黄颗粒。回家后继续每周监测血小板数,至转年6月PLT稳定正常。

该儿童有左侧腹股沟斜疝,家属否认过敏史、家族史。

## 2.病例报告

患儿发病后第3年3月25日接种单位接到患儿家属报告,接报当天向辖区CDC报告并进行网络直报。

## 3.调查处置

接种单位接报后首先询问患儿是否痊愈,告知患儿家属异常反应分类诊断的规范流程,由于该患儿接种、发病时间距上报时间已间隔3年,且多次入院治疗,叮嘱家属整理好就诊记录及病历资料,保持电话畅通。在省级CDC指导下,辖区CDC接到报告后48小时内开展流行病学调查,重点收集患儿临床资料和接种情况,并告知家属异常反应分类诊断流程及预估结果告知时间。

(1)疫苗及接种情况:本次接种的水痘疫苗为政府集中采购的免疫规划疫苗,疫苗储存运输符合规定,于有效期内使用,该接种门诊同批次其他疫苗外观性状未发现异常,接种操作流程符合《预防接种工作规范》。截至发病后第3年3月26日,辖区同批次疫苗未报告同类不良反应。

(2)既往免疫史:该儿童既往接种疫苗10种,共22剂次。卡介苗1剂次、乙肝疫苗3剂次、脊髓灰质炎疫苗4剂次、百白破疫苗3剂次、麻风疫苗1剂次、A群流脑疫苗2剂次、乙脑疫苗1剂次、流感疫苗2剂次、Hib疫苗3剂次、EV71疫苗2剂次。既往无预防接种异常反应史。

## 4.调查诊断

辖区CDC在收集全部资料后组织召开了预防接种异常反应调查诊断专家会,从省级和辖区预防接种异常反应诊断专家库中选取血液科、儿科、流行病学等专业5名专家组成调查诊断专家组。

(1)临床诊断及依据:经过专家诊断会讨论,该病例临床诊断为免疫性血小板减少症。

1)以皮肤出血点起病,颜面及四肢可见散在出血点,无肝、脾、淋巴结肿大。

2)血常规示PLT持续降低,血红蛋白正常、白细胞总数正常;骨髓细胞学检查示不除外免疫性血小板减少,骨髓流式不支持血液系统恶性疾病。

3)予丙种球蛋白治疗有效。

(2)分类诊断结论及依据:排除疫苗质量问题;排除接种事故;该儿童接种疫苗后所患的免疫性血小板减少症不排除预防接种异常反应,即可能与疫苗相关。

1)根据住院病历、流行病学调查资料未发现儿童有感染、遗传、自身免疫性疾病等血小板减少症诱发因素。

2)免疫性血小板减少症偶见于接种疫苗后15~35天发病。

3)水痘疫苗说明书中不良反应监测数据包含血小板减少疾病。

4)该儿童接种水痘疫苗后24天、接种EV71疫苗后8天出现症状,发病与接种时间符合时间关联性。

5)疫苗质量合格,存储运输规范,接种符合要求。

根据现有资料、病情资料,不能排除该儿童所患免疫性血小板减少症与接种水痘疫苗有因果关联。

机体损害等级评定依据:截至专家诊断会召开时,该受种者已痊愈。根据当地《预防接种异常反应补偿办法》,参照《医疗事故分级标准》,考虑机体损害等级为四级。

(3)分类诊断结论反馈:组织单位在做出调查诊断结论,完成预防接种异常反应调查诊断书后,及时将调查诊断书交给当事人,后续当事人无争议。依据当地补偿办法有关规定,按照机体损害级别对病例进行了补偿,同时告知不再接种水痘疫苗,其他疫苗可按照免疫程序继续接种。

## 5.案例启示

(1)发病前短期内接种两种疫苗,明确关联疫苗至关重要。该病例发病前24天接种水痘疫苗,发病前8天接种EV71疫苗,免疫性血小板减少症一般在接种疫苗后15~35天发生,根据接种及发病间隔,排除了EV71疫苗引起受种者患免疫性血小板减少症的可能性。

(2)EV71疫苗上市后观察中也有接种后发生免疫性血小板减少症的病例;某市也曾发表接种EV71疫苗后转天发病且诊断为“不排除预防接种异常反应”的案例报告。专家分类诊断时应综合充分考虑每种疫苗特性及不良反应监测数据,做出科学的诊断。

(3)该儿童两次入院治疗、多次就诊、血小板数长期不稳,病程长达1年,且免疫性血小板减少症病者存在疾病反复发作的可能性，第二剂水痘疫苗不推荐接种，后续接种疫苗应慎重，若有接种需求建议在痊愈至少半年后考虑。

(4)该儿童于发病后第3年才上报至接种单位，疾控中心应做好接种后异常反应处置宣传科普工作，接种单位应加强接种后告知的全面性。

# 第二节　过敏性紫癜

## 1.病例摘要

男，12月7日(4岁)接种水痘减毒活疫苗第2剂，患儿家属自述12月23日双足出现紫癜样皮疹，伴一过性关节及小腿肿胀、疼痛，前往本地某医院就诊治疗，诊断：过敏性皮疹，抗过敏治疗两天后皮疹消退。12月29日再次出现皮疹，第2天脐周疼痛，再次至该医院就诊入院治疗，体格检查：双足、双小腿紫癜样皮疹，不伴关节软组织肿胀，四肢活动正常。血常规显示白细胞正常，分类以中性粒细胞为主，CRP不高；B超：肝脾肾未见异常，未见肠套叠征；尿常规正常。患儿以紫癜样皮疹起病，病程中出现关节软组织肿痛，消化道症状，乙肝五项正常，ANA谱阴性，外周血小板无减低，诊断为过敏样紫癜。住院期间曾有一次发热，咽充血，白细胞升高，中性为主，诊断上呼吸道感染。住院期间予氢化可的松抗感染治疗，益左欣抗感染治疗，保护脏器，控制饮食，对症治疗，住院6天后好转出院，出院诊断：过敏性紫癜。出院后继续服药双歧杆菌和甲波尼龙1周后痊愈。患者既往无过敏史、无患病史和无家族史。

## 2.病例报告

患儿发病转年3月8日接种单位接到患儿家属报告，接报当天向辖区CDC报告并进行网络报告。考虑患儿存在紫癜，辖区CDC立即向上级CDC及辖区卫生行政部门报告。

## 3.调查处置

接种单位接报后首先询问患儿当前健康状况，告知患儿家属需经过异常反应分类诊断确认本次患病是否与疫苗接种有关，叮嘱家属收集就医记录并保持电话畅通。在省级CDC指导下，辖区CDC接到报告后48小时内开展流行病学调查，重点收集患儿临床资料和预防接种相关资料，与患儿家属仔细询问患儿当前健康状况及接种疫苗后发病就医经过等内容，并告知家属异常反应分类诊断的规范流程，指导接种单位做好患儿家属的安抚工作。

(1)疫苗及接种情况:本次接种的水痘疫苗为政府集中采购的免疫规划疫苗,疫苗储存运输符合规定,于有效期内使用,该接种门诊同批次其他疫苗外观性状未发现异常,接种操作流程符合《预防接种工作规范》。截至3月8日,辖区同批次疫苗未报告除本病例外的其他同类不良反应。

(2)既往免疫史:该儿童既往接种12种疫苗,共24剂次,其中卡介苗1剂,乙肝疫苗3剂,脊髓灰质炎疫苗4剂次,百白破疫苗4剂,麻疹风疹疫苗1剂,乙脑疫苗2剂,麻腮风疫苗1剂,A群流脑疫苗2剂,AC群流脑疫苗1剂,甲肝疫苗2剂,水痘疫苗1剂,Hib疫苗3剂。既往无预防接种异常反应史。

## 4.调查诊断

辖区CDC在收集全部资料后组织召开了预防接种异常反应调查诊断专家会,从辖区预防接种异常反应诊断专家库中选取重症科、免疫科、皮肤科、流行病学、儿科等专业5名专家组成调查诊断专家组。

(1)临床诊断及依据:经过专家诊断会讨论,该病例临床诊断为过敏性紫癜。双足出现紫癜样皮疹,伴一过性关节及小腿肿胀、疼痛;且皮疹症状反复后,出现脐周痛,外周血小板无减低,排除血小板减少性紫癜。

(2)分类诊断结论及依据:排除疫苗质量事故;排除接种事故;受种者接种水痘疫苗后所患过敏性紫癜属于预防接种异常反应。

1)该儿童接种的水痘疫苗具有国家市场监督管理总局批签发证明,疫苗储存运输符合《疫苗储存和运输管理规范》要求,接种操作符合《预防接种工作规范》要求。

2)患儿在接种疫苗后16天出现过敏反应的临床表现,在时间关联上存在一致性。

3)过敏性紫癜与食物、感染、疫苗接种等因素有关,该儿童的病历资料中未见其他感染指标。综上,根据现有证据、病情资料和治疗效果,考虑该儿童所患过敏样紫癜与接种水痘疫苗之间有因果关联。

机体损害等级评定依据:截至专家诊断会召开时,该受种者已痊愈。根据当地《预防接种异常反应补偿办法》,参照《医疗事故分级标准》,考虑机体损害等级为四级。

(3)分类诊断结论反馈:组织单位在做出调查诊断结论,完成预防接种异常反应调查诊断书后,及时将调查诊断书交给当事人,后续当事人无争议。依据当地补偿办法有关规定,按照机体损害级别对病例进行了补偿,同时告知不再接种同类疫苗,其他疫苗可按照免疫程序继续接种。

## 5.案例启示

(1)本案患儿接种水痘减毒活疫苗后发生过敏性紫癜,且没有其他感染指标异常。但该患儿紫癜症状出现二次发作,且住院期间曾出现发热,提示可能存在炎症反应,专家组在考虑接种水痘减毒活疫苗是否是导致过敏性紫癜的原因分析中应对二次发作进行讨论。

(2)过敏性紫癜是儿童时期最常见的血管炎之一。以非血小板减少性紫癜、关节炎或关节痛、腹痛、胃肠道出血及肾炎为主要临床表现,多数患儿在发病前1~3周有上呼吸道感染史。本案例在时间间隔上与该病发病可疑原因符合。

# 第十三章
# 接种甲肝灭活疫苗后的AEFI

## 第一节 热性惊厥

### 1.病例摘要

男，2月23日（3岁）注射甲肝灭活疫苗第2针，接种前进行体格检查：体温正常，无黄疸，发育正常。接种后观察30分钟无异常，回家2小时后体温升高至38.4℃，2小时30分后出现惊厥（首次出现症状时间），未住院治疗。

患儿家属否认既往过敏史、患病史和家族史。

### 2.病例报告

患儿发病当日接种单位即接到家属报告，接报当天向辖区CDC报告并进行网络报告。

### 3.调查处置

接种单位告知家属继续密切观察受种者症状、体征变化，若病情还未好转，到正规医疗机构就诊，保持密切联系；接种单位定期电话随访，跟踪了解患儿病情进展及转归。辖区CDC接到报告后48小时内对病例开展流行病学调查，与患儿家属沟通，了解患儿发病经过，收集就诊材料等，并对患儿目前健康状况进行了现场观察，安抚患儿家属情绪，说明后续的调查诊断流程，请家属积极配合调查及耐心等待调查结论。

（1）疫苗及接种情况：本次接种的甲肝疫苗为政府集中采购的免疫规划疫苗，疫苗储存运输符合规定，于有效期内使用，该接种门诊同批次其他疫苗外观性状未发现异常，接种操作流程符合《预防接种工作规范》。截至调查当天（接报同年2月25日），接种医院同批次疫苗未报告同类不良反应。

（2）既往免疫史：截至调查当天（接报同年2月25日），该患儿既往按照免疫程序接种过免疫规划疫苗，既往无预防接种异常反应史。

## 4.调查诊断

辖区CDC在收集全部资料后组织召开了预防接种异常反应调查诊断专家会，从辖区预防接种异常反应诊断专家库中选取儿科、内科、神经内科、流行病学等专业5名专家组成调查诊断专家组。

(1)临床诊断及依据：经过专家诊断会讨论，该病例临床诊断为热性惊厥。患儿接种当天出现发热、惊厥症状。

(2)分类诊断结论及依据：排除接种事故；排除疫苗质量事故；受种者接种甲肝疫苗后所患的热性惊厥不排除预防接种异常反应，即可能与疫苗相关。

1)高热惊厥是婴幼儿期常见的急症，表现为突然发作的全身性或局限性肌群强直性和阵挛性抽搐。该儿童接种疫苗当天出现发热、惊厥症状。

2)既往该儿童未发现其他导致热性惊厥的危险因素。

3)该儿童接种的甲肝疫苗均有国家市场监督管理总局批签发证明。

4)接种单位为辖区卫生行政部门指定的预防接种门诊，接种人员有资格证。疫苗接种符合《预防接种工作规范》的要求。根据现有资料、病情资料，不能排除该儿童所患热性惊厥与甲肝灭活疫苗之间的因果关联。

机体损害等级评定依据：截至专家诊断会召开时，该受种者预后良好。根据当地《预防接种异常反应补偿办法》，参照《医疗事故分级标准》，考虑机体损害等级为四级。

(3)分类诊断结论反馈：组织单位在做出调查诊断结论，完成预防接种异常反应调查诊断书后，及时将调查诊断书交给当事人，后续当事人无争议。依据当地补偿办法有关规定，按照机体损害级别对病例进行了补偿，同时告知不再接种同类疫苗，其他疫苗可按照免疫程序继续接种。

## 5.案例启示

(1)高热惊厥及时对症处理是关键。高热惊厥是婴幼儿期常见的急症，接种疫苗可引起发热等一般反应，少数儿童体温较高，易诱发高热惊厥，所以儿童接种疫苗后应进行不良反应监测，特别是既往有惊厥史的儿童更应注意体温变化，出现发热及时进行对症处理。

(2)一般高热惊厥临床诊断明确、时间关联容易确定，在明确临床诊断，排除其他病因基础上做出的诊断分类结论也少有争议。

# 第十四章 同时接种脊髓灰质炎疫苗和百白破疫苗后的AEFI

## 第一节　免疫性血小板减少症

### 一、病例1

#### 1.病例摘要

男，3月8日（3月龄）接种口服脊髓灰质炎减毒活疫苗第2剂和百白破疫苗第1剂后。家属自述回家后全身出现皮疹、出血点症状。3月底患儿的上下肢均存在发绀，4月初皮疹加重，口腔亦出现皮疹，遂于A医院就诊，体格检查：颜面部、躯干部、双手足及上腭部黏膜可见散在针尖大小出血点，淋巴结未及肿大，双肺呼吸音粗。血常规：血小板 $3.0 \times 10^9/L$。入院后予免疫球蛋白1g/kg治疗，阿赛松1.6mg/(kg·d)口服，止血治疗，4月10日血小板 $265 \times 10^9/L$，出院诊断为免疫性血小板减少症。

出院后有新发出血点，4月底于A医院复查，体格检查：颜面、躯干、四肢可见散在针尖大小出血点，咽稍红，双肺呼吸音粗；血小板 $10 \times 10^9/L$。入院后给予人免疫球蛋白1g/kg治疗，阿赛松1.6mg/(kg·d)口服，止血、调节免疫治疗。治疗5天复查血小板正常出院。

患儿家属否认既往过敏史、患病史和家族史。

#### 2.病例报告

患儿发病同年3月10日接种单位接到家属报告，接报当天向辖区CDC报告并进行网络报告。考虑患儿存在血小板减少，辖区CDC立即向上级CDC及辖区卫生行政部门报告。

## 3.调查处置

接种单位告知家属继续密切观察受种者症状、体征变化，若病情还未好转，到正规医疗机构就诊，保持密切联系；接种单位定期电话随访，跟踪了解患儿病情进展及转归。在省级CDC指导下，辖区CDC接到报告后与该儿童家属进行了细致的沟通，嘱家属出院后将患儿病例复印送至接种门诊或辖区疾病控制中心。因所就诊医院迁址，家属索要相关病案资料无果，最终住院资料不全，与家属及上级领导沟通后，最终以现有材料进行了分类诊断。

(1)疫苗及接种情况：本次接种的脊髓灰质炎减毒活疫苗和百白破疫苗为政府集中采购的免疫规划疫苗，疫苗储存运输符合规定，于有效期内使用，该接种门诊同批次其他疫苗外观性状未发现异常，接种操作流程符合《预防接种工作规范》。截至调查当天(接报当年3月12日)，接种医院同批次疫苗未报告同类不良反应。

(2)既往免疫史：截至调查当天(接报当年3月12日)，该患儿既往接种3种疫苗，共4剂次。其中包括卡介苗1剂次、乙肝疫苗2剂次、脊髓灰质炎疫苗1剂次，既往无预防接种异常反应史。

## 4.调查诊断

辖区CDC在收集全部资料后组织召开了预防接种异常反应调查诊断专家会，从辖区预防接种异常反应诊断专家库中选取外科、内科、结核、流行病学等专业5名专家组成调查诊断专家组。

(1)临床诊断及依据：经过专家诊断会讨论，该病例临床诊断为免疫性血小板减少症。患儿接种当天全身出现皮疹、出血点症状。接种次月皮疹加重，口腔亦出现皮疹，体格检查：颜面部、躯干部、双手足及上腭部黏膜可见散在针尖大小出血点。血常规：血小板$3.0\times10^9/L$。入院后予免疫球蛋白、止血等治疗后，血小板恢复正常。

(2)分类诊断结论及依据：排除接种事故；排除疫苗质量事故；受种者接种百白破疫苗后所患免疫性血小板减少症不排除预防接种异常反应，即可能与疫苗相关。

1)该儿童接种疫苗后出现出血点，血常规显示血小板减少。

2)既往患儿未发现其他导致免疫性血小板减少症的危险因素。

3)该儿童接种的脊髓灰质炎疫苗和百白破疫苗均有国家市场监督管理总局批签发证明。

4)接种单位为辖区卫生行政部门指定的预防接种门诊，接种人员有资格证。疫苗接种符合《预防接种工作规范》的要求。根据现有资料、病情资料，不能排除该儿童所患免疫性血小板减少症与接种百白破疫苗之间的因果联系。

机体损害等级评定依据：截至专家诊断会召开时，该受种者复查结果良好，血小板恢复到正常水平。根据当地《预防接种异常反应补偿办法》，参照《医疗事故分级标准》，考虑机体损害等级为四级。

(3)分类诊断结论反馈：组织单位在做出调查诊断结论，完成预防接种异常反应调查诊断书后，及时将调查诊断书交给当事人，后续当事人无争议。依据当地补偿办法有关规定，按照机体损害级别对病例进行了补偿，同时告知不再接种同类疫苗，其他疫苗可按照免疫程序继续接种。

### 5.案例启示

(1)强调家属主动报告与就诊意识。该患儿在接种后刚出现症状时家属并未重视和及时就诊，导致病情加重，提示针对AEFI的宣传不到位，接种人员在接种时应加强对受种者告知，使受种者能够及时发现和处置可疑不良反应。

(2)同时接种提升接种反应概率理由不充分。针对多种疫苗同时接种，本案例口服脊髓灰质炎是第2剂次，无细胞百白破是首次接种，发病与接种时间间隔不够明确；由于缺乏更多的临床资料，排除口服脊髓灰质炎疫苗关联性缺乏充分依据。

## 二、病例2

### 1.病例摘要

男，2月23日(3月龄)接种脊髓灰质炎(灭活)疫苗第2剂次和百白破(无细胞)疫苗第1剂次后，观察30分钟无异常，3月7日下午家属发现患儿双下肢少许针尖样大小出血点。3月8日发现出血点增多，患儿精神状态佳，未予治疗，继续居家观察。因出血点增多累及全身伴散在皮疹，3月10日于医院门诊查血常规显示PLT $26\times10^9$/L，为进一步诊治收住院。病程中呕吐一次，可见少量淡粉色物质，无发热、无咳喘，无便血、血尿等。入院体格检查显示全身可见散在针尖样大小出血点，浅表淋巴结未及肿大，头、面、躯干和四肢可见散在皮疹，局部皮肤粗糙，部分皮疹融合成片，头皮皮疹可见抓痕伴破溃，已结痂，无黄染。血常规：Hb 110g/L，WBC $6.07\times10^9$/L，N% 18%，L% 71%，M% 6%，E% 4%，PLT $26\times10^9$/L，CRP<2.5mg/L。人细小病毒B19 IgM(-)、IgG(-)，EB病毒IgM(-)。患儿为3月龄男婴，以皮肤出血为主要表现，无贫血，无肝、脾、淋巴结肿

大，血常规示血小板明显减少，血红蛋白正常、白细胞总数正常，予丙种球蛋白1g/kg冲击治疗后很快恢复正常，血小板自身抗体均(-)，临床诊断为免疫性血小板减少症。据3次血常规中性粒细胞数<$0.5\times10^9$/L，诊断粒细胞缺乏。患儿头、面、躯干及四肢可见散在皮疹，局部皮肤粗糙，部分皮疹融合成片，头部皮疹可见抓痕伴破溃，已结痂，既往医院皮肤科就诊诊断湿疹。入院后予酚磺乙胺止血，利可君口服增加粒细胞，保护脏器等对症治疗。体温正常，末次(3月13日)血小板$210\times10^9$/L，3月14日未见活动性出血，自动出院。患儿既往湿疹史，无过敏史和家族史。

## 2.病例报告

患儿发病当年7月15日接种单位接到患儿家属报告，接报当天向辖区CDC报告并进行网络报告。辖区CDC接到报告后，经过初步核实接种脊髓灰质炎、百白破疫苗后出现免疫性血小板减少症，立即向上级CDC及辖区卫生行政部门报告。

## 3.调查处置

接种单位接报后首先询问患儿当前健康状况，告知患儿家属需经过异常反应分类诊断确认本次患病是否与疫苗接种有关，嘱咐家属收集准备就医记录并保持电话畅通。辖区CDC接到报告后48小时内开展流行病学调查，重点收集患儿既往病史、现病史、检查结果、临床诊断、治疗情况和预防接种相关资料，与患儿家属仔细询问患儿当前健康状况及接种疫苗后发病就医经过等内容，并告知家属异常反应分类诊断的规范流程。辖区CDC指导接种单位做好患儿家属的安抚工作。

(1)疫苗及接种情况：本次接种的脊髓灰质炎、百白破疫苗为政府集中采购的免疫规划疫苗，疫苗储存运输符合规定，于有效期内使用，该接种门诊同批次其他疫苗外观性状未发现异常，接种操作流程符合《预防接种工作规范》。截至7月15日，辖区同批次疫苗均未报告同类不良反应。

(2)既往免疫史：该儿童既往接种3种疫苗，共4剂次，其中卡介苗1剂次、乙肝疫苗2次、脊髓灰质炎灭活疫苗1剂次。既往无预防接种异常反应史。

## 4.调查诊断

辖区CDC在收集全部资料后组织召开了预防接种异常反应调查诊断专家会，从辖区预防接种异常反应诊断专家库中选取内科、儿科、流行病学等专业5名专家组成调查诊断专家组。

（1）临床诊断及依据：经过专家诊断会讨论，该病例临床诊断为免疫性血小板减少症。根据患儿临床表现、血常规、丙种球蛋白治疗反应等，免疫性血小板减少症的临床诊断明确。血常规显示PLT $26 \times 10^9$/L，患儿入院体格检查表示全身可见散在针尖样大小出血点。血常规：Hb 110g/L，WBC $6.07 \times 10^9$/L，N% 18%，L% 71%，M% 6%，E% 4%，PLT $26 \times 10^9$/L，CRP<2.5mg/L。

（2）分类诊断结论及依据：排除疫苗质量事故；排除接种事故；受种者接种脊髓灰质炎疫苗、百白破疫苗后所患的免疫性血小板减少症不排除预防接种异常反应，即可能与疫苗相关。

1）该儿童接种的脊髓灰质炎疫苗、百白破疫苗具有国家市场监督管理总局批签发证明，疫苗储存运输符合《疫苗储存和运输管理规范》要求，接种操作符合《预防接种工作规范》要求。

2）同批次疫苗接种后无其他同类异常反应报告。

3）患儿接种脊髓灰质炎疫苗、百白破疫苗12天后发现皮肤出血点，血常规检查显示血小板减少，在时间关联上存在一致性。

4）通过实验室检查排除了继发性免疫性血小板减少症的常见原因（病毒感染）。

综上，根据现有证据、病情资料和治疗效果，不能排除该儿童所患免疫性血小板减少症与接种脊髓灰质炎、百白破疫苗之间的因果关联。

机体损害等级评定依据：截至专家诊断会召开时，该受种者已痊愈。根据当地《预防接种异常反应补偿办法》，参照《医疗事故分级标准》，考虑机体损害等级为四级。

（3）分类诊断结论反馈：组织单位在做出调查诊断结论，完成预防接种异常反应调查诊断书后，及时将调查诊断书交给当事人，后续当事人无争议。依据当地补偿办法有关规定，按照机体损害级别对病例进行了补偿，同时告知不再接种同类疫苗，其他疫苗可按照免疫程序继续接种。

## 5.案例启示

（1）根据《儿科学（第8版）》，免疫性血小板减少症患儿发病前常有病毒感染史，也可继发于疫苗接种、感染、抗磷脂综合征、免疫缺陷病等。疫苗和自身免疫之间的相互作用与感染和自身免疫之间的既定联系非常接近。疫苗和感染都可能激活免疫介导机制，从而诱导保护性免疫。

（2）案例中患儿明确的出血症状和血常规结果支持了免疫性血小板减少症的临床诊断。免疫性血小板减少症偶见因注射减毒活疫苗后发病，案例中疫苗接种与疾病的发生在时间上存在关联性，因此，专家讨论后认为不能排除接种两种疫苗所致免疫性血小板减少症。

（3）本案例儿童同时接种脊髓灰质炎、百白破后发病，对于多种疫苗同时接种的情况，疫苗与反应的因果关联判定则应考虑更多因素。

## 第二节　过敏性紫癜

### 一、病例1

#### 1.病例摘要

女，2月9日上午9:30（4月龄）接种百白破疫苗第2剂、脊髓灰质炎减毒活疫苗第3剂，接种3小时后出现目光呆滞、双眼皮跳动、四肢抽搐，双下肢微肿出现针尖大小出血点。当年2月10日在A医院住院治疗。主诉：22小时内无热抽搐4次，患儿入院前出现3次抽搐，第1次为接种疫苗大约3小时后出现目光呆滞、双眼皮跳动、四肢抽搐，双下肢微肿出现针尖大小出血点。接种疫苗约7小时第2次出现抽搐，表现为双眼上翻，面色发绀，口吐泡沫，呼之不应，右上肢节律性摆动，双下肢强直微抖，持续约1分钟后自行缓解。接种疫苗约8小时出现第3次抽搐，表现形式同第2次，持续数十秒钟自行缓解，抽搐后精神弱。第4次于A医院急诊观察室的睡眠中出现，表现为双眼上吊，面色发绀，四肢抖动，呼之不应，按压人中后缓解，抽搐后无肢体活动障碍，精神反应稍弱，抽搐时均不伴发热。

体格检查：体温36.2℃，脉搏130次/分，呼吸30次/分，血压85/55mmHg，左侧腰部可见一大小约3.0cm×2.0cm牛奶咖啡斑，四肢可见散在针尖大小出血点，躯干可见散在红色充血性皮疹。实验室检查：CT显示脑室、脑沟增宽，监测脑电图示痫性及痫样放电，颅脑MRI示脑外间隙增宽。脑脊液检测正常，血氨正常。血常规：血红蛋白122g/L，白细胞比率$7.9\times10^9$/L，中性粒细胞比率26.8%，淋巴细胞比率64.5%，单核细胞比率7.1%，嗜酸性粒细胞比率1.1%，嗜碱性粒细胞比率0.5%，血小板$408\times10^9$/L。入院后予苯巴比妥钠控制发作，托吡酯抗癫痫，住院后仍有频繁发作。该儿童当年2月18日病情好转出院。出院诊断：①颅内压增高症；②癫痫发作（左/右局灶）；③过敏性紫癜。患儿家属否认既往病史、过敏史、家族病史。

## 2.病例报告

病例发病当年2月接种单位接到报告，接报当天向辖区CDC报告并进行网络报告。辖区CDC接到接种单位报告后，经过初步核实考虑病情严重，立即向上级CDC及辖区卫生行政部门报告。

## 3.调查处置

接种单位经过初步核实接种疫苗后反复出现抽搐和出血点等，告知家属继续积极就诊。在省级CDC指导下，辖区CDC在接到报告后48小时内对病例开展流行病学调查，了解病例既往病史、现病史、实验室检查、临床诊断及治疗情况；对疫苗及疫苗接种情况进行了调查。

(1)疫苗接种情况：本次接种的百白破疫苗和脊髓灰质炎减毒活疫苗均为政府集中采购的免疫规划疫苗，疫苗储存运输符合规定，于有效期内使用，该接种门诊同批次其他疫苗外观性状未发现异常，接种操作流程符合《预防接种工作规范》。截至发病当年2月，辖区两种同批次疫苗未报告同类不良反应。

(2)既往免疫史：该儿童既往接种4种疫苗，共6剂次，包括卡介苗1针次、乙肝疫苗2针次、脊髓灰质炎减毒活疫苗2剂次，百白破疫苗1针次。既往无预防接种异常反应史。

## 4.调查诊断

辖区CDC在收集全部资料后组织召开了预防接种异常反应调查诊断专家会，从省级和辖区预防接种异常反应诊断专家库中选取神经内科、儿科、流行病学等专业5名专家组成调查诊断专家组。

(1)临床诊断及依据：经过专家诊断会讨论，该病例临床诊断为过敏性紫癜、癫痫发作等。

1)过敏性紫癜临床诊断依据：儿童接种后双下肢微肿出现针尖大小出血点。体格检查：四肢可见散在针尖大小出血点，躯干可见散在红色充血性皮疹。血常规检查：血小板$408\times10^9$/L。

2)癫痫发作临床诊断依据：儿童多次出现目光呆滞、双眼皮跳动、四肢抽搐，无发热，持续时间数十秒到数分钟不等，可自行缓解，抽搐后精神弱。体格检查：体温36.2℃，脉搏130次/分，呼吸30次/分，血压85/55mmHg。血常规：血红蛋白122g/L，白

细胞 $7.9 \times 10^9/L$，中性粒细胞比率26.8%，淋巴细胞比率64.5%，单核细胞比率7.1%，嗜酸性粒细胞比率1.1%，嗜碱性粒细胞0.5%；CT显示脑室、脑沟增宽，监测脑电图示痫性及痫样放电；脑脊液检测正常，血氨正常。

（2）分类诊断结论及依据：排除疫苗质量事故；排除接种事故；受种者接种百白破疫苗和脊髓灰质炎减毒活疫苗后所患的过敏性紫癜不排除预防接种异常反应。

1）过敏性紫癜，接种疫苗后3小时出现双下肢微肿出现针尖大小出血点等过敏性紫癜症状；该儿童未发现其他导致过敏性紫癜的危险因素。

2）癫痫发作：参考资料未见接种百白破疫苗、脊髓灰质炎减毒活疫苗与癫痫发作有关联性证据，考虑受种者本身因素所致。

3）该儿童接种的百白破疫苗和脊髓灰质炎减毒活疫苗（减毒二倍体）均有国家市场监督管理总局批签发证明，同批次疫苗其他受种者无类似反应。

4）接种单位为辖区卫生行政部门指定的预防接种门诊，接种人员有资格证。疫苗接种符合《预防接种工作规范》的要求。

根据现有资料、病情资料，不能排除该儿童所患过敏性紫癜与接种百白破疫苗和脊髓灰质炎减毒活疫苗（减毒二倍体）之间的因果关联。

机体损害等级评定依据：召开调查诊断会时，该儿童过敏性紫癜已基本痊愈，根据当地《预防接种异常反应补偿办法》，参照《医疗事故分级标准》，考虑机体损害等级为四级。

（3）分类诊断结论反馈：组织单位在做出调查诊断结论，完成预防接种异常反应调查诊断书后，及时将调查诊断书交给当事人，依据当地补偿办法有关规定，按照机体损害级别对病例进行了补偿。

## 5.案例启示

（1）本案例接种疫苗后3小时出现双下肢微肿出现针尖大小出血点等过敏性紫癜症状，从发病时间间隔看属于发病比较迅速的情况，今后该儿童接种其他疫苗时应该密切观察儿童反应情况。

（2）待医疗机构评估该儿童癫痫发作期稳定后，再考虑按照免疫程序安排除脊髓灰质炎减毒活疫苗和百白破疫苗外其他疫苗的接种。

## 二、病例2

### 1.病例摘要

男，9月25日(3月龄)接种百白破疫苗第1剂、脊髓灰质炎疫苗第2剂。9月26日(接种后转天)中午12时双下肢出现分散性红点，压之不褪色，26日至28日先后辗转当地三家诊所就诊，未给出明确诊断，于家中观察。9月30日就诊于当地某医院皮肤科。查体：双下肢皮下出血，压之不褪色。白细胞10.63×$10^9$/L，红细胞平均体积84.50fL，淋巴细胞比率76.2%，中性粒细胞比率15.2%，淋巴细胞8.10×$10^9$/L，中性粒细胞1.62×$10^9$/L，其他项目均在参考范围内，给予多磺酸黏多糖乳膏治疗。10月28日皮下出血点消退、痊愈。

监护人否认既往病史、过敏史、家族史。

### 2.病例报告

患儿发病当年9月28日接种单位接到患儿家属报告，接报当天向辖区CDC报告并进行网络报告。经过初步核实考虑存在出血倾向，立即向上级CDC及辖区卫生行政部门报告。

### 3.调查处置

接种单位接报后首先询问患儿当前皮肤出血点状态及出现时间，发现出血点为接种后转天出现且已持续3天未有逐渐消退迹象，告知家属尽快到三级医疗机构就诊，留存就诊记录并保持电话畅通。在省级CDC指导下，辖区CDC接到报告后48小时内开展流行病学调查，询问患儿当前状况发现仍在家中观察，立即指导家属预约第2天就诊，同时安抚情绪，告知家属本次皮肤出血点是否与接种疫苗有关，还需根据就诊、疾病情况经异常反应专家组调查诊断才能明确，先积极就医，避免延误病情，后续将保持联系。

(1)疫苗及接种情况：本次接种的百白破疫苗和脊髓灰质炎疫苗为政府集中采购的免疫规划疫苗，疫苗储存运输符合规定，于有效期内使用，该接种门诊同批次其他疫苗外观性状未发现异常，接种操作流程符合《预防接种工作规范》。截至9月29日，辖区同批次疫苗未报告同类不良反应。

(2)既往免疫史：该儿童既往接种疫苗3种疫苗，共4剂次，其中卡介苗1剂次、乙肝疫苗2剂次、脊髓灰质炎疫苗1剂次。既往无预防接种异常反应史。

## 4.调查诊断

患儿痊愈后，辖区CDC在收集全部资料后组织召开了预防接种异常反应调查诊断专家会，从辖区预防接种异常反应诊断专家库中选取皮肤科、儿科、流行病学等专业5名专家组成调查诊断专家组。

(1)临床诊断及依据：经过专家诊断会讨论，该病例临床诊断为过敏性紫癜。

1)双下肢伸面出现出血性皮疹，压之不褪色。

2)血常规检查血小板计数正常，排除血小板减少性紫癜。

(2)分类诊断结论及依据：排除疫苗质量事故；排除接种事故；受种者接种百白破疫苗、脊髓灰质炎疫苗后所患的过敏性紫癜属于预防接种异常反应。

1)过敏性紫癜可见于接种疫苗后1~7天发生；接种百白破疫苗、二价脊髓灰质炎疫苗转天发现双下肢出现分散性红点，发病与接种时间符合时间关联性。

2)百白破疫苗说明书不良反应中包含过敏性紫癜。

3)疫苗质量合格，存储运输规范，接种符合要求。根据现有资料、病情资料，该儿童所患过敏性紫癜与接种百白破疫苗、脊髓灰质炎疫苗有因果关联。

机体损害等级评定依据：截至专家诊断会召开时，该受种者已痊愈。根据当地《预防接种异常反应补偿办法》，参照《医疗事故分级标准》，考虑机体损害等级为四级。

(3)分类诊断结论反馈：组织单位在做出调查诊断结论，完成预防接种异常反应调查诊断书后，及时将调查诊断书交给当事人，后续当事人无争议。依据当地补偿办法有关规定，按照机体损害级别对病例进行了补偿，同时告知其他疫苗可按照免疫程序接种。

## 5.案例启示

(1)本案例中家属发现病例出现症状后辗转多个医疗机构，均未明确诊断，报告接种单位后接种单位建议其立即转至高级别医院诊疗，直至发现症状第5天才前往某三甲医院就诊。告知时应向监护人强调接种后不良反应正确处置方法、告知及时报告及就诊的重要性，避免延误治疗时机。

(2)对于发病前同时或先后间隔数天接种多种不同疫苗的情况，专家诊断应尽量明确哪种疫苗引起的所患疾病可能性最大，关联性最强，以便CDC及接种单位为儿童后续接种提出具体建议。

(3)尽管根据该儿童疾病情况及诊断，已给出家属后续接种建议，但至今，过敏性紫癜痊愈后的5年内，该儿童未再接种任何疫苗。发生异常反应后家属选择慎重接种疫苗，CDC及接种门诊评估接种疫苗获益与异常反应风险应给出科学合理的接种建议。

## 第三节　多形红斑

### 1.病例摘要

女，7月24日（4月龄）接种百白破疫苗第2剂次、口服脊髓灰质炎减毒活疫苗第1剂次后。第2天，患儿全身出现片状红疹，7月26日红疹部位出现大水疱，当天于医院就诊。门诊医生初步诊断为多形红斑，给予口服富马酸酮替芬片、胸腺素肠溶片、阿昔洛韦片，外用氯霉素氧化搽剂。远程病例会诊报告书病理诊断为慢性大疱性皮病，家属拒绝住院治疗。7月27日血常规：白细胞$9.8\times10^9/L$，血小板$431\times10^9/L$，淋巴细胞比率6.7%；7月29日CT检查报告：双肺纹理增重；胃腔及腹盆部分肠管扩张胀气；膀胱前方及左下腹部分肠管走行区多发点状致密影。8月6日病理切片诊断为：表皮下水疱，疱内及真皮浅层可见较多淋巴细胞浸润；结合直接免疫荧光结果考虑儿童慢性大疱性皮病。8月14日天疱疮抗体四项显示：BP180抗体为阳性。最终诊断为：多形红斑。家属拒绝住院治疗，带药回家自行服用。患儿家属自述患儿无过敏史、患病史和家族史。

### 2.病例报告

患儿发病当年9月18日家属联系接种单位咨询，接种单位接到家属报告后，向辖区CDC报告并进行网络报告。

### 3.调查处置

辖区CDC接到报告后于48小时内对病例开展流行病学调查，核实免疫服务、接种实施情况、病例既往史、疫苗接种史、主要症状体征、实验室检查结果及诊断、同批次疫苗使用及反应报告情况，与患儿家属沟通、了解患儿病情转归情况。

（1）疫苗及接种情况：本次接种的百白破疫苗、脊髓灰质炎减毒活疫苗为政府集中采购的免疫规划疫苗，疫苗冷藏储运符合规定，于有效期内使用，该接种门诊同批次其他疫苗外观性状未发现异常，接种操作流程符合《预防接种工作规范》。截至调查当天，辖区同批次疫苗未报告同类不良反应。

（2）既往免疫史：该儿童既往接种4种疫苗，共6剂次。卡介苗1剂次、乙肝疫苗2剂次、脊髓灰质炎减毒活疫苗2剂次、百白破疫苗1剂次。既往无预防接种异常反应史。

## 4.调查诊断

辖区CDC在收集全部资料后组织召开了预防接种异常反应调查诊断专家会，从辖区预防接种异常反应诊断专家库中选取儿科、皮肤科、神经内科、流行病学等专业5名专家组成调查诊断专家组。

（1）临床诊断及依据：经过专家诊断会讨论，该病例临床诊断为多形红斑。

1）患儿全身出现片状红疹，2天后红疹部位出现大水疱。

2）病理切片结果显示，表皮下水疱，疱内及真皮浅层可见较多淋巴细胞浸润。

3）天疱疮抗体四项显示：BP180抗体为阳性。

（2）分类诊断结论及依据：排除疫苗质量事故；排除接种事故；受种者接种百白破疫苗、脊髓灰质炎灭活疫苗后所患的多形红斑不排除预防接种异常反应。

1）多形红斑是一种以皮肤的靶形损害为主要特征的皮肤病，可分为红斑丘疹型、大疱水疱型和重症型。原因可以是感染性、疾病因素、变态反应性、其他原因。接种疫苗后第2天，患儿全身出现片状红疹，随后出现水疱，时间上存在关联。

2）疫苗抗原成分及添加氢氧化铝佐剂、硫柳汞杀菌、甲醛和戊二醛脱毒等物质，可能刺激皮肤、黏膜而发生过敏反应。

3）该患儿接种的疫苗质量合格，同期其他受种者无类似反应。

4）接种单位为辖区卫生行政部门指定的预防接种门诊，接种人员有资格证。疫苗接种符合《预防接种工作规范》的要求。

根据现有资料、病情转归和治疗效果，不能排除该患儿所患多形红斑与接种百白破疫苗、脊髓灰质炎灭活疫苗之间存在因果关联。

机体损害等级评定依据：截至专家诊断会召开时，该受种者已痊愈。根据当地《预防接种异常反应补偿办法》，参照《医疗事故分级标准》，考虑机体损害等级为四级。

（3）分类诊断结论反馈：组织单位在做出调查诊断结论，完成预防接种异常反应调查诊断书后，及时将调查诊断书交给当事人，后续当事人无争议。依据当地补偿办法有关规定，按照机体损害级别对病例进行了补偿，同时告知不再接种同类疫苗，其他疫苗可按照免疫程序继续接种。

## 5.案例启示

(1)预防接种后出现过敏性皮疹是比较常见的不良反应,多为一过性反应,少数症状较重,明确诊断,规范治疗对后续处置非常重要。

(2)对于小月龄婴儿严重皮肤疾病除考虑过敏性皮肤反应外,也不能忽略先天性及自身免疫性疾病情况。

(3)预防接种工作中要规范告知程序,严格掌握、加强筛查接种禁忌,嘱家属在儿童接种后避免让其接触可能过敏的物质。

# 第四节　婴儿痉挛

## 1.病例摘要

女,1月15日(11月龄)接种脊髓灰质炎灭活疫苗第3剂和无细胞百白破联合疫苗第2剂次,间隔5~6天出现双手上抬,成串发作,每串10下左右,发作无规律,时间间隔不等,发作后喂养、活动如常,未引起家属注意。2月22日接种次无细胞百白破联合疫苗第3剂次后,第2天出现抬上肢、缩头、嗜睡等症状,17:00出现哭闹至24:00睡着。痉挛成串发作,每串1~20次,持续发作可达7~8分钟,2~4串/天,每天均有发作。2月26日,患儿前往本市儿童医院脑内科住院治疗,入院后体格检查:神清,精神反应可,呼吸平,规则,无发绀,未见色素脱失斑及牛奶咖啡斑,右侧面颊部可见一枚血管瘤,前囟平软,张力不高,颈项强直(-),双侧瞳孔等大等圆,直径为3mm,对光反射灵敏,咽充血,双肺呼吸音粗,心音有力,心律齐,腹软不胀,四肢肌张力正常,活动自如,双侧膝腱反射(++),跟腱反射(++),双侧跖反射对称伸性,体温正常,大便黄稀,水分较多。查血红蛋白128.0g/L,白细胞$11.1\times10^9$/L,中性粒细胞比率28%,淋巴细胞比率62%,单核细胞比率7%,血小板$367\times10^9$/L;颅脑CT:脑外间隙稍增宽;视频脑电图:异常婴儿脑电图,背景活动慢化,后头部为主多灶及广泛性尖波、棘波、多棘波、尖慢波、棘慢波、多棘慢波发放,监测到睡眠期多次孤立及2次成串痉挛发作;颅脑MRI:松果体区类圆形长T2信号影,脑外间隙增宽,双侧上颌窦及筛窦黏膜增厚,右面部皮下脂肪层片状不均匀等T1、长T2信号影;闪光VEP:双侧视通路检测异常,双侧P100可引出,潜期正常,波幅降低,V波反应阀右侧50dBSL,左侧50dBSL;超声心动:卵圆孔未闭,左心室游离腱索;血氨:118μg/dL(15~51μg/dL)。基因检验显示:在受检者GABRR2

(NM_002043)基因中发现编码区第952号核苷酸由G变为A(c.952G>A);在受检者KCNQ5(NM_001160133)基因中发现编码区第2261号核苷酸由A变为G(c.2261A>G);在受检者SCN1A(NM_001202435)基因中发现编码区第2044号核苷酸前内含子中倒数第4位与第5位之间插入T(c.2044-4_2004-5insT);这几种变异可能导致蛋白质功能受到影响。入院后予减轻脑水肿、神经保护及对症支持治疗(甘露醇、甘油果糖、单唾液酸四己糖神经节苷脂钠、维生素$B_1$、维生素$B_6$、左卡尼汀及托吡酯等),住院治疗6天,出院诊断:①婴儿痉挛;②精神运动发育倒退;③面部血管瘤;④卵圆孔未闭;⑤腹泻病。

3月26日,患儿前往某医院,查增强MRI:脑实质内未见明显异常强化信号影,双侧乳突炎,双侧筛窦及上颌窦炎症。

患儿家属否认既往抽搐史、家族史及过敏史。该儿童母亲在妊娠期(妊娠2个月)有先兆流产史,妊娠7~8个月有宫内缺氧史,予吸氧治疗7天缓解。

## 2.病例报告

8月1日,接种单位通知逾期未种来接种疫苗时,家属告知患儿目前得了婴儿痉挛,暂时不能接种疫苗,患儿家属认为与接种疫苗有关,立即向辖区CDC报告并进行了网络报告。辖区CDC经过初步核实考虑存在神经系统疾病,立即向上级CDC及辖区卫生行政部门报告。

## 3.调查处置

接种单位告知监护人如果患儿疾病发作,务必及时去正规医疗机构就诊,要以患儿身体健康为重,不能耽误治疗。同时向患儿家属做好沟通解释工作,并告知如果家属确实怀疑和预防接种相关,需要提供病历等相关材料逐级上报。

在省级CDC指导下,辖区CDC在接报后48小时内开展了调查工作,重点核查了以下情况:患儿预防接种证和信息系统信息是否一致;根据病历资料初步判断疾病确诊是否有误;收集疫苗、冷链、工作人员资质等资料初步评估疫苗质量和预防接种活动是否合法合规;收集病历资料。处置过程中,省级CDC和辖区CDC共同分析了婴儿痉挛在全国的发生情况及在其他省市的预防接种异常反应调查诊断专家组分类诊断中与预防接种的关系的判定依据及最终的分类结果。省级CDC提出了建议,在当下网络舆情持续发酵的情况下,务必做好耐心解释工作,争取患儿家属配合。

(1)疫苗及接种情况:本次接种的脊髓灰质炎灭活疫苗和无细胞百白破疫苗为政

府集中采购的免疫规划疫苗，疫苗储存运输符合规定，效期内使用，该接种门诊同批次其他疫苗外观性状未发现异常，接种操作流程符合《预防接种工作规范》。截至8月9日，辖区同批次疫苗已经用完，未报告同类不良反应。

(2)既往免疫史：该儿童既往接种5种疫苗，共9剂次，其中包括卡介苗1剂、乙肝疫苗2剂、灭活脊髓灰质炎疫苗1剂、2价脊髓灰质炎减毒活疫苗2剂、吸附无细胞百白破联合疫苗3剂，既往未发生不良反应。

## 4.调查诊断

辖区CDC在家属确认不再提供病历资料、收集齐其他资料后，组织召开了预防接种异常反应调查诊断专家会，从省级和辖区预防接种异常反应诊断专家库中选取内科、儿科、儿童神经内科、流行病学等专业7名专家组成调查诊断专家组。

(1)临床诊断及依据：经过专家诊断会讨论，该病例临床诊断为婴儿痉挛。

1)该儿童4月龄余出现典型癫痫性痉挛发作。

2)发病后精神运动发育落后。

3)视频脑电图显示：异常婴儿脑电图，背景活动慢化，后头部为主多灶及广泛性尖波、棘波、多棘波、尖慢波、棘慢波、多棘慢波发放；监测到睡眠期多次孤立及2次成串痉挛发作。

(2)分类诊断结论及依据：排除疫苗质量事故；排除接种事故；受种者接种脊髓灰质炎灭活疫苗和无细胞百白破联合疫苗后所患的婴儿痉挛不属于预防接种异常反应，属于偶合症。

1)婴儿痉挛为癫痫性脑病中的一种类型。多在1岁内起病，4~8个月为高峰。主要临床特征为频繁的痉挛发作；脑电图为高度失律或非典型高度失律；精神运动发育迟滞或倒退，预后不良。病因为遗传性、代谢性、脑发育畸形、神经皮肤综合征、获得性的脑损伤及病因不明。

2)调查该儿童：其母亲妊娠早期(2月)有先兆流产史，妊娠7~8个月有宫内缺氧史；基因检验发现可疑基因变异，不能除外遗传因素。

3)该儿童接种的脊髓灰质炎灭活疫苗和无细胞百白破联合疫苗为政府集中采购的免疫规划疫苗，疫苗储存运输符合规定。

4)接种单位为辖区卫生行政部门指定的预防接种门诊，接种人员有资格证。疫苗接种操作符合《预防接种工作规范》要求。

综合考虑，根据现有资料，该患儿的婴儿痉挛与接种脊髓灰质炎灭活疫苗和无细胞百白破联合疫苗之间无因果关联。

(3)分类诊断结论反馈:组织单位在做出调查诊断结论,完成预防接种异常反应调查诊断书后,及时通知当事人来领取。起初儿童家属拒绝领取,经组织单位工作人员与家属沟通解释后,最终领取了调查诊断书。当时已告知儿童家属如果不同意调查诊断结论,可以到预防医学会进行预防接种异常反应鉴定,后续儿童家属未申请鉴定。

### 5.案例启示

(1)在预防接种工作中会遇到各种各样的偶合症,在明确疾病临床诊断的同时,查找病因及疾病相关危险因素也很关键。本案例中,受种者母亲妊娠早期有先兆流产史、妊娠中后期有宫内缺氧史,以及发现的可疑基因变异对于排除异常反应至关重要。

(2)随着近些年频繁报道的疫苗事件,导致群众对预防接种的信任度下降,不管是否相关,只要是接种后出现的疾病,家属都认为是由接种疫苗导致,基层接种人员、疾控人员在日常家属课堂开设过程中,应该让儿童家属了解接种疫苗后出现的不良反应和及处理方法,并用实例讲解AEFI处置流程,不能谈AEFI色变。

## 第五节　死亡

### 1.病例摘要

男,4月19日8时40分(5月龄)接种百白破和脊髓灰质炎减毒活疫苗。据患者家属自述:接种当天14时喂少许母乳,15时出现呕吐,呕吐物为少量水样物。16时30分儿童母亲到接种门诊询问,接种医生告知有可能为疫苗引起的一般反应,多饮水,多观察,有情况及时就诊。4月19日夜间,母乳喂养3次,未发现呕吐。4月20日情况加重,上午干呕大约10次,基本未喂母乳。下午少量进水,呕吐4~5次,为水样物,未就医。4月21日上午少量进食,仍有呕吐和干呕现象,呕吐物为"苦胆样"的水样物。4月21日,下午患儿精神尚可,进食约30mL奶粉。18时许,患儿眼球上翻,家属随即到A医院就诊。据A医院儿科急诊医生反馈,患儿4月21日20点30分就诊,当时口唇、身体发绀,基本无呼吸、心脏搏动,经过急救无效后宣布死亡。急诊病历记载:4月21日20点30分发现意识丧失半小时,无呼吸、心脏搏动。家属诉晨起出现呕吐,精神弱,无发热;体格检查:Glasgow评分0分,颈软,双侧瞳孔散大,直径4mm,对光反射消失,呼吸、心脏搏动停止,末梢凉,肢端发绀,口周发绀,四肢肌力、肌张力低下。抢救:

吸氧,心电监护,心电图成直线,静脉穿刺不成功,经口气管插管,气管内吸出较多分泌物,肾上腺素0.07mg,皮下注射。向家属告知病情,家属理解,于4月21日21时30分宣布临床死亡。诊断:呼吸心搏骤停、呕吐待查、误吸待确定。

经协商,于4月26日进行尸检,6月13日尸检报告如下:①病理诊断为回盲部肠套叠,双肺气管及各级气道内可见液性异物吸入,多脏器瘀血,部分脏器自溶;②病理死因分析:患儿因肠套叠、肠梗阻引起呕吐,呕吐物吸入引发气管、支气管及肺部病变致呼吸循环衰竭死亡。

患儿家属否认既往病史、过敏史、家族病史。

## 2.病例报告

4月21日接种单位接到报告后,立即向辖区CDC报告,辖区CDC接到报告后,经过初步核实,立即向省级CDC和辖区卫生行政部门报告。省级CDC在接到报告后,经核实后立即向省级卫生行政部门做了报告。经过流行病学调查后,辖区CDC进行了网络报告。

## 3.调查处置

事件发生后,省级卫生行政部门、省级CDC、辖区政府、辖区卫生行政部门、辖区CDC、街道等部门成立专项工作小组,召开多次专题会议。主要措施包括:①开展专项调查;②协调处理好家属和接种门诊等部门之间的关系,安抚家属情绪;③根据调查进展尽快组织召开预防接种异常反应调查诊断专家会以明确分类诊断。经过协商,4月26日进行了尸体解剖检查。

省级CDC会同辖区CDC对疫苗及疫苗接种情况进行了调查,了解患儿发病及抢救情况,填写个案调查表、撰写调查报告、与患者家属沟通等处理措施。

(1)疫苗及接种情况:本次接种的吸附无细胞百白破联合疫苗和脊髓灰质炎减毒活疫苗(糖丸)为政府集中采购的免疫规划疫苗,疫苗储存运输符合规定,效期内使用,该接种门诊同批次其他疫苗外观性状未发现异常。接种操作流程符合《预防接种工作规范》。截至调查结束(4月25日),辖区同批次疫苗未报告同类不良反应。

(2)既往免疫史:该儿童既往接种5种疫苗,共6剂次,包括2剂次乙肝疫苗、1剂次卡介苗、1剂次脊髓灰质炎灭活疫苗、1剂次脊髓灰质炎疫苗和1剂次百白破疫苗,无预防接种异常反应史。

## 4.调查诊断

省级CDC在收集全部资料后组织召开了预防接种异常反应调查诊断专家会，从省级预防接种异常反应诊断专家库中选取儿童呼吸内科、儿童外科、儿童免疫科、急诊科、儿童内科、病理科和流行病学等专业7名专家组成调查诊断专家组。

（1）临床诊断及依据：经过专家诊断会讨论，该病例临床诊断为回盲部肠套叠、双肺气管及各级气道内可见液性异物吸入。

1）患儿在4月19日至4月21日出现持续性呕吐，呕吐物初为少量水样物，后情况加重，伴有干呕。

2）病理检查结果：①病理诊断为回盲部肠套叠，双肺气管及各级气道内可见液性异物吸入，多脏器淤血，部分脏器自溶；②病理死因分析：患儿因肠套叠、肠梗阻引起呕吐，呕吐物吸入引发气管、支气管及肺部病变致呼吸循环衰竭死亡。

（2）分类诊断结论及依据：排除接种差错、疫苗质量，受种者接种吸附无细胞百白破联合疫苗和脊髓灰质炎减毒活疫苗后回盲部肠套叠、双肺气管及各级气道内可见液性异物吸入不属于预防接种异常反应，属于偶合症。

1）肠套叠的原因：病因尚不明确，病理检查结果未提供肠套叠病因的关联证据。

2）死亡原因：因肠套叠、肠梗阻引起呕吐，呕吐物吸入引发气管、支气管及肺部病变致呼吸循环衰竭死亡。

3）疫苗质量与接种操作无异常：本次接种的脊髓灰质炎疫苗和百白破疫苗，均是免费为适龄儿童接种的免疫规划疫苗，疫苗具有国家市场监督管理总局批签发证明，存储运输过程符合有关规定；接种单位为辖区卫生行政部门指定的预防接种门诊，接种人员有辖区卫生行政部门发放的接种人员上岗证。疫苗接种符合《预防接种工作规范》的要求。

综上所述，根据现有病情资料、病理检查结果、疫苗特性和相关文献，该儿童所患疾病与接种脊髓灰质炎疫苗和百白破疫苗无因果关联。

（3）分类诊断结论反馈：组织单位在做出调查诊断结论，完成预防接种异常反应调查诊断书后，及时通知当事人来领取。针对调查诊断结论，专项工作小组工作人员与家属做了充分沟通解释工作。

## 5.案例启示

（1）接种门诊医生在处置全身性疑似预防接种异常反应过程中，应全面考虑，病因不明确的病例,应积极建议家属在病情变化时到正规医疗机构进行救治,以免延误病情诊治。

(2)加强对家属的教育与指导:家属应该高度重视接种后病情进展情况,及时报告孩子接种后的任何异常反应,以便及时得到专业的处理和建议。

(3)面对疫苗接种后可能出现的异常或严重情况,应迅速启动专业的调查与鉴定程序,依据相关法律法规和规范进行科学、公正的判断。这不仅能够为受种者家庭提供明确的解释与指导,也能为后续的疫苗接种工作提供有益的参考与借鉴。

# 第十五章
# 同时接种含麻成分疫苗和乙脑疫苗后的AEFI

## 第一节 免疫性血小板减少症

### 一、病例1

#### 1.病例摘要

男,3月14日(8月龄)接种麻风联合疫苗第1针、乙脑减毒活疫苗第1针。当年4月5日家属发现儿童双下肢、躯干出现散在针尖大小出血点,4月8日面部也发现出血点,到A医院就诊并住院治疗。主诉:发现双下肢出血点3天,加重1天。体格检查:发育正常,营养中等,神志清,反应可,呼吸平稳,全身皮肤无黄染,面部、前胸、背部、双下肢散在针尖大小出血点及瘀斑。浅表淋巴结未及肿大,咽稍充血,扁桃体不大,双肺呼吸音粗,未闻及干湿啰音,心音有力,心律齐,腹软不胀,肝脾肋下未及,四肢活动自如。血常规:WBC $8.72\times10^9$/L,RBC $5.02\times10^9$/L,Hb 129.0g/L,PLT $7.0\times10^9$/L,MCH 25.7pg,L% 59.40%,N% 30.4%,L $5.18\times10^9$/L。凝血四项:PT 11.4s,PT-INR 0.98,APTT 33.3s,TT 21.8s,Fg 1.575g/L。入院后予丙种球蛋白2g/kg治疗,酚磺乙胺止血治疗、调节免疫等对症支持治疗。住院3天后复查血小板正常,4月14日病情好转出院。出院临床诊断为:①免疫性血小板减少症;②粒细胞减少症。患儿既往无过敏史、无患病史、无家族史。

#### 2.病例报告

该儿童发病当年5月接种单位接到家属报告,接报当天向辖区CDC报告并进行网络报告。辖区CDC经初步核实后存在血小板减少,立即向上级CDC及辖区卫生行政部门报告。

## 3调查处置

接种单位询问病例目前病情及临床诊断情况，沟通是否和接种疫苗有关系需要由专家诊断会来判定，后续CDC会进行进一步开展调查。辖区CDC在接到报告后48小时内对病例开展流行病学调查，了解病例既往病史、现病史、检查、临床诊断、治疗及预后情况；对疫苗及疫苗接种情况进行了调查。

(1)疫苗接种情况：本次接种的麻风联合疫苗和乙脑减毒活疫苗均为政府集中采购的免疫规划疫苗，疫苗储存运输符合规定，于有效期内使用，该接种门诊同批次剩余两种疫苗外观性状均未发现异常。接种操作流程符合《预防接种工作规范》。截至调查当天辖区同批次两种疫苗均未报告同类不良反应。

(2)既往免疫史。该儿童既往接种5种疫苗，共11剂次，包括卡介苗1剂次，乙肝3剂次，脊髓灰质炎灭活疫苗3剂次，百白破疫苗3剂次，A群流脑疫苗1剂次。既往无预防接种异常反应史。

## 4.调查诊断

辖区CDC在收集齐全部有关资料后组织召开了预防接种异常反应调查诊断专家会，从辖区预防接种异常反应诊断专家库中选取流行病学、儿科、全科疾病、微生物学等专业5名专家组成调查诊断专家组。

(1)临床诊断及依据：经过专家诊断会讨论，该病例临床诊断为免疫性血小板减少症等。

1)儿童双下肢、躯干出现散在针尖大小出血点，4月8日面部也发现出血点。

2)血常规：WBC $8.72\times10^9$/L，RBC $5.02\times10^9$/L，Hb 129.0g/L，PLT $7.0\times10^9$/L。

3)丙种球蛋白、酚磺乙胺、调节免疫治疗有效。

(2)分类诊断结论及依据：排除疫苗质量事故；排除接种事故；受种者接种麻风联合疫苗、乙脑减毒活疫苗后所患免疫性血小板减少症属于预防接种异常反应。

1)时间关联：接种疫苗后约21天出现双下肢、躯干的出血点等症状。

2)根据现有资料未发现其他导致免疫性血小板减少症的危险因素。

3)该儿童接种的麻风联合疫苗、乙脑减毒活疫苗均有国家市场监督管理总局批签发证明，同期其他受种者无类似反应。

4)接种单位为辖区卫生行政部门指定的预防接种门诊，接种人员有资格证。疫苗接种符合《预防接种工作规范》的要求。根据现有资料、病情分析，该儿童所患免疫性血小板减少症与接种麻风联合疫苗、乙脑减毒活疫苗之间有因果关联。

机体损害等级评定依据：截至专家诊断会召开时，该受种者已痊愈。根据当地《预防接种异常反应补偿办法》，参照《医疗事故分级标准》，考虑机体损害等级为四级。

（3）调查诊断结论反馈：组织单位在做出调查诊断结论，完成预防接种异常反应调查诊断书后，及时将调查诊断书交给当事人，后续当事人无争议。依据当地补偿办法有关规定，按照机体损害级别对病例进行了补偿，同时告知不再接种同类疫苗，其他疫苗可按照免疫程序继续接种。

### 5.案例启示

（1）本案例是接种含麻类减毒活疫苗后21天出现血小板减少症的典型病例，与国家2020年出台的《预防接种异常反应补偿目录》中接种时间间隔（7~30天）内容相吻合。该案例由于缺乏明确支持材料，不能排除乙脑减毒活疫苗的可能性，故两种减毒活疫苗均定为可疑疫苗。

（2）加强沟通与安抚：接种单位应加强与家属的沟通，解释疫苗接种的重要性和可能的风险，以增强家属的信任和理解。

## 二、病例2

### 1.病例摘要

男，10月20日（8月龄）接种麻腮风疫苗第1剂和乙脑减毒活疫苗第1剂，11月8日，儿童头面部皮肤出现少许针尖样大小出血点，后逐渐蔓延至全身。11月9日就诊于某儿童医院门诊，血常规：Hb 119g/L，WBC $7.50\times10^9$/L，N% 27.5%，L% 60.2%，M% 9.7%，血小板 $11\times10^9$/L，CRP 7.5mg/L。当天收入院治疗，入院体格检查：神清，精神反应可，呼吸平，无发绀。全身散在针尖样大小出血点，无皮疹、黄染，浅表淋巴结未及肿大。头部右侧可见一肿块，大小约2cm×1cm，前囟平软，张力不高，大小约1cm×1cm。口腔黏膜光滑，可见出血点、未见血疱。颈软，无抵抗。咽无充血，双肺呼吸音粗，未闻及干湿啰音。心音有力，心律齐，HR 125次/分，未及心脏杂音。腹软，肠鸣音正常，按压无哭闹，肝脾肋下未及，未及包块。四肢活动自如。末梢暖，脉有力，CRT<2s。查血常规：白细胞 $11.19\times10^9$/L，红细胞 $4.57\times10^{12}$/L，血红蛋白124g/L，血细胞比容35.7%，血小板 $6\times10^9$/L，中性粒细胞比率29%，淋巴细胞比率65%，单核细胞比率5%，有核红细胞 $0.02\times10^9$/L，有核红细胞比率0.2/100，红细胞分布宽度标准差33.5fL，其余未见异常。

Ig、C3、C4、呼吸道病原体IgM 9项、铁蛋白：肺炎支原体IgM抗体弱阳性，其余为阴性。D-二聚体、凝血功能：D-二聚体1.51mg/L，纤维蛋白原1.742g/L，其余未见异常。巨细胞病毒IgM抗体、EB病毒抗体、肺炎支原体抗体：结果未见明显异常。抗核抗体、抗Sm抗体：抗核抗体阳性(+)核型；颗粒型滴度：1∶80，抗Sm抗体23.06RU/mL。乙肝、梅毒、HIV抗体：抗乙型肝炎病毒表面抗体阳性(+)，其余为阴性。患儿入院后监测血常规示血小板减少，予丙种球蛋白1g/kg治疗，以及止血等对症治疗，监测血小板逐渐增多，复查血小板增至$150\times10^9$/L，与11月15日出院，出院诊断为免疫性血小板减少症。

家属否认既往患病史、过敏史和家族史。

## 2. 病例报告

该儿童发病当年11月接种单位接到家属报告，接报当天向辖区CDC报告并进行网络报告。辖区CDC经初步核实后存在血小板减少，立即向上级CDC及辖区卫生行政部门报告。

## 3. 调查处置

接种单位询问病例目前病情及临床诊断情况，沟通是否和接种疫苗有关系需要由专家诊断会来判定，后续CDC会进行进一步开展调查。辖区CDC在接到报告后48小时内对病例开展流行病学调查，了解病例既往病史、现病史、检查、临床诊断、治疗及预后情况；对疫苗及疫苗接种情况进行了调查。

(1)疫苗接种情况：本次接种的麻风联合疫苗和乙脑减毒活疫苗均为政府集中采购的免疫规划疫苗，疫苗储存运输符合规定，于有效期内使用，该接种门诊同批次剩余两种疫苗外观性状均未发现异常。接种操作流程符合《预防接种工作规范》。截至调查当天辖区同批次两种疫苗均未报告同类不良反应。

(2)既往免疫史：该儿童既往接种5种疫苗，共11剂次，包括卡介苗1剂次，乙肝3剂次，脊髓灰质炎灭活疫苗3剂次，百白破疫苗3剂次，A群流脑疫苗1剂次。既往无预防接种异常反应史。

## 4. 调查诊断

辖区CDC在收集齐全部有关资料后组织召开了预防接种异常反应调查诊断专家会，从省级和辖区预防接种异常反应诊断专家库中选取流行病学、血液科、儿童免疫学、儿童内科等专业5名专家组成调查诊断专家组。

（1）临床诊断及依据：经过专家诊断会讨论，该病例临床诊断为免疫性血小板减少症。患儿头面部皮肤出现少许针尖样大小出血点，后逐渐蔓延至全身。体格检查：全身散在针尖样大小出血点；血常规：血小板计数少于正常值，最少值为$6\times10^9$/L；抗核抗体阳性滴度：1∶80，抗Sm抗体23.06 RU/mL，补体C3减低；丙种球蛋白治疗有效。

（2）分类诊断结论及依据：排除疫苗质量事故；排除接种事故；受种者接种麻风联合疫苗、乙脑减毒活疫苗后所患免疫性血小板减少症属于预防接种异常反应。

1）免疫性血小板减少症：既往称特发性血小板减少性紫癜，是临床上最常见的出血性疾病；临床表现以皮肤黏膜出血为主，出血多表现为皮肤黏膜瘀点、瘀斑。

2）免疫性血小板减少症的病因迄今未明。现有研究认为是在患儿易感基因背景下，由于感染和免疫紊乱产生的自身免疫抗体对单核-巨噬细胞系统的破坏造成血小板减少；儿童免疫性血小板减少症会突然急性发作，但通常是在感染病毒性疾病或完成免疫接种后数周。

3）该儿童接种第1剂次麻腮风联合减毒活疫苗和第1剂次乙型脑炎减毒活疫苗后间隔19天发病，存在合理的时间关联性。

4）该儿童接种的麻腮风联合减毒活疫苗和乙型脑炎减毒活疫苗具有国家市场监督管理总局批签发证明。疫苗接种符合《预防接种工作规范》要求。

根据现有资料、病情资料和治疗效果，该儿童所患免疫性血小板减少症不排除与麻腮风联合减毒活疫苗和乙型脑炎减毒活疫苗之间的因果关联。

机体损害等级评定依据：截至专家诊断会召开时，该受种者已痊愈。根据当地《预防接种异常反应补偿办法》，参照《医疗事故分级标准》，考虑机体损害等级为四级。

（3）调查诊断结论反馈：组织单位在做出调查诊断结论，完成预防接种异常反应调查诊断书后，及时将调查诊断书交给当事人，后续当事人无争议。依据当地补偿办法有关规定，按照机体损害级别对病例进行了补偿，同时告知不再接种同类疫苗，其他疫苗可按照免疫程序继续接种。

## 5.案例启示

（1）本例接种麻腮风联合减毒活疫苗和乙型脑炎减毒活疫苗后19天发病，流行病学调查、既往史、临床检查等资料，基本排除其他重要致病因素，最终分类诊断结论较为客观。在流行病学调查中应详细调查发病前是否有过细菌或病毒感染的临床表现和体征等。

（2）免疫性血小板减少症是一种免疫性综合病征，也是儿童较为常见的疾病，细菌或病毒感染与免疫性血小板减少症的发病有密切关系，在发病前常有上呼吸道感染史。国家卫生健康委员会印发的《预防接种异常反应补偿范围参考目录及说明》（2020年版）也倾向于支持含麻疹成分疫苗与免疫性血小板减少症存在因果关系（接种疫苗至疾病发生常见时间范围为7~30天）。

## 三、病例3

### 1.病例摘要

男，4月18日（8月龄）接种麻疹疫苗第1剂和乙脑减毒疫苗第1剂，观察30分钟无异常，当天下午出现全身皮疹、发热38℃，2天后痊愈；同年5月18日双下肢皮肤出现散在针尖样大小出血点。后出血点逐渐增多，颜面、躯干、四肢均可见，于6月11日入院治疗。体格检查：发育正常，营养良好，神志清楚，精神好，呼吸均匀，无发绀。全身皮肤黏膜无黄染，颜面、躯干、四肢均可见散在针尖大小出血点。口唇无发绀，口腔黏膜可见出血点，咽部黏膜充血，扁桃体无肿大。血常规：Hb 126g/L；WBC $9.01\times10^9$/L其中N% 23.50%，L% 67.40%；PLT $8\times10^9$/L，CRP 0.92mg/L。白细胞及红细胞分类及形态均正常，考虑血小板减少症收入院治疗。住院2天后伴有低热，最高体温37.7℃，轻度鼻塞，打喷嚏，无明显流涕、咳嗽，故诊断急性上呼吸道感染。病毒四项：巨细胞病毒IgM 1.165阳性反应性（+），尿巨细胞病毒定量3.50E+05，故诊断为巨细胞病毒感染。血生化：肌酸激酶-MB 37U/L，余大致正常。风湿免疫全项：抗SS-A抗体阳性反应性（+），抗RO-52抗体阳性反应性（+）。免疫全项：免疫球蛋白G 19.2g/L；免疫球蛋白E 311 IU/mL。凝血六项大致正常。输血全项：乙肝表面抗体>1000.00IU/L；乙肝e抗体0.376；乙肝核心抗体0.009，余正常。入院后予丙种球蛋白治疗，地塞米松静脉滴注，泼尼松龙口服增加血小板，患儿出血点消退，6月13日血常规：Hb 116g/L；WBC $7.80\times10^9$/L，N% 11.36%，L% 6.076%，PLT $210\times10^9$/L，CRP<0.8mg/L，病情好转，于当天出院，出院诊断：①免疫性血小板减少症；②急性上呼吸道感染；③巨细胞病毒感染。患儿家属自述既往无过敏史、患病史、家族史。

### 2.病例报告

患儿发病当年5月26日家属联系接种单位咨询患儿接种疫苗后双下肢皮肤出现散在针尖样大小出血点，接种单位接到家属报告后，建议密切观察患儿症状、体征，病情有进展立即到正规医院就诊治疗，并向辖区CDC报告并进行网络报告。辖区CDC

经初步核实后存在血小板减少，立即向上级CDC及辖区卫生行政部门报告。

### 3.调查处置

辖区CDC接到报告后于48小时内对病例开展流行病学调查，核实免疫服务、接种实施情况、病例既往史、疫苗接种史、主要症状体征、同批次疫苗使用及反应报告情况，与患儿家属沟通、了解患儿病情进展及就诊就医情况。

（1）疫苗及接种情况：本次接种的麻疹疫苗和乙脑减毒疫苗为政府集中采购的免疫规划疫苗，疫苗冷藏储运符合规定，于有效期内使用，该接种门诊同批次其他疫苗外观性状未发现异常，接种操作流程符合《预防接种工作规范》。截至调查当天，辖区同批次疫苗未报告同类不良反应。

（2）既往免疫史：该儿童既往接种过共4种疫苗，共8剂次。卡介苗1剂次、乙肝疫苗3剂次、DPT-IPV-Hib五联疫苗3剂次、A群流脑疫苗1剂次。既往无预防接种异常反应史。

### 4.调查诊断

辖区CDC在收集全部资料后组织召开了预防接种异常反应调查诊断专家会，从辖区预防接种异常反应诊断专家库中选取儿科、检验学、流行病学等专业5名专家组成调查诊断专家组。

（1）临床诊断及依据：经过专家诊断会讨论，该病例临床诊断为免疫性血小板减少症。

1）入院治疗前，全身出现散在出血点。

2）血常规：PLT $8\times10^9$/L，血小板减少。

3）止血、激素治疗后血小板恢复正常，PLT $210\times10^9$/L。

（2）分类诊断结论及依据：排除疫苗质量事故；排除接种事故；受种者接种麻疹疫苗和乙脑减毒疫苗后所患的免疫性血小板减少症属于预防接种异常反应。

1）免疫性血小板减少症其病因不十分明确，可由原发性或其他疾病引起，发病前常有病毒感染史，也可继发于疫苗接种、感染、抗磷脂综合征、免疫缺陷病等。

2）根据国家卫生健康委员会（原卫生部）《过敏性紫癜等6种疾病诊疗指南》，免疫性血小板减少症多发生于注射后15~35天。该儿童接种的麻疹疫苗和乙脑疫苗均为减毒活疫苗，发病与接种疫苗间隔30天，符合可能发病时间。根据疫苗说明书和《中华人民共和国药典（2015版）》，接种麻疹疫苗后有发生血小板减少性紫癜的描述。

3)该患儿接种的疫苗质量合格,同期其他受种者无类似反应。

4)接种单位为辖区卫生行政部门指定的预防接种门诊,接种人员有资格证。疫苗接种符合《预防接种工作规范》的要求。

根据现有资料、病情转归和治疗效果,该患儿所患免疫性血小板减少症与接种麻疹疫苗和乙脑减毒疫苗之间存在因果关联。

机体损害等级评定依据:截至专家诊断会召开时,该受种者已痊愈。根据当地《预防接种异常反应补偿办法》,参照《医疗事故分级标准》,考虑机体损害等级为四级。

(3)分类诊断结论反馈:组织单位在做出调查诊断结论,完成预防接种异常反应调查诊断书后,及时将调查诊断书交给当事人,后续当事人无争议。依据当地补偿办法有关规定,按照机体损害级别对病例进行了补偿,同时告知不再接种同类疫苗,其他疫苗可按照免疫程序继续接种。

### 5.案例启示

(1)免疫性血小板减少症的诊断和病因分析需要综合考虑多种可能的因素,包括病毒感染、疫苗接种、其他疾病等,在诊断时应综合考虑所有可能的相关因素。

(2)本案例除麻疹疫苗、乙脑减毒活疫苗接种与免疫性血小板减少症发病存在合理的时间关联性,患儿还同时存在巨细胞病毒感染,抗SS-A抗体、抗RO-52抗体等自身免疫抗体阳性,在分类诊断时也不能忽略。

## 四、病例4

### 1.病例摘要

女,9月23日(8月龄)接种麻腮风疫苗第1剂和乙脑疫苗第1剂。10月14日下午左眼发现少量瘀血点,晚上全身出现散在出血点。10月15日在当地某医院急诊就诊,血常规异常后转诊至血液科。体格检查:前胸部可见散在针尖大小出血点,腹背部可见少量片状瘀斑,无肝、脾、淋巴结肿大。辅助检查:血常规:Hb 108g/L,WBC $5.07\times10^9$/L,N% 28%,L% 62.4%,M% 6.7%,E% 0.2%,PLT $4\times10^9$/L,CRP<2.5mg/L。凝血功能:Fg 1.635g/L。肺炎支原体IgM抗体<1∶80,EB病毒IgM抗体0.14,EB病毒IgG抗体0.05,巨细胞病毒IgM抗体0.4。诊断为免疫性血小板减少症。后予丙种球蛋白1g/kg冲击治疗,酚磺乙胺止血治疗,保护脏器、调节免疫及其他对症治疗,监测血小板很快恢复至正常。10月17日,出现发热,无咳嗽,体格检查咽稍充血,双肺呼吸音粗,未及湿啰音,

诊断为上呼吸道感染。给予拉氧头孢抗感染治疗后体温未再升高，炎症指标正常，10月19日血小板$201\times10^9$/L，共住院4天，好转后出院。患儿出生时肺出血，家属否认其他既往病史、过敏史和家族史。

## 2. 病例报告

患儿发病当年10月20日接种单位接到患儿家属报告，接报当天向辖区CDC报告并进行网络报告。辖区CDC经初步核实后存在血小板减少，立即向上级CDC及辖区卫生行政部门报告。

## 3. 调查处置

接种单位接报后询问患儿当前恢复情况，告知患儿家属暂缓接种其他疫苗，保持电话畅通。辖区CDC接到报告后48小时内开展流行病学调查，收集患儿临床资料，告知家属异常反应分类诊断流程，同时叮嘱家属仔细观察患儿皮肤、体温等身体状况，若发生变化及时就医，并随时保持联系。

（1）疫苗及接种情况：本次接种的麻腮风疫苗和乙脑疫苗为政府集中采购的免疫规划疫苗，疫苗储存运输符合规定，效期内使用，该接种门诊同批次其他疫苗外观性状未发现异常，接种操作流程符合《预防接种工作规范》。截至10月21日，辖区同批次疫苗未报告同类不良反应。

（2）既往免疫史：该儿童既往接种疫苗共9种，17剂次，其中卡介苗1剂、乙肝疫苗3剂、脊髓灰质炎疫苗3剂、百白破疫苗3剂、AC群流脑结合疫苗3剂、Hib疫苗1剂、13价肺炎疫苗3剂。既往无预防接种异常反应史。

## 4. 调查诊断

辖区CDC在收集全部资料后组织召开了预防接种异常反应调查诊断专家会，从辖区预防接种异常反应诊断专家库中选取儿科、急诊科、血液科、流行病学等专业5名专家组成调查诊断专家组。

（1）临床诊断及依据：经过专家诊断会讨论，该病例临床诊断为免疫性血小板减少症。

1）前胸部可见散在针尖大小出血点，腹背部可见少量片状瘀斑，浅表淋巴结未及肿大。

2）血常规：Hb 108g/L，PLT $4\times10^9$/L，CRP<2.5mg/L。

3)丙种球蛋白1g/kg治疗有效,血小板很快恢复正常。

(2)分类诊断结论及依据:排除疫苗质量事故;排除接种事故;该儿童接种麻腮风疫苗、乙脑疫苗后所患的免疫性血小板减少症属于预防接种异常反应。

1)免疫性血小板减少症可见于接种疫苗后15~35天发病,该儿童接种后21天出现全身散在出血点等症状,发病与接种时间符合时间关联性,符合接种活疫苗至血小板减少症发生的一般时间范围。

2)麻风疫苗说明书不良反应中包含血小板减少性紫癜。

3)一般由感染引起的血小板减少多发生在感染后1~4周,该儿童发病、入院后3天发现上呼吸道感染,排除上呼吸道感染引起的血小板减少症,根据住院病历、流行病学调查资料未发现遗传、自身免疫性疾病等其他血小板减少症诱发因素。

4)疫苗质量合格,存储运输规范,接种符合要求。

根据现有资料、病情资料,该儿童所患免疫性血小板减少症与接种麻腮风疫苗、乙脑疫苗有因果关联。

机体损害等级评定依据:截至专家诊断会召开时,该受种者已痊愈。根据当地《预防接种异常反应补偿办法》,参照《医疗事故分级标准》,考虑机体损害等级为四级。

(3)分类诊断结论反馈:组织单位在做出调查诊断结论,完成预防接种异常反应调查诊断书后,及时将调查诊断书交给当事人,后续当事人无争议。依据当地补偿办法有关规定,按照机体损害级别对病例进行了补偿,同时告知其他疫苗可按照免疫程序接种。

## 5.案例启示

(1)明确的上呼吸道感染发生时间对分类诊断有重要意义。免疫性血小板减少症病因不十分明确,分类诊断要排除病毒感染、免疫缺陷病、免疫性溶血等疾病,该儿童上呼吸道感染为入院后发生,故可以排除感染所致疾病。

(2)有免疫性血小板减少症病史者接种麻疹疫苗或含麻疹成分联合疫苗再次发生血小板减少症的风险更高,尤其是对于接种第1剂疫苗发生血小板减少的患者,本例患病亦不能排除与乙脑疫苗的关联,因此,后续不建议再接种含麻疹成分疫苗和乙脑疫苗。

(3)在分类诊断中,时间关联性具有重要意义。值得关注的是,国内监测数据显示,有少数病例在接种疫苗当天发生血小板减少性紫癜。因此,在调查报告时应完整记录发病前接种情况,诊断时写明排除原因,为未来分类诊断及异常反应监测提供数据资料，做出客观、科学、合理判断，CDC也应更加注意此种疫苗接种后免疫性血小板减少症的监测。

## 五、病例5

### 1.病例摘要

男，于7月12日上午10时37分（8月龄）在接种单位同时接种第1剂次麻腮风减毒活疫苗和乙脑减毒疫苗，接种疫苗8天后患儿无明显原因出现发热并持续1.5天，体温最高38℃，伴有全身散在红疹，未治疗后自愈。8月8日出现全身性散在出血点，转天就诊于本地医院急诊并收住院，血常规结果显示：PLT 11×$10^9$/L，WBC 11.77×$10^9$/L，N% 18.5%，L% 74.1%，M% 5.3%，Hb 124g/L，CRP<2.5mg/L。入院体格检查：神清，浅表淋巴结未及肿大，周身可见散在针尖大小出血点及小片瘀斑，无皮疹、黄染。口腔黏膜光滑，颊黏膜及舌面可见散在出血点。听诊双肺呼吸音粗，未闻及啰音。腹软，不胀。入院后完善相关检查，血生化：LDH 476U/L，肌酸肌酶（CK）321U/L，肌酸激酶同工酶（CKMB）70U/L，D-二聚体1.92mg/L，PT 9.9s，Fg 1.67g/L，CD3+7653.94个/微升，CD19+3001.06个/微升，CD3+CD4+5078.09个/微升，人细小病毒B19抗体（-），CMV-DNA、EBV-DNA、EBV-AB、肺炎支原体抗体、Ig+C3+C4未见异常，其余血生化检查未见明显异常，尿、便常规（-）。心脏彩超示左心室游离腱索，心电图正常范围，肝脾肾睾丸彩超未见明显异常。入院后静脉滴注酚磺乙胺止血，加强呼吸道管理、营养脏器等对症治疗，给予人免疫球蛋白封闭血小板抗体，血小板逐恢复正常。经治疗该患儿皮肤黏膜出血点明显减少，无新发出血点，无其他不适，共住院4天病情好转出院，出院当天血常规示：PLT 187×$10^9$/L，WBC 7.78×$10^9$/L，N% 17%，L% 71.1%，M% 9.3%，Hb 112g/L，CRP<2.5mg/L。出院后定期监测血小板：8月26日PLT 337×$10^9$/L；9月7日PLT 291×$10^9$/L。当地儿童医院诊断为：免疫性血小板减少症。家属否认既往病史、过敏史和家族史。

### 2.病例报告

由于患儿家属在网络上注意到麻风腮疫苗的负面报道，怀疑患儿此次疾病过程可能由麻腮风和乙脑疫苗联合接种引起，于是在8月17日主动到接种单位提起补偿诉求，并询问和关注儿童所患疾病可能的预后以及后续保障措施。接种单位接到家属报告后，当天即向辖区CDC报告并进行网络报告。

## 3. 调查处置

接种单位告知家属按医嘱定期监测血小板数量、密切关注全身有无出血及皮肤紫癜的情况，病情发生进展及时到正规医疗机构就诊，保持密切联系。接到报告48小时内区CDC对该病例开展流行病学调查，重点收集受种者相关病例资料及接种门诊相关接种资料，定期关心和询问患儿病情情况，跟进叮嘱患儿家属及时上交患儿病例资料，为召开专家诊断会做好准备。

（1）疫苗及接种情况：本次接种的麻腮风减毒活疫苗和乙脑减毒疫苗为政府集中采购的免疫规划疫苗，疫苗储存运输符合规定，于有效期内使用，该接种门诊同批次其他疫苗外观性状未发现异常，接种操作流程符合《预防接种工作规范》。截至8月17日，辖区同批次疫苗未报告同类不良反应。

（2）既往免疫史：该儿童既往接种过5种疫苗，共11剂次，其中卡介苗1剂次，乙肝疫苗3剂次，脊髓灰质炎疫苗3剂次，百白破疫苗3剂次，A群流脑1剂次。既往未发生不良反应。

## 4. 调查诊断

辖区CDC在收集全部资料后组织召开了预防接种异常反应调查诊断专家会，从辖区预防接种异常反应诊断专家库中选取血液、感染免疫、儿科等专业5名专家组成调查诊断专家组。

（1）临床诊断及依据：经过专家诊断会讨论，该病例临床诊断为免疫性血小板减少症。

1）症状为全身散在出血点。

2）体格检查：周身可见散在针尖大小出血点及小片瘀斑，颊黏膜及舌面可见散在出血点，无肝脾及淋巴结肿大。

3）实验室检查：血常规示血小板明显减少，最低为$11\times10^9$/L，血红蛋白正常，白细胞总数及分类大致正常。自身抗体检测阴性。

4）治疗：免疫球蛋白治疗有效。

（2）分类诊断结论及依据：排除疫苗质量事故和接种事故；受种者接种麻腮风和乙脑减毒疫苗后所患的免疫性血小板减少症不排除预防接种异常反应。

1）免疫性血小板减少症是由于自身免疫功能异常，使血小板破坏过多而引起的出血性疾病，主要表现为外周血小板显著减少，骨髓巨核细胞发育障碍。根据《实用儿科学》内容，免疫性血小板减少症患者发病前常有病毒感染史，也可继发于疫苗接种等，疫苗可能通过分子拟态、表位扩散和多克隆激活导致免疫性血小板减少症。

2)该患儿接种疫苗27天后出现散在出血点，血常规示血小板明显减低。国家卫生健康委员会印发的《预防接种异常反应补偿范围参考日录及说明》(2020年版)也倾向于支持含麻疹成分疫苗与免疫性血小板减少症存在因果关系(接种疫苗至疾病发生常见时间范围为7~30天)，考虑麻腮风疫苗接种与免疫性血小板减少症存在因果关联可能性大。

3)目前资料未发现自身免疫性疾病、感染等其他引起血小板减少的因素。

4)该儿童接种的麻腮风联合减毒活疫苗和乙型脑炎减毒活疫苗为政府集中采购的免疫规划疫苗且储存运输符合规定。

5)接种单位为辖区卫生健康委员会指定的预防接种门诊，接种人员有资格证。疫苗接种符合《预防接种工作规范》要求。

根据现有资料、病情资料和治疗效果，不排除该儿童所患免疫性血小板减少症与麻腮风联合减毒活疫苗和乙型脑炎减毒活疫苗之间的因果关联。

机体损害等级评定依据：截至专家诊断会召开时，该受种者已痊愈。根据当地《预防接种异常反应补偿办法》，参照《医疗事故分级标准》，考虑机体损害等级为四级。

(3)分类诊断结论反馈：组织单位在做出调查诊断结论，完成预防接种异常反应调查诊断书后，及时将调查诊断书交给当事人，后续当事人无争议。依据当地补偿办法有关规定，按照机体损害级别对病例进行了补偿，同时告知不再接种同类疫苗，其他疫苗可按照免疫程序继续接种。由于后期病例恢复良好，病情没有反复发作，家属没有再就预后和后续保障问题提起诉求。

## 5.案例启示

(1)判断免疫性血小板减少症是否与疫苗接种有关，首先是排除感染、自身免疫性疾病等主要危险因素，如果上述因素都能够排除，再考虑疫苗接种与免疫性血小板减少症之间的因果关联性。因此，流行病学调查和收集临床资料的过程中一定要全面，特别注重收集一些与免疫性血小板减少症致病病因相关的资料。

(2)本案例专家诊断会判定免疫性血小板减少症不排除与麻腮风联合减毒活疫苗和乙型脑炎减毒活疫苗之间有因果关联，加上接种疫苗本身可能诱发免疫性血小板减少症，因此专业人员在专家诊断会得出结论之后，应明确告知家属后续哪些疫苗不能接种。目前文献报道的可能诱发免疫性血小板减少症的疫苗包括麻疹-风疹-腮腺炎疫苗、流感疫苗、乙肝疫苗、人乳头瘤病毒疫苗、水痘-带状疱疹疫苗、无细胞百日咳-白喉-破伤风疫苗、脊髓灰质炎疫苗和肺炎球菌疫苗等，该患儿后续不能接种或谨慎接种上述疫苗。

# 第二节　多形红斑

## 一、病例1

### 1.病例摘要

男，2月24日（8月龄）上午9:30接种麻腮风疫苗第1剂和乙脑减毒活疫苗第1剂后，观察30分钟无异常，接种当天14:30左右出现发热，体温最高38.5℃，采取物理及布洛芬降温。于2月24日19:08医院就诊并住院治疗，门诊病历：发热5小时，最高38.5℃，全身散在红色皮疹，部分融合成片。血常规：白细胞$5.84\times10^9$/L、中性粒细胞比率44.8%，C反应蛋白<2.50mg/L。诊断：多形红斑。20时因发热6小时，面部手足红斑肿胀2小时入院。入院前2小时面部、手足可见红斑肿胀，后皮疹逐渐扩展至周身，患儿咽红，扁桃体不大，双肺呼吸音粗。体格检查显示，体温：37.4℃，脉搏：90次/分，呼吸：26次/分，血压：110/70mmHg。发育正常，口周无发绀，浅表淋巴结未触及，眼睑无水肿，口唇红润，无皲裂、渗出及脱屑。杨梅舌（-），咽红，扁桃体不大。胸廓对称，胸廓动度相等，双肺呼吸音粗，未闻明显啰音。面颊、双手足可见红斑、肿胀，边界不清，压痛（-），周身散在淡红色丘疹。实验室检查：补体C3 0.84g/L↓；白介素（IL）6 90.27 pg/mL↑；PCT 0.23 ng/mL↑；LDH 534 U/L↑；AST线粒体同工酶（m-AST）18.3 U/L↑；a-羟丁酸脱氢酶（HBDH）406 U/L↑；肌酸激酶同工酶（CKMB）50U/L↑。EBV-DNA、CMV-DNA、HSV-DNA、Mp-DNA、MP-Ab、EBV-Ab、柯萨奇IgM+IgG、单纯疱疹病毒Ⅰ/Ⅱ型IgM+IgG、血常规未见明显异常。过敏原：（定量）吸入过敏原IgE（11项）、（定量）食物过敏原IgE（10项）未见明显异常。入院后予地塞米松、甲泼尼龙等治疗，盐酸西替利嗪抗过敏，赖氨肌醇维$B_{12}$口服溶液调节免疫，外用药、局部湿敷、理疗、干扰素雾化等治疗。经治疗后病情较前明显好转，3月1日出院，出院诊断：多形红斑、上呼吸道感染。患儿家属否认既往病史、过敏史、家族病史。

## 2.病例报告

患儿发病当年3月2日接种单位接到患儿家属报告，接报当天向辖区CDC报告并进行网络报告。辖区CDC接到报告后，经过初步核实接种麻腮风、乙脑疫苗后出现多形红斑，立即向上级CDC和辖区卫生行政部门报告。

## 3.调查处置

接种单位接报后首先询问患儿当前健康状况，告知患儿家属需经过异常反应分类诊断确认本次患病是否与疫苗接种有关，嘱咐家属收集准备就医记录并保持电话畅通。辖区CDC接到报告后48小时内开展流行病学调查，重点收集患儿既往病史、现病史、检查、临床诊断、治疗情况和预防接种相关资料，仔细询问患儿当前健康状况及接种疫苗后发病就医经过等内容，并告知家属异常反应分类诊断的规范流程。辖区CDC指导接种单位做好患儿家属的安抚工作。

（1）疫苗及接种情况：本次接种的麻腮风、乙脑疫苗为政府集中采购的免疫规划疫苗，疫苗储存运输符合规定，于有效期内使用，该接种门诊同批次其他疫苗外观性状未发现异常，接种操作流程符合《预防接种工作规范》。截至3月2日，辖区同批次疫苗均未报告同类不良反应。

（2）既往免疫史：该儿童既往接种过5种疫苗，共11剂次，其中卡介苗1剂次、乙肝疫苗3剂次、脊髓灰质炎疫苗3剂次、百白破疫苗3剂次、A群流脑1剂次。既往无预防接种异常反应史。

## 4.调查诊断

辖区CDC在收集全部资料后组织召开了预防接种异常反应调查诊断专家会，从辖区预防接种异常反应诊断专家库中选取儿科、血液肿瘤、呼吸、皮肤和免疫等专业5名专家组成调查诊断专家组。

（1）临床诊断及依据：经过专家诊断会讨论，该病例临床诊断为多形红斑。

1）患儿就诊时发热5小时，最高38.5℃，全身散在红色皮疹，部分融合成片。

2）体格检查：面颊、双手足可见红斑、肿胀，边界不清，压痛（-），周身散在淡红色丘疹。

3）血常规：白细胞$5.84\times10^9$/L，中性粒细胞比率44.8%，C反应蛋白<2.50mg/L。

4）激素、抗过敏治疗有效。

(2)分类诊断结论及依据:排除疫苗质量事故;排除接种事故;受种者接种麻腮风、乙脑疫苗后所患的多形红斑不排除预防接种异常反应。

1)该儿童接种的麻腮风、乙脑疫苗具有国家市场监督管理总局批签发证明,疫苗储存运输符合《疫苗储存和运输管理规范》要求,接种操作符合《预防接种工作规范》要求。

2)同批次疫苗接种后无其他同类异常反应报告。

3)患儿在接种疫苗的当天出现全身散在红色皮疹,部分融合成片的临床表现,在时间关联上存在一致性。

4)排除了单纯疱疹病毒、巨细胞病毒、肺炎支原体、柯萨奇病毒和EB病毒EBV感染等可能引发多形红斑的因素。

5)有文献研究证明接种麻腮风疫苗可发生多形红斑的罕见不良反应。

综上,根据现有证据、病情资料和治疗效果,不能排除该儿童所患多形红斑与接种麻腮风、乙脑疫苗之间因果关联。

机体损害等级评定依据:截至专家诊断会召开时,该受种者已痊愈。根据当地《预防接种异常反应补偿办法》,参照《医疗事故分级标准》,考虑机体损害等级为四级。

(3)分类诊断结论反馈:组织单位在做出调查诊断结论,完成预防接种异常反应调查诊断书后,及时将调查诊断书交给当事人,后续当事人无争议。依据当地补偿办法有关规定,按照机体损害级别对病例进行了补偿,同时告知不再接种同类疫苗,其他疫苗可按照免疫程序继续接种。

## 5.案例启示

(1)多形红斑的病因至今尚未完全明确,但普遍认为是一种由变态反应引发的皮肤病。该病常与感染和药物因素有关。在感染方面,主要涉及的病毒有单纯疱疹病毒、EB病毒,链球菌和支原体也可能成为诱因。在药物方面,磺胺类、抗生素类等药物是常见的诱发因素,而疫苗或血清制品同样也可能引发本病。在本例中,患儿存在上呼吸道感染,通常感染会导致CRP升高,但本例中CRP水平正常,且病原学检测结果未发现明确证据,排除了常见病毒感染。患儿无该病症常见诱发类药物服用史。经过激素和抗过敏治疗,各项体征恢复正常,痊愈出院,考虑多形红斑可能与免疫反应有关。

(2)在实施预防接种时,务必详细询问受种者的健康状况,并进行必要的体格检查。同时,耐心细致地解释所接种疫苗的名称、作用、适应证、禁忌证、可能的不良反应及相关的注意事项,确保受种者或监护人充分知情,积极配合。

(3)本例虽然存在上呼吸道感染的出院诊断，通常感染会导致CRP升高，本例中CRP水平正常，且病原学检测结果未发现明确证据。激素和抗过敏治疗有效，考虑皮疹可能与免疫反应有关，因此，专家组认为不能排除该儿童所患多形红斑与接种有关。

## 二、病例2

### 1.病例摘要

男，2月23日(8月龄)接种麻腮风疫苗第1剂和乙脑减毒活疫苗第1剂后，观察30分钟无异常。2月23日14时出现腹泻，10小时内腹泻6次(既往1次/天)精神状态良好，无其他不适。2月24日凌晨就诊于A医院，血常规：白细胞7.7x10$^9$/L，中性粒细胞比率53.1%，血红蛋白126g/L，便常规：稀黏便，红细胞0~1个/HP，白细胞6~8个/HP；诊断为感染性腹泻，给予阿莫西林、口服补液盐、蒙脱石散。3月1日复查便常规无异常。

3月1日臀部出现散在、点状皮疹，不凸不痒，逐渐蔓延至前胸、后背、腹部，未就医，居家观察。3月4日扩展颈部、颜面部，至周身红斑，伴明显瘙痒。3月5日因周身弥漫性红斑伴瘙痒，就诊于B医院。入院时体格检查：体温36.8℃，脉搏90次/分，呼吸26次/分，血压110/70mmHg。发育正常，营养中等，神志清楚，呼吸平稳；口周无发绀；杨梅舌(-)，咽红，扁桃体不大；双肺呼吸音粗，未闻明显啰音，心音有力，心律齐，心率90次/分；面颊、躯干、四肢、双手足可见大量红色斑疹、斑丘疹，部分皮疹融合成片，色鲜红，中央暗紫色，未见明显水疱；生殖器未见明显糜烂渗出。自发病以来，无流涕，无咳嗽，精神食欲尚可，无呕吐，无咳喘，大小便未见异常。实验室检查：氯97.3mmol/L↓，$\beta_2$-微球蛋白4.01mg/L，乳酸脱氢酶659U/L↑，亮氨酸氨肽酶72U/L↑，AST 95U/L↑，AST线粒体同工酶23.1U/L↑，$\alpha$-羟丁酸脱氢酶509U/L↑，肌酸激酶同工酶71U/L↑，高密度脂蛋白胆固醇1.2mmol/L↓，腺苷脱氨酶37U/L↑，白介素-6 10.41pg/m↑，降钙素原0.12ng/mL↑；HBsAb阳性；ASO、单纯疱疹病毒Ⅰ/Ⅱ型IgM+IgG、柯萨奇病毒IgM+IgG、EBVAb、MP-Ab、血常规+尿流式、Ig+C3+C4、Mp-DNA、CMV-DNA、EBV-DNA、HSV-DNA、便常规、尿常规、ANA+ENA未见明显异常。食物过敏原IgE定量(10项)：花生、大豆、牛奶、蟹、虾、鸡蛋、牛肉、鳕鱼、小麦面粉、羊肉，等级：0级；吸入过敏原IgE定量：屋尘螨、粉尘螨、猫毛皮屑、犬毛皮屑、屋尘、蟑螂、交链孢霉、柳树、普通豚草、艾蒿，等级：0级；总IgE抗体(酶联免疫捕获法)：19.87。入院诊断：多形红斑、上呼吸道感染。3月6日心电图：窦性心律，边缘心电图；超声：肝肾未见异常；胸部X线片；心肺膈无著变。3月9日复查血生化：镁0.97mmol/L，甘油三酯4.13mmol/L，前白蛋白0.25g/L↑，乳酸脱氢酶577U/L↑，亮氨酸氨肽酶71U/L↑，α-羟丁酸脱氢酶453U/L↑，高密度脂蛋白胆固醇1.39mmol/L↓，低密度脂蛋白胆固醇2.7mmol/L↑，腺苷脱氨酶27U/L↑，尿酸113μmol/L↓，甘胆酸3.6μg/mL↑。

入院后于3月5日给予地塞米松3mg，每天1次，抗感染、抗过敏、调节免疫治疗，于3月6日给予甲泼尼龙12mg，每12小时1次，继续治疗，后皮疹逐渐好转，于3月9日激素减量至甲泼尼龙12mg，每天1次，继续治疗，盐酸西替利嗪抗过敏，左卡尼汀、赖氨肌醇维$B_{12}$口服溶液调节免疫，同时还进行外用药、局部湿敷、理疗、全身浸浴、干扰素雾化等治疗，患儿大部分皮疹已消退，病情较前明显好转，于3月10日出院。出院诊断：多形红斑、上呼吸道感染。患儿家属否认既往病史、过敏史、家族病史。

## 2.病例报告

患儿发病当年4月6日接种单位接到患儿家属报告，接报当天向辖区CDC报告并进行网络报告。辖区CDC接到报告后，经过初步核实接种麻腮风、乙脑疫苗后出现多形红斑，立即向上级CDC和辖区卫生行政部门报告。

## 3.调查处置

接种单位接报后首先询问患儿当前健康状况，告知患儿家属需经过异常反应分类诊断确认本次患病是否与疫苗接种有关，嘱咐家属收集准备就医记录并保持电话畅通。辖区CDC接到报告后48小时内开展流行病学调查，重点收集患儿既往病史、现病史、实验室检查、临床诊断、治疗情况和预防接种相关资料，仔细询问患儿当前健康状况及接种疫苗后发病就医经过等内容，并告知家属异常反应分类诊断的规范流程。辖区CDC指导接种单位做好患儿家属的安抚工作。

（1）疫苗及接种情况：本次接种的麻腮风、乙脑疫苗为政府集中采购的免疫规划疫苗，疫苗储存运输符合规定，于有效期内使用，该接种门诊同批次其他疫苗外观性状未发现异常，接种操作流程符合《预防接种工作规范》。截至4月6日，辖区同批次麻腮风疫苗报告2例一般反应；同批次乙脑减毒活疫苗报告5例一般反应。

（2）既往免疫史：该儿童既往接种6种疫苗，共14剂次，其中卡介苗1剂次、乙肝疫苗3剂次、AC群流脑结合疫苗1剂次、DPT-IPV-Hib五联疫苗3剂次、13价肺炎疫苗3剂次、5价轮状病毒疫苗3剂次。既往无预防接种异常反应史。

## 4.调查诊断

辖区CDC在收集全部资料后组织召开了预防接种异常反应调查诊断专家会，从辖区预防接种异常反应诊断专家库中选取儿科、皮肤科、感染、免疫、血液等专业5名专家组成调查诊断专家组。

（1）临床诊断及依据：经过专家诊断会讨论，该病例临床诊断为多形红斑。

1）受种者面颊、躯干、四肢、双手足可见大量红色斑疹，斑丘疹，部分皮疹融合成片，色鲜红，中央暗紫色，未见明显水疱。

2）过敏原IgE定量均为0级，对常见食物和吸入物无过敏反应。总IgE抗体（19.87）在正常范围内，通常表示无明显的过敏状态。

3）激素、抗过敏治疗后症状缓解。

（2）分类诊断结论及依据：排除疫苗质量事故；排除接种事故；受种者接种麻腮风、乙脑疫苗后所患的多形红斑不排除预防接种异常反应，即可能与疫苗相关。

1）该儿童接种的麻腮风、乙脑疫苗具有国家市场监督管理总局批签发证明，疫苗储存运输符合《疫苗储存和运输管理规范》要求，接种操作符合《预防接种工作规范》要求。

2）同批次疫苗接种后无其他同类异常反应发生。

3）患儿在接种疫苗后第6天臀部出现散在、点状皮疹的临床表现，在时间关联上存在一致性。

4）患儿接种的麻腮风疫苗和乙脑减毒活疫苗均为减毒活疫苗，未见其他病毒感染证据。

5）有文献研究证明多形红斑属接种麻腮风疫苗后发生的极罕见不良反应。综上，根据现有证据、病情资料和治疗效果，不能排除该儿童所患多形红斑与接种麻腮风、乙脑疫苗之间因果关联。

机体损害等级评定依据：截至专家诊断会召开时，该受种者已痊愈。根据当地《预防接种异常反应补偿办法》，参照《医疗事故分级标准》，考虑机体损害等级为四级。

（3）分类诊断结论反馈：组织单位在做出调查诊断结论，完成预防接种异常反应调查诊断书后，及时将调查诊断书交给当事人，后续当事人无争议。依据当地补偿办法有关规定，按照机体损害级别对病例进行了补偿，同时告知不再接种同类疫苗，其他疫苗可按照免疫程序继续接种。

### 5.案例启示

(1)本例病因链条较为清晰。本案例中患儿接种麻腮风疫苗和乙脑减毒活疫苗6天后出现多形红斑症状,未患病,未服药,未食用可疑食物,应用激素、抗过敏治疗后症状缓解。据文献报道,感染和药物是多形红斑的主要病因,除此之外,接种百白破、乙肝、HPV、麻腮风、脑膜炎疫苗也会引发极少数受种者的多形红斑症状。在探究疾病原因时,应进行过敏原、病毒感染检测以排除可疑病因,同时考虑疫苗接种情况,以全面评估其与疾病的潜在关联。

(2)本例中患儿发病4天后家属才携其就医,这一情况提示疾控机构和接种单位工作人员应加强对公众的疫苗知识健康教育,提高其对预防接种不良反应的认识和应急处理能力。通过普及疫苗相关知识,包括接种后可能出现的一般反应与异常反应,教育公众如何及时识别并应对,可以确保在出现异常情况时,家属或监护人能够迅速采取适当的措施,及时就医,从而有效减轻不良反应带来的影响,保障儿童的健康与安全。

## 三、病例3

### 1.病例摘要

男,1月18日(8月龄)接种麻腮风疫苗第1剂和乙脑减毒活疫苗第1剂,1月21日中午出现发热,测量体温37.8℃,精神状态好,偶有咳嗽;21时38.8℃,自行服用布洛芬后体温降至37.2℃。1月22日体温升至38.6℃,用药后体温反复,患儿精神状态变差,12时体温38.8℃,于儿童医院就诊,检查血常规,白细胞$4.2\times10^9$/L,单核细胞比率17.9%,淋巴细胞$2.31\times10^9$/L。诊断:上呼吸道感染。给予乳酸菌素分散片、疏表灵颗粒、布洛芬3种药物治疗。服药后体温恢复正常。

1月29日儿童面部、颈部、上肢、前后胸出现成片皮疹,体温、精神状态正常。1月30日手心、足心、下肢出现成片皮疹,于儿童医院就诊。1月31日入院,现病史:入院前2天上呼吸道感染,后面部出现红斑、斑丘疹,无鳞屑,伴轻微瘙痒,后皮疹渐扩展至周身,就诊于皮肤科门诊,考虑多形红斑。专科检查:面颊、躯干、四肢、双手足可见大量红色斑疹、斑丘疹,部分皮疹呈靶形损害,色鲜红,未见明显水疱;生殖器未见明显糜烂渗出。2月1日心电图:窦性心律,非特异性ST抬高,V1呈RSR型。腹部、肾脏、颈部超声检查报告:双颈部多发淋巴结肿大。检查结果回报:Ig+C3+C4,铁蛋白;红细胞沉降率测定；CMV-DNA，EBV-DNA，HSV-DNA，Mp-DNA检验结果均正常。血常规+CRP+镜检：C反应蛋白<2.50mg/L、白细胞$6.86\times10^9$/L、中性粒细胞比率39.2%、嗜酸性粒细胞比率0.4%、嗜酸性粒细胞$0.03\times10^9$/L、血小板压积0.420%。二氧化碳19.1mmol/L、阴离子隙20.5mmol/L、镁0.99mmol/L、$\beta_2$-微球蛋白2.31mg/L、尿酸135u mo1/L、腺苷脱氨酶29.8U/L、乳酸脱氢酶466 U/L、α-羟丁酸脱氨酶371 U/L、甘油三酯2.64mmol/L、高密度脂蛋白胆固醇0.84mmol/L。降钙素原0.06ng/ml。咽拭培养+药敏：草绿色链球菌。予地塞米松2.5mg，每天1次，抗感染、抗过敏调节免疫治疗，予盐酸西替利嗪滴剂抗过敏止痒；予激光、湿敷物理对症治疗，2月2日激素调整为甲泼尼龙，经治疗病情明显好转，于2月5日出院，出院诊断：①多形红斑；②乳酸脱氢酶升高；③上呼吸道感染。患儿家属否认既往病史、过敏史、家族病史。

## 2.病例报告

2月6日接种单位接到患儿家属报告，接报当天向辖区CDC报告并进行网络报告。辖区CDC接到报告后，经过初步核实接种麻腮风、乙脑疫苗后出现多形红斑，立即向上级CDC和辖区卫生行政部门报告。

## 3.调查处置

接种单位接报后首先询问患儿当前健康状况，告知患儿家属需经过异常反应分类诊断确认本次患病是否与疫苗接种有关，嘱咐家属收集准备就医记录并保持电话畅通。辖区CDC接到报告后48小时内开展流行病学调查，重点收集患儿既往病史、现病史、实验室检查、临床诊断、治疗情况和预防接种相关资料，与患儿家属仔细询问患儿当前健康状况及接种疫苗后发病就医经过等内容，并告知家属异常反应分类诊断的规范流程。辖区CDC指导接种单位做好患儿家属的安抚工作。

(1)疫苗及接种情况：本次接种的麻腮风、乙脑疫苗为政府集中采购的免疫规划疫苗，疫苗储存运输符合规定，于有效期内使用，该接种门诊同批次其他疫苗外观性状未发现异常，接种操作流程符合《预防接种工作规范》。截至2月6日，辖区同批次疫苗无同类不良反应报告。

(2)既往免疫史：该儿童既往接种5种疫苗，共11剂次，其中卡介苗1剂次、乙肝疫苗3剂次、脊髓灰质炎疫苗3剂次、A群流脑多糖疫苗1剂次、DPT疫苗3剂次。既往无预防接种异常反应史。

## 4.调查诊断

辖区CDC在收集全部资料后组织召开了预防接种异常反应调查诊断专家会，从辖区预防接种异常反应诊断专家库中选取神经外科、儿科、皮肤科、外科及耳鼻喉科等专业5名专家组成调查诊断专家组。

(1)临床诊断及依据：经过专家诊断会讨论，受种者所患疾病的主要临床诊断为多形红斑。

1)患儿于1月18日接种疫苗，3天后出现间断发热，体温最高38.8℃，1月29日出现皮疹，1月31日因周身弥漫性红斑2天住院治疗。

2)体格检查：体温37.4℃，面颊、躯干、四肢、双手足可见大量红色斑疹、斑丘疹，部分皮疹呈靶形损害，色鲜红，未见明显水疱；生殖器未见明显糜烂渗出。

3)辅助检查血常规：白细胞$4.2\times10^9/L$，单核细胞比率17.9%，淋巴细胞数$2.31\times10^9/L$。

4)激素、抗过敏治疗有效。

(2)分类诊断结论及依据：排除疫苗质量事故；排除接种事故；受种者接种麻腮风疫苗和乙脑疫苗后所患多形红斑不排除预防接种异常反应。

1)多形红斑是一种急性自限性炎症性皮肤病。皮疹呈多形性，典型损害为靶形或虹膜状红斑，严重者伴发黏膜损害。该病病因复杂，可由感染(病毒、细菌、真菌)、药物等引起。

2)患儿在接种疫苗后第11天出现皮疹的临床表现，在时间关联上存在一致性。

3)患儿接种的麻腮风疫苗和乙脑减毒活疫苗均为减毒活疫苗，未见其他病毒感染证据。

4)该儿童接种的麻腮风、乙脑疫苗具有国家市场监督管理总局批签发证明，疫苗储存运输符合《疫苗储存和运输管理规范》要求，接种操作符合《预防接种工作规范》要求。同批次疫苗接种后无其他同类异常反应发生。

综上，根据现有证据、病情资料和治疗效果，不能排除该儿童所患多形红斑与接种麻腮风、乙脑疫苗之间的因果关联。

机体损害等级评定依据：根据该儿童现有病历资料、目前病情状况和治疗效果，参照当地《预防接种异常反应补偿办法》《医疗事故分级标准》，考虑机体损害等级为四级。

(3)分类诊断结论反馈：组织单位在做出调查诊断结论，完成预防接种异常反应调查诊断书后，及时将调查诊断书交给当事人，后续当事人无争议。依据当地补偿办

法有关规定，按照机体损害级别对病例进行了补偿，同时告知不再接种同类疫苗，其他疫苗可按照免疫程序继续接种。

### 5.案例启示

（1）多形性红斑一般在接种后6~8小时或24小时内出现，通常在注射局部及附近皮肤先出现一个或数个丘疹或斑丘疹，周围有红晕，在3~5天之后皮损中央可以出现水疱，疱液淡黄色，清晰。本例病例有靶形红斑等典型皮疹表现，临床符合多形红斑的诊断。

（2）多形红斑的病因复杂，可由感染（病毒、细菌、真菌）、药物等引起。本例病例1月18日接种疫苗，1月21日出现发热、咳嗽症状，临床诊断为上呼吸道感染。1月29日出现皮疹等症状，最终诊断为多形红斑。根据时间关联性和生物学解释性分析，本例不能排除感染是多形性红斑诱发原因之一。我们在今后论证中应充分讨论疾病的可能病因，明确分类诊断。

## 四、病例4

### 1.病例摘要

男，8月26日（8月龄）接种麻腮风疫苗第1剂和乙脑疫苗第1剂。接种疫苗后1小时进行8月龄定期健康体检，血常规显示，白细胞$8.61\times10^9$/L，中性粒细胞$1.36\times10^9$/L，中性粒细胞比率15.8%，血红蛋白110g/L，嗜酸性粒细胞比率7.1%，淋巴细胞$6.3\times10^9$/L，淋巴细胞比率73.30%。8月29日出现发热，最高39.6℃，口服退热药，腹泻2次，为稀水便。8月31日就诊于当地A医院，体格检查：39.3℃，心率120次/分，神志清楚，反应可，咽充血，双肺呼吸音略粗，诊断为上呼吸道感染，给予健儿清解液。9月1日出现皮疹，出疹顺序后背–颈部–面部–四肢–手掌、足底等。9月5日出现瘙痒，再次前往A医院就诊，仍诊断为上呼吸道感染，继续给予健儿清解液。9月9日在当地B医院入院，主诉：弥漫性红斑9天，伴痒，伴间断性发热，体格检查：发育正常营养中等，神志清楚，呼吸平稳，口周无发绀。咽红，扁桃体不大。面颊、躯干、四肢、双手足可见大量红色斑疹、斑丘疹，部分皮疹融合成片；生殖器未见明显糜烂渗出。诊断为多形红斑、上呼吸道感染。给予糖皮质激素甲泼尼龙、丙种球蛋白及抗过敏药物等综合治疗，周身原有皮疹较前好转，大部分消退，颜色转暗，临床治愈，9月19日出院。

患儿家属否认既往病史、过敏史、家族史。

## 2.病例报告

患儿发病当年9月29日接种单位接到患儿家属报告，接报当天向辖区CDC报告并进行网络报告。辖区CDC接到报告后，经过初步核实为多形红斑，立即向上级CDC及辖区卫生行政部门报告。

## 3.调查处置

接种单位接报后首先询问患儿当前恢复情况，叮嘱家属继续观察，异常反应分类诊断的规范流程，保持电话畅通。辖区CDC接到报告后48小时内开展流行病学调查，收集患儿临床资料和预防接种情况，告知家属诊断结果通知预计时间段，其间注意观察患儿身体状况，有任何变化随时联系。

(1)疫苗接种情况：本次接种的麻腮风疫苗为和乙脑疫苗为政府集中采购的免疫规划疫苗，疫苗储存运输符合规定，于有效期内使用，该接种单位同批次其他疫苗外观性状未发现异常，接种操作流程符合《预防接种工作规范》。截至9月30日，辖区同批次疫苗未报告同类不良反应。

(2)既往免疫史：该儿童既往接种疫苗共5种12剂次，其中卡介苗1剂次、乙肝疫苗3剂次、脊髓灰质炎疫苗4剂次、百白破疫苗3剂次、A群流脑疫苗1剂次。既往无预防接种异常反应史。

## 4.调查诊断

辖区CDC在收集全部资料后组织召开了预防接种异常反应调查诊断专家会，从辖区预防接种异常反应诊断专家库中选取皮肤科、儿科、流行病学等专业5名专家组成调查诊断专家组。

(1)临床诊断及依据：经过专家诊断会讨论，该病例临床诊断为多形红斑、上呼吸道感染。

1)发热，咽红，扁桃体不大，皮疹，面颊、躯干、四肢、双手足可见大量红色斑疹、斑丘疹，部分皮疹融合成片；生殖器未见糜烂渗出。

2)经糖皮质激素、丙种球蛋白及抗过敏药物等综合治疗治愈。

(2)分类诊断结论及依据：排除疫苗质量事故；排除接种事故；该儿童接种麻腮风疫苗、乙脑疫苗后所患的多形红斑不排除预防接种异常反应，即可能与疫苗相关。

1)多形红斑是一种以靶形或虹膜状红斑为典型皮损的急性炎症性皮肤病，感染性、疾病因素、变态反应性等均可引起本病。

2)国内曾有接种麻疹疫苗后发生多形红斑的病例报告。

3)该儿童接种后3天发热、6天开始出现皮疹,存在时间关联。

4)疫苗质量合格,存储运输规范,接种符合要求。

根据现有资料、病情资料,不能排除该儿童所患多形红斑与接种麻腮风疫苗、乙脑疫苗之间的因果关联。

机体损害等级评定依据:截至专家诊断会召开时,该受种者已痊愈。根据当地《预防接种异常反应补偿办法》,参照《医疗事故分级标准》,考虑机体损害等级为四级。

(3)分类诊断结论反馈:组织单位在做出调查诊断结论,完成预防接种异常反应调查诊断书后,及时将调查诊断书交给当事人,后续当事人无争议。依据当地补偿办法有关规定,按照机体损害级别对病例进行了补偿,同时告知不再接种同类疫苗,其他疫苗可按照免疫程序继续接种。

### 5.案例启示

(1)分类诊断时需综合临床资料尽可能排除其他病因。多形红斑发病原因可以是感染性因素,病例发生红斑前曾诊为上呼吸道感染,专家调查诊断过程中应对上呼吸道感染的相关性加以分析。

(2)CDC和接种单位应做好儿童家属对于乙脑疫苗和麻腮风疫苗接种后一般反应和异常反应区分的健康教育,提高家属对异常反应的敏感性。这两种疫苗均是减毒活疫苗,部分儿童会出现一般反应,在接种后1~2周出现短暂发热和一过性皮疹,发热大多不超过38.6℃,持续时间不超过2天,不影响食欲、精神状态,若发现体温较高、皮疹扩散不退等其他症状,应快速区别于一般反应,及时就医。

(3)本例接报时患儿已在医疗机构就诊完毕且已痊愈,家属接种后发现异常反应尚无及时上报接种单位的意识,后期或因为补偿需求才上报,提示CDC和接种单位应加强异常反应正确处置相关科普宣传,提高异常反应报告的及时性,也便于接种单位及时指导门诊采取相应措施或及时就医,避免延误病情。

## 五、病例5

### 1.病例摘要

女,于2月23日(8月龄)9时31分接种麻腮风疫苗第1针和乙脑减毒活疫苗第1

针后，2月24日17时左右出现间断发热，最高体温39.8℃，2月26日至本地医院就诊，血常规+CRP检查：白细胞$3.57\times10^9$/L，嗜酸性粒细胞比率0.7%，淋巴细胞$1.42\times10^9$/L，嗜酸性粒细胞$0.02\times10^9$/L，红细胞平均体积86.4fL，血小板$138\times10^9$/L。诊断：呼吸道感染，给予抗感染及抗病毒治疗；2月27日颈部出现散在皮疹，未就诊，3天后消退；3月4日再次出现发热，最高体温38.0℃，伴随颈部少量皮疹。3月6日本地医院就诊病历记录显示：皮疹、红斑疹。3月8日再次到本地医院就诊并收治入院，现病史记录显示：入院前4天无明显诱因颈部出现红斑、斑丘疹，后皮疹渐扩展至周身，面颈部、躯干、四肢可见较多红斑、斑丘疹，就诊于我院皮肤科门诊，考虑多形性红斑，建议住院治疗；追问病史：患儿10余天前注射麻腮风疫苗，注射疫苗1天后出现发热，最高体温39℃，就诊于我院予口服病毒合剂、罗红霉素治疗，患儿自发病以来，无流涕、咳嗽，精神可、食欲稍差，无呕吐，无咳喘，大小便未见异常。体格检查：面颈部、躯干、四肢、双手足可见大量红色至暗红色斑疹、斑丘疹，部分皮疹融合成片；生殖器未见明显糜烂渗出。辅助检查：ESR 9mm/h；血常规未见异常；HBsAb（+）930.95IU/L；补体C3 0.86g/L；ASO 0 IU/mL；CMV-IgM 0.56AU/mL；MP-Ab<1∶80；EBVCA-IgM 1.13AU/mL；EBNA-IgG 0.06AU/mL；COX-IgM（-）；COX-IgG（-）；HSV-IgM 0.26AU/mL；HSV-IgG <0.10AU/mL；IL-6 10.87 pg/mL；PCT<0.02ng/mL；生化：$\beta_2$-微球蛋白4.68mg/L；TG 2.61mmol/L；前白蛋白（PA1b）0.12g/L；LDH 514U/L；CKMB 26U/L；食物过敏原IgG：鸡蛋（+2级）；牛奶（+2级）；燕麦（+2级）；苹果（+1级）；白软干酪（+1级）；大蒜（+1级）；食物、吸入过敏原IgE定量未见异常；ANA+ENA来见异常；尿便常规未见明显异常。超声：双颈部多发淋巴结肿大双腹股沟区多发实性结节考虑淋巴结。入院后予甲强龙抗感染、抗过敏治疗，皮疹好转。予盐酸西替利嗪滴剂抗过敏，予赖氨肌醇维生素$B_{12}$口服溶液调节免疫，予外用药、激光、湿敷、药浴等物理对症治疗，雾化抗病毒预防交叉感染3月14日出院，出院诊断：①多形性红斑；②上呼吸道感染。一周后复查无异常。

患儿家属否认既往病史、过敏史、家族史。

## 2.病例报告

5月18日，接种单位在通知家属接种疫苗时，了解到该儿童近期患有多形性红斑，目前已经出院。接种医生得知患儿病情后，当即告知家属要遵医嘱，定期复查，注意保存就诊的病历资料和单据，病情如有变化及时通知接种单位。并于接报当天向辖区CDC报告并进行网络报告。

## 3.调查处置

接种单位告知家属准备出入院等所有就诊临床资料。辖区CDC接到报告后，48小时内对病例开展流行病学调查，对疫苗、注射器及疫苗接种情况进行了调查，核实接种服务情况、接种实施情况、疫苗情况、同批次疫苗反应情况、既往疫苗接种情况。对病例开展了调查并追踪了解情况，填写个案调查表，撰写调查报告等处理措施。

(1)疫苗及接种情况：本次接种的麻腮风疫苗和乙脑减毒活疫苗为政府集中采购的免疫规划疫苗，疫苗储存运输符合规定，于有效期内使用，该接种门诊同批次其他疫苗外观性状未发现异常，接种操作流程符合《预防接种工作规范》。截至5月18日，辖区同批号未报告同类预防接种异常反应。

(2)既往免疫史：该儿童既往接种6种疫苗，共15剂次，其中卡介苗1剂次、乙肝疫苗3剂次、DPT-IPV-Hib五联疫苗3剂次、AC群流脑结合疫苗2剂次、13价肺炎疫苗3剂次和5价轮状疫苗3剂次。未发生不良反应。

## 4.调查诊断

辖区CDC在收集全部资料后组织召开了预防接种异常反应调查诊断专家会，从辖区预防接种异常反应诊断专家库中选取神经外科、儿科、皮肤科、外科等专业5名专家组成调查诊断专家组。

(1)临床诊断及诊断依据：经过专家诊断会讨论，该病例临床诊断为多形性红斑。患儿于2月23日接种疫苗，1天后出现间断发热，最高体温39.8℃，2月27日颈部出现散在皮疹，3月4日再次发热伴皮疹，3月8日面颈部、躯干、四肢、双手足可见大量红色至暗红色斑疹、斑丘疹，部分皮疹融合成片；甲强龙抗炎、抗过敏治疗，皮疹好转。

(2)分类诊断结论及依据：排除疫苗质量事故和接种事故；受种者接种麻腮风疫苗和乙脑减毒活疫苗后所患的多形红斑不排除预防接种异常反应。

1)多形性红斑是一种急性自限性炎症性皮肤病。皮疹呈多形性，典型损害为靶形或虹膜状红斑，严重者伴发黏膜损害。病因复杂，可由感染(病毒、细菌、真菌)、药物、接种疫苗等引起。

2)疫苗接种引起的多形性红斑一般在接种后6~8小时或24小时内出现，通常在注射局部以及附近皮肤先出现一个或数个丘疹或斑丘疹，周围有红晕，在3~5天后皮损中央可以出现水疱，疱液淡黄色，清晰。严重的可以泛发全身。

3)受种者于发病前4天在接种单位接种麻腮风和乙脑减毒疫苗，存在时间关联性。

4)现有资料显示受种者发病前无上呼吸道感染及腹泻病史,入院后所查各种病毒阴性,抗核抗体系列均阴性。入院后所查食物、吸入过敏原IgE定量未见异常。发病前未服用过可疑药物。病例家属否认患儿为过敏体质。

5)该受种者接种的麻腮风疫苗为政府集中采购的免疫规划疫苗,疫苗储存运输符合规定。

6)接种单位为辖区卫生行政部门指定的预防接种门诊,接种人员具有资格证。疫苗接种符合《预防接种工作规范》的要求。

综上所述,根据现有资料、病情进展和治疗效果,尚不能排除该受种者所患多形性红斑与本次接种麻腮风疫苗和乙脑减毒活疫苗之间的因果关联。

机体损害等级评定依据:截至专家诊断会召开时,该受种者已痊愈。根据当地《预防接种异常反应补偿办法》,参照《医疗事故分级标准》,考虑机体损害等级为四级。

(3)分类诊断结论反馈:组织单位在做出调查诊断结论,完成预防接种异常反应调查诊断书后,及时将调查诊断书交给当事人,后续当事人无争议。依据当地补偿办法有关规定,按照机体损害级别对病例进行了补偿,同时告知不再接种同类疫苗,其他疫苗可按照免疫程序继续接种。

## 5.案例启示

(1)多形红斑的病因复杂,可由感染(病毒、细菌、真菌)、药物等引起。本病例出现皮疹前既有接种疫苗记录,同时也存在上呼吸道感染的临床表现,我们在分类诊断过程中应对上呼吸道感染与多形红斑的相关性加以讨论,明确分类诊断结果。

(2)疾控机构和接种单位应做好儿童家属对于乙脑疫苗和麻腮风疫苗接种后预防接种异常反应的健康教育,提高家属对严重病例的及时诊疗意识。这两种疫苗均是减毒活疫苗,部分儿童会在接种后1~2周出现短暂发热和一过性皮疹,发热温度一般不超过38.6℃,持续时间不超过2天,若发现体温较高、皮疹扩散不退等其他症状,应及时就医。

# 第三节　过敏性皮疹

## 1.病例摘要

男，3月10日（8月龄）接种麻腮风疫苗第1剂和乙脑疫苗第1剂后，观察30分钟无异常，3月12日患儿颈部出现散在皮疹，因患儿精神状态佳，故未治疗，继续居家观察。3月13日至3月17日，皮疹逐渐加重至全身。3月18日患儿发热伴哭闹，最高体温40℃，自行服用布洛芬、小儿柴桂等药物治疗后退热。因患儿皮疹持续加重伴发热，3月20日在医院免疫科住院治疗。患儿入院前7天出现皮疹，为红色斑丘疹，由躯干逐渐蔓延至全身。入院前3天出现发热，体温最高40℃，不伴寒战，无抽搐，予以退热药可降至正常，间隔4~8小时体温复升，病程中无口唇干红、球结膜充血，无咳嗽、咳痰，无呕吐，大便略稀，自发病以来，发热时精神欠佳，热退后精神尚可，进食水可，尿量不少，大便略稀，1~2次/天。否认发热皮疹患者接触史。体格检查：皮肤弹性可，全身散在红色斑疹，突出皮面，压之褪色。心电图：窦性心动过速、非特异性T波异常、边缘心电图。胸部平片：双肺纹理重、心膈无著变。血常规+CRP+镜检：N% 25.0%（参考范围45%~77%）、L% 66.6%（参考范围20%~40%）、L $6.40\times10^9$/L（参考范围0.8~$4\times10^9$/L），其他项目结果均在参考范围内。血清蛋白电泳：$\alpha_1$-球蛋白6.1%（参考范围2.9%~4.9%）、$\alpha_2$-球蛋白16.4%（参考范围7.1%~11.8%）、$\beta_2$-微球蛋白3.00%（参考范围3.2%~6.5%）、γ-球蛋白3.8%（参考范围11.1%~18.8%）。呼吸道病原体检测：肺炎支原体IgM抗体弱阳性（+），麻疹病毒检测弱阳性，其他项目结果均在参考范围内。EBV-DNA、TB-DNA、Mp-DNA、HSV-DNA结果均在参考范围内。免疫球蛋白+C3+C4：IgG 1.74g/L（参考范围2.32-14.11g/L）、FER 315.70ng/mL（参考范围13~150ng/mL）；淋巴细胞亚群绝对计数：NK细胞比率16.73%（参考范围5.67%~15.90%）、B细胞比率15.23%（参考范围17.20%~29.71%）、B细胞数653.54个/微升（参考范围916~1832个/微升），其他项目结果均在参考范围内。同年3月20日至3月24日住院给予氯锌油及丁酸氢化可的松加强皮肤管理，双歧杆菌调节肠道菌群，葡醛内酯片保肝治疗，患儿住院后无发热，生命体征平稳，皮疹逐渐消退，复查肝功能较前好转遂于3月24日出院。诊断为病毒疹、上呼吸道感染、肝功能损害。患儿新生儿期有湿疹史；对鸡蛋、牛奶、大米、鱼、虾、花粉等过敏；母亲对牛奶、瓜子、花粉、左氧氟沙星过敏。

## 2.病例报告

3月21日接种单位接到患儿家属报告，接报当天向辖区CDC报告并进行网络报告。

## 3.调查处置

接种单位接报后首先询问患儿当前健康状况，安抚患儿家属继续积极治疗，并告知需经过异常反应分类诊断确认本次患病是否与疫苗接种有关，嘱咐家属收集准备就医记录并保持电话畅通。辖区CDC接到报告后48小时内开展流行病学调查，重点收集患儿既往病史、现病史、检查、临床诊断、治疗情况和预防接种相关资料，仔细询问患儿当前健康状况及接种疫苗后发病就医经过等内容，并告知家属异常反应分类诊断的规范流程。辖区CDC指导接种单位做好患儿家属的安抚工作。

(1)疫苗及接种情况：本次接种的麻腮风、乙脑疫苗为政府集中采购的免疫规划疫苗，疫苗储存运输符合规定，于有效期内使用，该接种门诊同批次其他疫苗外观性状未发现异常，接种操作流程符合《预防接种工作规范》。截至3月21日，辖区同批次疫苗均未报告同类不良反应。

(2)既往免疫史：该儿童既往接种过2种疫苗，共2剂次，其中乙肝疫苗1剂次、脊髓灰质炎灭活疫苗1剂次。接种脊髓灰质炎灭活疫苗后曾出现短暂发热。

## 4.调查诊断

辖区CDC在收集全部资料后组织召开了预防接种异常反应调查诊断专家会，从辖区预防接种异常反应诊断专家库中选取儿科、皮肤科、呼吸科、流行病学等专业5名专家组成调查诊断专家组。

(1)临床诊断及依据：经过专家诊断会讨论，该病例临床诊断为过敏性皮疹。

1)3月10日接种1剂次麻腮风疫苗和1剂次乙脑疫苗，3月12日发现患儿颈部散在皮疹、无发热，未治疗逐渐加重致全身。

2)患儿新生儿期有湿疹史，对鸡蛋、牛奶、母乳等多种食物过敏。患儿母亲对牛奶、瓜子、花粉、左氧氟沙星过敏。

(2)分类诊断结论及依据：排除疫苗质量事故；排除接种事故；受种者接种麻腮风、乙脑疫苗后所患的过敏性皮疹不排除预防接种异常反应，即可能与疫苗相关。

1)该儿童接种的麻腮风、乙脑疫苗具有国家市场监督管理总局批签证明，疫苗储存运输符合《疫苗储存和运输管理规范》要求，接种操作符合《预防接种工作规范》要求。

2)同批次疫苗接种后无其他同类异常反应报告。

3)过敏性皮疹是由过敏原导致机体异常免疫反应而引起的皮肤症状。

4)3月10日患儿接种1剂次麻腮风疫苗和1剂次乙脑疫苗，3月12日发现患儿颈部散在皮疹，后逐渐蔓延至全身。

5)麻腮风疫苗、乙脑疫苗均为减毒活疫苗，疫苗说明书中有皮疹的不良反应描述。

6)患儿新生儿期有湿疹史，对鸡蛋、牛奶、母乳等多种食物过敏。患儿母亲对牛奶、瓜子、花粉、左氧氟沙星过敏。

综合考虑，根据现有资料、病情资料，不能排除该儿童所患过敏性皮疹与接种麻腮风疫苗和乙脑疫苗之间因果关联。

机体损害等级评定依据：截至专家诊断会召开时，该受种者已痊愈。根据当地《预防接种异常反应补偿办法》，参照《医疗事故分级标准》，考虑机体损害等级为四级。

(3)分类诊断结论反馈：组织单位在做出调查诊断结论，完成预防接种异常反应调查诊断书后，及时将调查诊断书交给当事人，后续当事人无争议。依据当地补偿办法有关规定，按照机体损害级别对病例进行了补偿，同时告知不再接种同类疫苗，机体状况稳定后其他疫苗可按照免疫程序继续接种。

## 5.案例启示

(1)本案例的病史，特别是皮疹出现时间、临床表现和实验室检查是关键点。过敏性皮疹是由变应原导致机体异常免疫反应而引起的皮肤症状，本案例中患儿有湿疹史及过敏史，患儿母亲也有过敏史，患者的检查结果显示近期可能有肺炎支原体和麻疹病毒的感染，因此，皮疹是由于接种疫苗过敏所致还是病毒感染所致是争议焦点。另外少数儿童接种含麻疹成分疫苗后6~10天出现发热、皮疹反应，也应注意鉴别，本案例接种后8天出现发热，最高体温40℃，与过敏性皮疹临床表现不一致，所以不完全排除合并感染或含麻类疫苗引起的发热、皮疹可能。

(2)在接种疫苗前，应充分了解儿童的过敏史，以便评估可能的风险，同时告知儿童家属接种疫苗后可能发生的不良反应，特别是有既往过敏史的儿童更应加强观察，发生反应后及时处置。在接种反应发生后，收集病历过程中应重点关注病毒感染证据，并在确定病因和分类诊断中加以应用。

(3)过敏性皮疹作为一种常见的异常反应，起病急且诱因复杂，因此，在接种后的24小时内应加强观察与护理。同时，需要提高对接种后5~10天内可能出现过敏性皮疹个案的监测灵敏度，规范相关报告与诊断流程，以确保妥善处理此类情况。

# 第十六章
# 同时接种麻腮风疫苗和甲肝灭活疫苗后的AEFI

## 第一节　热性惊厥

### 一、病例1

#### 1病例摘要

男，7月16日（18月龄）上午9:12在当地辖区某卫生院接种麻腮风疫苗第1剂次和甲肝疫苗第1剂次，下午1点左右出现发热38.3℃，下午6点左右儿童体温上升到39.3℃，并出现了一次抽搐，持续10分钟左右。家属立即带患儿到A医院就诊，初步诊断为高热惊厥，给予对症治疗。患儿家属否认既往过敏史、疾病史和家族史。

#### 2.病例报告

患儿发病第2天接种单位接到家属报告，接报当天向辖区CDC报告并进行网络报告。

#### 3.调查处置

接种单位告知家属继续密切观察受种者症状、体征变化，若病情变化及时到正规医疗机构就诊，保持密切联系；接种单位定期电话随访，跟踪了解患儿病情进展及转归。辖区CDC接到报告后48小时内对病例开展流行病学调查，与患儿家属沟通，了解患儿发病及就诊经过，收集就诊材料等，并对患儿目前及健康状况进行了现场观察，安抚患儿家属情绪，说明后续的调查流程，请家属积极配合调查及耐心等待调查结论。

（1）疫苗及接种情况：本次接种的麻腮风及甲肝疫苗为政府集中采购的免疫规划疫苗，疫苗储存运输符合规定，于有效期内使用，该接种门诊同批次其他疫苗外观性状未发现异常，接种操作流程符合《预防接种工作规范》。截至调查当天（7月17日），接种医院同批次疫苗未报告同类不良反应。

(2)既往免疫史:截至调查当日,该患儿既往接种7种疫苗,共14剂次。其中卡介苗1剂次、乙肝疫苗3剂次、脊髓灰质炎二倍体疫苗3剂次、百白破疫苗3剂次、麻疹疫苗1剂次、A群流脑疫苗2剂次、乙脑疫苗1剂次,既往无预防接种异常反应史。

## 4.调查诊断

辖区CDC在收集全部资料后组织召开了预防接种异常反应调查诊断专家会,从辖区预防接种异常反应诊断专家库中选取儿科、内科、神经科、流行病学等专业5名专家组成调查诊断专家组。

(1)临床诊断及依据:经过专家诊断会讨论,该病例临床诊断为高热惊厥。患儿接种当天出现发热,体温最高39.3℃,并出现了一次抽搐,持续10分钟左右。

(2)分类诊断结论及依据:排除接种事故;排除疫苗质量事故;受种者接种麻腮风及甲肝疫苗后所患的高热惊厥不排除预防接种异常反应,即可能与疫苗相关。

1)高热惊厥是婴幼儿期常见的急症,表现为突然发作的全身性或局限性肌群强直性和阵挛性抽搐。该儿童接种疫苗当天出现发热、惊厥症状。

2)既往患儿未发现其他导致热性惊厥的危险因素。

3)该儿童接种的麻腮风及甲肝疫苗均有国家市场监督管理总局批签发证明。

4)接种单位为辖区卫生行政部门指定的预防接种门诊,接种人员有资格证。疫苗接种符合《预防接种工作规范》的要求。根据现有资料、病情资料,不能排除该儿童所患高热惊厥与麻腮风及甲肝疫苗之间的因果关联。

机体损害等级评定依据:截至专家诊断会召开时,该受种者预后良好,并未再出现发热及惊厥等症状。根据当地《预防接种异常反应补偿办法》,参照《医疗事故分级标准》,考虑机体损害等级为四级。

(3)分类诊断结论反馈:组织单位在做出调查诊断结论,完成预防接种异常反应调查诊断书后,及时将调查诊断书交给当事人,后续当事人无争议。依据当地补偿办法有关规定,按照机体损害级别对病例进行了补偿,同时告知疫苗可继续接种,但应密切观察接种疫苗后的发热反应。

## 5.案例启示

(1)高热惊厥临床症状明确,结合与接种后的时间关系,并排除其他诱发高热惊厥的危险因素如颅内感染,较易做出诊断分类。

(2)后续疫苗接种时,对于既往发生过高热惊厥的儿童应更为关注其接种后的体温变化,以方便及时处理。

(3)患儿家属的及时报告以及工作人员的及时调查处置均是该案例得到快速解决的重要条件。

## 二、病例2

### 1.病例摘要

男,12月14日(18月龄)上午9时接种麻腮风疫苗第1剂(含麻类疫苗第2剂)和甲肝疫苗第1剂。接种当天下午3时(接种后6小时)发热(38℃),17时出现抽搐。表现为双目凝视、口周发绀、四肢强直抖动、意识丧失,无大小便失禁,抽搐约1分钟缓解,缓解后神志清楚,精神欠佳,无呼吸困难。当即经120送至当地A医院就诊,体格检查:体温38.4℃,神清,精神反应可,呼吸平稳。给予苯巴比妥钠、布洛芬混悬液治疗。初步诊断为不明原因抽搐。后于当天转诊至当地B医院,体格检查:38℃,精神好、反应可,颈无抵抗。血常规+CRP检查结果:中性粒细胞比率83.8%,淋巴细胞比率8.1%、淋巴细胞$0.56\times10^9$/L、血细胞比容36.20%,其他项目均在参考范围内。颅脑CT检查:枕大池局限增宽,小脑幕缘略抬高,不除外蛛网膜囊肿;脑外间隙稍增厚;左侧外侧裂池增宽;右侧上颌窦黏膜稍增厚。血气分析:pH值7.313、$PCO_2$ 40.4mmHg、$PO_2$ 41.6mmHg、标准碳酸氢盐(SBC)19.6mmHg、$HCO_3^-$ 20.5mmHg,其他项目均在参考范围内。电解质分析:Na 132.4mmol/L、$CO_2$ 17.4mmol/L、AG 20.3mmol/L,其他项目均在参考范围内。给予布洛芬混悬剂治疗。临床诊断为发热抽搐,好转后自动出院。

患儿家属否认既往病史、过敏史、家族史。

### 2.病例报告

患儿发病当年12月15日接种单位接到患儿家属报告,接报当天向辖区CDC报告并进行网络报告。辖区CDC经核实认为病情严重,立即上报上级CDC和辖区卫生行政部门。

### 3.调查处置

接种单位接报后首先询问是否就医、现在是否发热、惊厥次数等情况,提醒家属治疗后在家仍需仔细观察。辖区CDC接到报告后48小时内开展流行病学调查,询问并收集患儿临床就医及接种情况，告知家属第4针百白破可暂缓接种，耐心等待异常反应分类诊断结果，同时保持电话畅通。指导接种单位做好安抚工作、定期回访。

（1）疫苗及接种情况：本次接种的麻腮风疫苗、甲肝疫苗为政府集中采购的免疫规划疫苗，疫苗储存运输符合规定，于有效期内使用，该接种门诊同批次其他疫苗外观性状未发现异常，接种操作流程符合《预防接种工作规范》。截至12月15日，辖区同批次疫苗未报告同类不良反应。

（2）既往免疫史：该儿童既往接种9种疫苗，共18剂次，其中卡介苗1剂次、乙肝疫苗3剂次、脊髓灰质炎疫苗3剂次、百白破疫苗3剂次、麻风疫苗1剂次、A群流脑疫苗2剂次、乙脑疫苗1剂次、水痘疫苗1剂次、Hib疫苗3剂次。接种前无疫苗接种异常反应史。

## 4.调查诊断

辖区CDC在收集全部资料后组织召开了预防接种异常反应调查诊断专家会，从辖区预防接种异常反应诊断专家库中选取皮肤科、儿科、呼吸科、流行病学等专业5名专家组成调查诊断专家组。

（1）临床诊断及依据：经过专家诊断会讨论，该病例临床诊断为热性惊厥。发热38℃后抽搐，表现为全面性发作，抽搐约1分钟缓解。发热24小时内仅抽搐1次。既往无热惊厥史，神经系统体格检查未见异常。电解质全项基本正常，颅脑CT无颅内出血，血常规中白细胞、CRP正常，未给予抗感染治疗，儿童无再次抽搐发作，精神神经症状逐渐好转，虽未行腰椎穿刺，病情演变不支持颅内感染。

（2）分类诊断结论及依据：排除疫苗质量事故；排除接种事故；受种者接种的麻腮风疫苗、甲肝疫苗后所患的热性惊厥属于预防接种异常反应。

1）接种麻腮风、甲肝疫苗6小时后出现发热，8小时后发生抽搐，存在时间关联性。

2）麻腮风疫苗及甲肝疫苗均可引起发热，可能导致高热惊厥。

3）根据临床表现、血常规、CPR、电解质检测结果、颅脑CT影像学检查结果、治疗方法等排除颅内感染。

4）疫苗质量合格，存储运输规范，接种符合要求。根据现有资料、病情资料，该儿童所患热性惊厥与接种麻腮风、甲肝疫苗有因果关联。

机体损害等级评定依据：截至专家诊断会召开时，该受种者已痊愈。根据当地《预防接种异常反应补偿办法》，参照《医疗事故分级标准》，考虑机体损害等级为四级。

（3）分类诊断结论反馈：组织单位在做出调查诊断结论，完成预防接种异常反应调查诊断书后，及时将调查诊断书交给当事人，后续当事人无争议。依据当地补偿办法有关规定，按照机体损害级别对病例进行了补偿，同时告知疫苗可继续接种，但应密切观察接种疫苗后的发热反应。

### 5.案例启示

（1）尽管AEFI可能在接种后的任何时间发生，但早期反应尤其值得家属警惕。接种后发热是疫苗常见不良反应，接种麻腮风疫苗等减毒活疫苗多在接种后1~2周内发热，但不同疫苗、不同个体出现发热的时间并不完全一致。本例热性惊厥在接种疫苗后6小时内发生，提示监护人需要特别关注接种后短时间内出现的任何异常反应。

（2）虽然热性惊厥可能与疫苗接种有关，但也不能排除其他疾病的可能性，如颅内感染、癫痫发作等。诊断时，需要综合考虑病史、体格检查和实验室检查结果，以排除其他潜在疾病。

（3）热性惊厥多发生在5岁以内儿童，12~18个月最为常见，随着年龄增加发生风险会明显减少。CDC及接种单位应加强关于儿童发热的正确处置方法科普，同时提醒家属接种后注意监测儿童的体温变化，急起高热、持续不退、伴随恶心、呕吐等其他症状时需要引起注意，及时就医。

（4）接种后曾发生异常反应并非再次接种同种类疫苗的绝对禁忌，CDC及接种单位应根据受种者健康状况、既往异常反应种类和严重程度等综合考虑，给出更科学、更合理、更灵活的接种方案。本例儿童所发生的热性惊厥为简单型，可继续观察儿童状态，半年内未复发可继续接种麻腮风和甲肝疫苗，其他疫苗也可按免疫程序正常接种。

## 第二节　椎管内硬膜外出血

### 1.案例摘要

女，3月5日（1岁）上午9时许接种麻腮风疫苗第1针、甲肝疫苗第1针后。家属自述：接种后30分钟内手感该儿童体温升高（当时未测体温），回家后当天下午5时左右出现低热37.5℃，3月8日，体温为37.3℃~38.5℃，未就医。3月8日晚该儿童有肌肉无力症状，向右侧歪头，有哭闹，右侧手臂活动受限，双下肢活动正常。3月9日晨6点该儿童体温升高至39.1℃，右臂接种部位出现点状皮疹，后蔓延至右侧躯干（左侧无皮疹），一开始为小红点，后成片状，无瘙痒。3月9日、3月10日曾到A医院就诊，给予对症治疗，患儿仍发热，体温为38.9~40℃。3月11日8时许，入B医院，患儿体温在37℃~39.5℃，住院第2天出现肌力进行性减退，四肢肌力Ⅰ级，呼吸浅表，颈部胸部MRI结果提示：C3–T2椎体水平椎管内脊髓外混杂信号占位性病变。3月14日自动出院，出院诊断：①C3–T2椎体水平椎管内脊髓外占位性病变；②尿潴留；③上呼吸道感染；④代谢性酸中毒；⑤低钠血症。3月14日入C医院神经外科，住院3天，诊断椎管内占位性病变（C3–T2）。建议手术探查及减压手术，家属不同意，于3月17日自动出院。

3月17日至3月21日在A医院住院治疗。3月21日至5月24日在D医院神经外科住院治疗。3月21日，颈椎核磁显示C2–T3脊髓增粗并见异常信号，建议行增强MRI。4月29日，MRI平扫显示C2–T3脊髓内片状异常信号，平C4–T8椎体水平椎管内、髓外异常信号，建议行增强检查。住院期间给予对症治疗，出院主要诊断：C4–T8椎管内硬膜外出血，其他诊断：肺感染，泌尿系统感染。

患儿家属否认既往病史、过敏史、家族病史。

## 2.病例报告

患儿发病当年3月接种单位接到家属报告，接报当天向辖区CDC报告。辖区CDC经过初步核实存在硬膜外出血后，立即向上级CDC及辖区卫生行政部门进行报告，并网络报告。

## 3.调查处置

接种单位告知家属继续密切关注患儿的病情变化，特别是体温、肌力恢复情况以及任何新的症状出现，及时正规医疗机构就医。妥善保留患儿此次发病以来的所有医疗资料。上级CDC会同辖区CDC在报告后48小时内对病例开展流行病学调查，询问并确认患儿接种麻腮风疫苗和甲肝疫苗的具体时间、地点及接种批次；了解患儿之前接种疫苗的反应情况；详细询问患儿接种后出现的症状，包括体温升高、肌肉无力、哭闹、活动受限等，以及这些症状的出现时间和进展过程；询问并记录患儿在A医院、B医院、C医院及D医院的诊断结果和治疗过程，特别关注颈椎MRI等检查结果，以及医生对椎管内占位性病变的诊断和建议；了解患儿的家庭成员中是否有类似疾病或遗传病史，询问患儿既往是否有过敏史、患病史或其他特殊情况；了解患儿在接种前是否有过发热、流行性病毒感染或其他身体不适。

（1）疫苗及接种情况：本次接种的麻腮风疫苗、甲肝疫苗为政府集中采购的免疫规划疫苗，疫苗储存运输符合规定，于有效期内使用，该接种门诊同批次其他疫苗外观性状未发现异常，接种操作流程符合《预防接种工作规范》。截至调查当天3月20日，辖区同批次疫苗未报告同类不良反应。

（2）既往免疫史：该儿童既往接种8种疫苗，共15剂次，其中卡介苗1剂次、乙肝疫苗3剂次、脊髓灰质炎疫苗3剂次、百白破疫苗3剂次、麻风疫苗1剂次、A群流脑疫苗2剂次、乙脑疫苗1剂次、水痘疫苗1剂次。其中接种水痘疫苗曾有发热反应出现（38℃左右），接种其他疫苗未发生反应。

## 4.调查诊断

省级CDC在收集全部资料后组织召开了预防接种异常反应调查诊断会，从省级预防接种异常反应诊断专家库中选取神经内科、神经外科、药学、流行病学等专业7名专家组成调查诊断专家组。

（1）临床诊断及依据：经过专家诊断会讨论，该病例临床诊断为C4-T8椎管内硬膜外出血。

1）肌力进行性减退，患儿在发病后，特别是住院期间，出现了明显的肌力减退症状，四肢肌力降至Ⅰ级。

2）MRI检查结果：MRI平扫显示C2-T3脊髓内存在片状异常信号，这表明该区域的脊髓组织发生了病理变化；同时，平C4-T8椎体水平椎管内、髓外也出现异常信号。

（2）分类诊断结论及依据：排除接种事故；排除疫苗质量事故；受种者接种甲肝、麻腮风疫苗后所患C4-T8椎管内硬膜外出血不属于预防接种异常反应，属于偶合症。

1）文献资料未见接种的麻腮风疫苗、甲肝疫苗与椎管内硬膜外出血有因果关联性的报道。

2）出血的可能原因：考虑椎管内血管畸形。

3）疫苗质量与接种操作无异常：本次接种的疫苗为政府集中采购的免疫规划疫苗，疫苗储存运输符合规定，且在有效期内使用，同批次疫苗未报告类似的不良反应。接种操作流程也符合《预防接种工作规范》的要求。

综合考虑，受种者所患C4-T8椎管内硬膜外出血与接种麻腮风疫苗和甲肝疫苗无因果关联。

（3）分类诊断结论反馈：组织单位在做出调查诊断结论，完成预防接种异常反应调查诊断书后，及时将调查诊断书交给当事人。辖区CDC工作人员与家属进行了充分沟通和解释，安抚家属情绪。同时告知受种者家属，待病情稳定通过医生评估后按照免疫程序接种疫苗。

### 5.案例启示

(1)椎管内出血是一种继发性脊髓损伤。损伤使硬脊膜内或硬脊膜外小血管破裂而形成出血,出血量大(形成血肿),会对脊髓造成压迫并产生相应症状。使用抗凝剂等医源性因素或与凝血相关的疾病可使椎管内出血的概率增加,局部的血管畸形使该疾病的发生风险增加,本案例椎管内硬膜外出血的原因分析是结合临床专家临床经验、各种检查综合分析得出的结果,为分类诊断提供了重要依据,同时也为患者的治疗提供了重要的帮助。

(2)沟通与解释工作的重要性:辖区CDC及接种单位工作人员应与家属保持沟通渠道畅通,及时了解儿童的健康状况,并提供必要的协助或指导。对于调查诊断结论,工作人员应做好沟通解释工作,消除家属的疑虑和担忧。

(3)后续疫苗接种的指导:在排除预防接种异常反应后,应指导家属继续按照免疫程序为孩子接种疫苗。对于有过敏史或特殊健康状况的儿童,接种单位应给予更加细致的关注和指导。

# 第三节　免疫性血小板减少症

## 一、病例1

### 1.病例摘要

男,5月16日(18月龄)接种麻腮风疫苗第1剂,甲肝灭活疫苗第1剂,家属自述6月4日颜面及双下肢出现散在针尖大小出血点,后逐渐增多。6月7日上午就诊于A医院儿科门诊,血常规提示:WBC $9.83\times10^9$/L,中性粒细胞$2.81\times10^9$/L,淋巴细胞$6.30\times10^9$/L,单核细胞数$0.31\times10^9$/L,Hb 118g/L,PLT $12\times10^9$/L。6月8日上午到B医院入院治疗,体格检查:神志清,精神反应可,颜面及双下肢散在针尖大小出血点及瘀斑,浅表淋巴结不大,咽部无充血,上腭可见大小约1cm×1.5cm血疱,双肺呼吸音粗,心音有力,心律齐,腹部软,肝位于肋下2cm,质软、边锐,脾未及,四肢活动好。入院时主要检查结果:心电图正常。BUS:肝脾肾未见异常。电解质、肝肾功能大致正常。凝血功能大致正常。血流式细胞学大致正常。IgM 1110mg/L,余Ig及C3、C4正常。肝炎全项、HIV、TP:HbsAb(+),余(-)。血常规提示:WBC $15.69\times10^9$/L,N% 62%,L% 34%,M% 4%,Hb

110g/L，PLT31×$10^9$/L。胸部X线片：心、肺、膈无显著改变。尿便常规（-）。6月11日血常规：WBC 8.96×$10^9$/L，N% 57%，L% 35%，M% 8%，Hb 134g/L，PLT 81×$10^9$/L。6月13日血常规：WBC 9.76×$10^9$/L，N% 52%，L% 40%，M% 8%，Hb 122g/L，PLT 165×$10^9$/L。6月15日血常规：WBC 8.23×$10^9$/L，N% 57%，L% 39%，M% 4%，Hb 122g/L，PLT 137×$10^9$/L。入院后予丙种球蛋白1g/kg冲击治疗，同时予激素常规量（静脉+口服）治疗，酚磺乙胺等对症治疗，予调节免疫等支持治疗，住院期间体温正常，住院8天，血小板正常2次，自动出院。出院诊断：①免疫性血小板减少症；②风疹病毒感染。

患儿家属否认既往病史、过敏史、家族病史。

## 2.病例报告

患儿发病当年6月16日接种单位接到家属报告，接报当天向辖区CDC报告并进行网络报告。辖区CDC经过核实存在血小板减少，立即向上级CDC和辖区卫生行政部门进行报告。

## 3.调查处置

接种单位接到家属报告时，患儿已经过系统治疗1月左右，工作人员了解到患儿目前健康状况尚可，血小板维持在正常水平。辖区CDC接到报告后48小时内对病例开展流行病学调查，与患儿家属沟通，了解患儿发病及就诊经过，收集就诊材料等，并对患儿目前健康状况进行了现场观察，安抚患儿家属情绪，说明后续的调查流程，请家属积极配合调查及耐心等待调查结论。

（1）疫苗及接种情况：本次接种的麻腮风及甲肝疫苗为政府集中采购的免疫规划疫苗，疫苗储存运输符合规定，于有效期内使用，该接种门诊同批次其他疫苗外观性状未发现异常，接种操作流程符合《预防接种工作规范》。截至调查当天（接报同年6月18日），辖区同批次疫苗未报告同类不良反应。

（2）既往免疫史：该儿童既往接种8种疫苗、共15剂次，其中卡介苗1剂次、乙肝3剂次、脊髓灰质炎减毒活疫苗3剂次、百白破（无细胞）3剂次、麻疹1剂次、A群流脑疫苗2剂次、乙脑减毒疫苗1剂次、水痘疫苗1剂次，既往无预防接种异常反应史。

## 4.调查诊断

辖区CDC在收集全部资料后组织召开了预防接种异常反应调查诊断专家会，从辖区预防接种异常反应诊断专家库中选取呼吸内科、儿科、流行病学、检验科等专业

5名专家组成调查诊断专家组。

（1）临床诊断及依据：经过专家诊断会讨论，该病例临床诊断为免疫性血小板减少症。

1）颜面及双下肢出现散在针尖大小出血点，后逐渐增多。

2）血常规提示：WBC $15.69\times10^9$/L，N% 62%，L% 34%，M% 4%，Hb 110g/L，PLT $31\times10^9$/L。

（2）分类诊断结论及依据：排除接种事故；排除疫苗质量事故；受种者接种麻腮风及甲肝疫苗后所患的免疫性血小板减少症不排除预防接种异常反应，即可能与疫苗相关。

1）根据2010年国家卫生健康委员会（原卫生部）下发的《过敏性紫癜等6种疾病诊疗指南》，血小板减少性紫癜偶见因注射活疫苗后发病，多发生于注射后15~35天。麻腮风疫苗为减毒活疫苗，该儿童接种疫苗后19天发病，符合时间关联性。

2）根据现有资料，未发现该儿童有其他导致免疫性血小板减少症的危险因素。

3）该儿童接种的麻腮风及甲肝疫苗均有国家市场监督管理总局批签发证明。

4）接种单位为辖区卫生行政部门指定的预防接种门诊，接种人员有资格证，疫苗接种符合《预防接种工作规范》的要求。

根据现有资料、病情资料，不能排除该儿童所患免疫性血小板减少症与麻腮风及甲肝疫苗之间的因果关联。

机体损害等级评定依据：截至专家诊断会召开时，该受种者已痊愈。根据当地《预防接种异常反应补偿办法》，参照《医疗事故分级标准》，考虑机体损害等级为四级。

（3）分类诊断结论反馈：组织单位在做出调查诊断结论，完成预防接种异常反应调查诊断书后，及时将调查诊断书交给当事人，后续当事人无争议。依据当地补偿办法有关规定，按照机体损害级别对病例进行了补偿。同时告知不再接种同类疫苗，待机体恢复后，其他疫苗可按照免疫程序进行接种。

## 5.案例启示

（1）根据国家卫生健康委员会印发的《预防接种异常反应补偿范围参考目录及说明》（2020年版）中含麻疹成分疫苗与免疫性血小板减少症可能存在因果关系（接种疫苗至疾病发生常见时间范围为7~30天）。本案例综合患儿的临床症状及时间关联等因素，考虑该儿童所患疾病与接种麻腮风疫苗之间的因果关联可能性更大。对于联合接种疫苗后发生的预防接种不良反应，需结合更多的相关数据来支持其中一种或多种疫苗与不良反应之间的因果关联。

(2)免疫性血小板减少症其病因不十分明确，发病前常有病毒感染史，也可继发于疫苗接种、感染、抗磷脂综合征、免疫缺陷病等。患儿在接受系统治疗之后才报告到接种单位，时间耽误得越久，越不利于病史的回忆，提示工作人员应该加强对AEFI主动报告的宣讲。

## 二、病例2

### 1.病例摘要

男，12月29日(18月龄)接种1剂次麻腮风疫苗和1剂次甲肝灭活疫苗，转年1月16日出现皮肤出血点症状，1月21日出血点蔓延至全身，遂至当地某医院就诊并住院，体格检查：1月21日血常规WBC $5.9\times10^9$/L，N% 31%，L% 62%，M% 4%，Hb 116g/L，PLT $13\times10^9$/L，CRP 0.7mg/L。胸腹B超提示肝胆胰脾及双肾未见异常，双侧胸腔未见积液。肝肾功能大致正常，心肌酶CK-MB 25U/L，存在心肌酶谱异常。PCT<0.05ng/mL；凝血功能大致正常，免疫功能大致正常。抗链球菌溶血素<25IU/mL。9项呼吸道病原体检测均为阴性。巨细胞病毒抗体阴性，细小病毒B19 IgG抗体阳性，EBV-IgM阴性，EBV-IgG阳性，提示既往有细小病毒B19和EBV感染。免疫初筛ANA+dsDNA+RF+C3+C4大致正常。

入院后予静脉滴注丙种球蛋白(2g/kg)调节淋巴细胞免疫活性，予甲泼尼龙2mg/(kg·d)治疗，抑制骨髓巨噬细胞对血小板的吞噬，促进血小板生成，降低毛细血管通透性，住院后血小板逐渐上升，第4天PLT $262\times10^9$/L。住院后第5天，血小板恢复正常。住院第9天，出现发热、咳嗽、流涕症状，血小板再次减少至$35\times10^9$/L，考虑与感染有关，加用阿奇霉素抗感染，奥司他韦抗病毒治疗。再次给予静脉滴注丙种球蛋白(2g/kg)及甲泼尼龙2mg/(kg·d)治疗。住院第13天，体温正常，咳嗽、流涕好转。住院第14天，血小板再次恢复正常。住院第15天，停用静脉甲泼尼龙，改为口服泼尼松。2月5日住院第16天，皮肤出血点基本消退，生命体征平稳，2次血小板正常后出院。出院诊断：①原发性免疫性血小板减少症？②心肌酶谱异常；③上呼吸道感染。患儿既往无类似血小板减少病史，无药物食物过敏史及家族患病史。否认手术史、外伤史、输血史。

## 2.病例报告

患儿发病当年5月12日接种单位接到患儿家属报告，申请补偿。接报当天向辖区CDC报告并进行网络报告。

## 3.调查处置

接种单位接报后首先询问患儿当前健康状况，告知患儿家属需经过异常反应分类诊断确认本次患病是否与疫苗接种有关，叮嘱家属收集就医记录并保持电话畅通。辖区CDC接到报告后48小时内开展流行病学调查，重点收集患儿临床资料和预防接种相关资料，与患儿家属仔细询问患儿当前健康状况及接种疫苗后发病就医经过等内容，并告知家属异常反应分类诊断的规范流程，指导接种单位做好患儿家属的安抚工作。

（1）疫苗及接种情况：本次接种的麻腮风疫苗、甲肝疫苗为政府集中采购的免疫规划疫苗，疫苗储存运输符合规定，于有效期内使用，该接种门诊同批次其他疫苗外观性状未发现异常，接种操作流程符合《预防接种工作规范》。截至5月12日，辖区同批次疫苗未报告除本病例外的其他同类不良反应。

（2）既往免疫史：该儿童既往接种过7种疫苗，共12剂次，其中卡介苗1剂次、乙肝疫苗2剂次、脊髓灰质炎疫苗3剂次、百白破疫苗3剂次、麻疹疫苗1剂次、A群流脑疫苗1剂次、乙脑疫苗1剂次。既往无预防接种异常反应史。

## 4.调查诊断

辖区CDC在收集全部资料后于6月16日组织召开了预防接种异常反应调查诊断专家会，从辖区预防接种异常反应诊断专家库中选取儿科、血液科、免疫科、流行病学等专业5名专家组成调查诊断专家组。

（1）临床诊断及依据：经过专家诊断会讨论，该病例主要临床诊断为原发性免疫性血小板减少症等。

1）全身皮肤有出血点症状，凝血功能和免疫功能均未见异常，PLT最低$13\times10^9$/L。

2）住院期间血小板曾恢复正常，因出现发热、咳嗽、流涕等呼吸道感染症状，血小板再次下降。

3）丙种球蛋白及甲泼尼龙对症治疗效果明显。

（2）分类诊断结论及依据：排除疫苗质量事故；排除接种事故；受种者接种麻腮风疫苗、甲肝疫苗后所患原发性免疫性血小板减少症不排除预防接种异常反应，即可能与疫苗相关。

1)该儿童接种的麻腮风疫苗具有国家市场监督管理总局批签发证明,疫苗储存运输符合《疫苗储存和运输管理规范》要求,接种操作符合《预防接种工作规范》要求。

2)同批次疫苗接种后无其他同类异常反应报告,说明疫苗接种是相对较为安全的。

3)有文献资料提示接种麻腮风疫苗、甲肝疫苗后可能出现极罕见的血小板减少性紫癜,且多数发生时间为7~30天。

4)该儿童接种麻腮风、甲肝疫苗后第19天出现皮肤出血点,该患儿住院后应用丙种球蛋白和激素治疗第5天,血小板恢复正常。

5)入院检查提示患儿曾发生细小病毒B19和EBV感染,且住院期间患儿出现呼吸道感染症状后,血小板再次下降,考虑第二次血小板下降也可能与上呼吸道感染相关。

综上,不能排除受种者原发性免疫性血小板减少症与接种麻腮风、甲肝疫苗之间的因果关联。

机体损害等级评定依据:截至专家诊断会召开时,该儿童已停药,存在血小板复发可能。根据当地《预防接种异常反应补偿办法》,参照《医疗事故分级标准》,考虑机体损害等级为三级戊等。

(3)分类诊断结论反馈:组织单位在做出调查诊断结论,完成预防接种异常反应调查诊断书后,及时将调查诊断书交给当事人,后续当事人无争议。依据当地补偿办法有关规定,按照机体损害级别对病例进行了补偿,同时告知不再接种同类疫苗,其他疫苗可按照免疫程序继续接种。

## 5.案例启示

(1)本案多处临床检验报告缺乏血小板检测值,对与会专家科学、客观地下分类判断结论造成干扰。从病情进展看,本案例患儿既往细小病毒B19和EBV感染及后续呼吸道感染后均有血小板下降指征,血小板降低与感染也存在关联性,笔者认为在讨论过程中应加以分析。

(2)本案例接报时间与患儿发病时间间隔较长,患儿家属未及时向接种单位报告AEFI。提示疾控机构及接种单位应加强对公众的疫苗知识健康教育,提高AEFI报告的及时性。

(3)本案例虽已告知其他疫苗可按程序正常接种,但经查询获知该儿童后续未接种任何疫苗,可以断定家属因为本次疫苗不良反应产生了疫苗犹豫,提示疾控机构及接种单位应加强对工作的异常反应知识的健康宣传,正确认识疫苗不良反应和疫苗接种间的关系。

## 三、病例3

### 1.病例摘要

男，3月24日（18月龄）接种麻腮风疫苗第1剂及甲肝疫苗第1剂后，4月26日因皮肤出血点1天到当地某医院就诊。体格检查：体温36.6℃，脉搏120次/分，呼吸24次/分，血压85/50mmHg。面部、上肢散在针尖大小出血点，浅表淋巴结未及肿大，咽充血，双扁桃体Ⅰ度肿大，未见渗出，双肺呼吸音粗，未闻及干湿性啰音，心音有力，心律齐，腹软不胀，肝肋下1cm，质软边锐，脾肋下未及，四肢活动自如。血常规：血红蛋白128g/L，白细胞$9.0\times10^9$/L，中性粒细胞比率36.42%，淋巴细胞比率55.61%，单核细胞比率5.9%，血小板$51\times10^9$/L。患儿以皮肤自发性出血点为主要临床表现，无贫血、发热，无肝、脾、淋巴结肿大，血常规提示血小板明显减少，血红蛋白正常，白细胞总数及分类基本正常，结合入院前2周上呼吸道感染病史，临床诊断为免疫性血小板减少症，家属拒绝行骨髓穿刺检查；血肺炎支原体抗体弱阳性，诊断肺炎支原体感染。入院后血小板降至$17\times10^9$/L，出血点增多，予丙种球蛋白1g/ng及地塞米松3mg/d，阿奇霉素抗感染治疗、酚磺乙胺止血治疗、胸腺素、匹多莫德调节免疫等对症支持治疗，住院7天，复查血小板正常1次，自动出院，出院诊断：免疫性血小板减少症、肺炎支原体感染。患儿既往无过敏史、无患病史、无家族史，出生情况良好。

### 2.病例报告

患儿发病转年2月20日接种单位接到患儿家属报告，接报当天向辖区CDC报告并进行网络报告。

### 3.调查处置

接种单位接报后首先询问患儿当前健康状况，告知患儿家属需经过异常反应分类诊断确认本次患病是否与疫苗接种有关，叮嘱家属收集就医记录并保持电话畅通。辖区CDC接到报告后48小时内开展流行病学调查，重点收集患儿临床资料和预防接种相关资料，仔细询问患儿当前健康状况及接种疫苗后发病就医经过等内容，并告知家属异常反应分类诊断的规范流程，指导接种单位做好患儿家属的安抚工作。

（1）疫苗及接种情况：本次接种的麻腮风疫苗、甲肝疫苗为政府集中采购的免疫规划疫苗，疫苗储存运输符合规定，于有效期内使用，该接种门诊同批次其他疫苗外观性状未发现异常，接种操作流程符合《预防接种工作规范》。截至2月20日，辖区同批次疫苗未报告除本病例外的其他同类不良反应。

（2）既往免疫史：该儿童既往接种8种疫苗，共15剂次，其中卡介苗1剂次、乙肝疫苗3次、脊髓灰质炎疫苗3剂次、百白破疫苗3剂次，麻疹疫苗1剂次，A群流脑疫苗2剂次，乙脑疫苗1剂次，水痘疫苗1剂次。既往无预防接种异常反应史。

## 4.调查诊断

辖区CDC在收集全部资料后于患儿发病转年5月4日组织召开了预防接种异常反应调查诊断专家会，从辖区预防接种异常反应诊断专家库中选取血液病、流行病学、儿科等专业5名专家组成调查诊断专家组。

（1）临床诊断及依据：经过专家诊断会讨论，该病例临床诊断为免疫性血小板减少症、肺炎支原体感染。

1）患儿以皮肤自发性出血点为主要临床表现，血常规结果提示血小板最低至$17×10^9/L$，血红蛋白128g/L，白细胞$9.0×10^9/L$。

2）入院前2周有上呼吸道感染病史，血肺炎支原体抗体弱阳性，诊断肺炎支原体感染。

3）血小板减少症对症用药效果显著。

（2）分类诊断结论及依据：排除疫苗质量事故；排除接种事故；受种者接种麻腮风、甲肝疫苗后所患免疫性血小板减少症不属于预防接种异常反应，属于偶合症。

1）该儿童接种的麻腮风疫苗具有国家市场监督管理总局批签发证明，疫苗储存运输符合《疫苗储存和运输管理规范》要求，接种操作符合《预防接种工作规范》要求。

2）同批次疫苗接种后无其他同类异常反应报告，说明疫苗相对较安全。

3）感染是儿童急性血小板减少症常见的诱因，患儿2周前有上呼吸道感染病史，而且入院血肺炎支原体抗体呈现弱阳性，因此考虑患儿此次发病与前期感染有关。

综上，根据现有资料、病情资料和治疗效果，该儿童所患免疫性血小板减少症与接种麻腮风、甲肝疫苗之间无因果关联。

（3）分类诊断结论反馈：组织单位在做出调查诊断结论，完成预防接种异常反应调查诊断书后，及时将调查诊断书交给当事人，工作人员耐心与家属进行沟通解释，安抚家属情绪。告知患儿家属在儿童健康状态下仍可按照免疫程序接种疫苗。

### 5.案例启示

(1)本案例临床诊断明确,为免疫性血小板减少症。讨论焦点是接种麻腮风减毒活疫苗和肺炎支原体感染哪个是该儿童血小板减少症的主要病因,综合分析2周前出现的上呼吸道感染的可能性更大。因此,能否做出肺炎支原体感染临床诊断较为关键。

(2)做出偶合症分类诊断结论时,需要有明确的临床诊断依据及病史的流行病学调查最为关键。对于接种麻腮风减毒活疫苗后发生免疫性血小板减少症的因果关联分析思路,本案例可以作为范例供参考。

# 第四节　血小板减少性紫癜

## 一、病例1

### 1.病例摘要

男,2岁。11月11日(2岁)接种麻腮风疫苗第1针和甲肝疫苗第1针,家属自述转天发现患儿身上出现散在红点。11月18日该儿童到A医院住院治疗,主诉发现皮肤出血点7天。体格检查:躯干及四肢皮肤可见散在针尖大小出血点,以前胸及颈部为主,左侧颧骨部见约6cm×8cm外伤瘀斑,咽无充血,左侧颊黏膜可见散在针尖大小出血点,双肺呼吸音粗。无发热、咳喘、鼻出血、咯血、黑便、尿血等症状。血常规检查:Hb 144g/L,WBC $11.37\times10^9$/L,N% 30.04%,L% 60.24%,M% 7.84%,PLT $28\times10^9$/L,CRP <8mg/L。肺炎支原体抗体阳性。临床诊断为免疫性血小板减少性紫癜。经过A医院等医疗机构治疗,患儿血小板基本正常。

患儿家属否认过敏史、患病史和家族史。

### 2.病例报告

患儿发病当年11月接种单位接到家属报告,接报当天向辖区CDC报告,辖区CDC经过初步核实后向上级CDC及辖区卫生行政部门进行报告,并进行网络报告。

### 3.调查处置

当地接种单位接到报告后告知家属继续密切观察患儿的症状和体征变化,积极配合医院的治疗和护理，接种单位将定期回访，了解患儿的恢复情况和医院的治疗进展。接到报告后，上级CDC会同辖区CDC在48小时内对病例开展流行病学调查，重点收集患儿临床资料和预防接种相关资料，仔细询问患儿当前健康状况及接种疫苗后发病就医经过等内容，并告知家属异常反应分类诊断的规范流程，保留和收集的各种就医资料。指导接种单位做好患儿家属的安抚工作。

（1）疫苗及接种情况：本次接种的麻腮风疫苗、甲肝疫苗为政府集中采购的免疫规划疫苗，疫苗储存运输符合规定，于有效期内使用，该接种门诊同批次其他疫苗外观性状未发现异常，接种操作流程符合《预防接种工作规范》。截至调查当天（11月20日），辖区同批次疫苗未报告同类不良反应。

（2）既往免疫史：该儿童既往接种7种疫苗，共14剂次，其中卡介苗1剂次、乙肝疫苗3次、脊髓灰质炎疫苗3剂次、百白破疫苗3剂次，麻疹疫苗1剂次，A群流脑疫苗2剂次，乙脑疫苗1剂次。既往无预防接种异常反应史。

## 4.调查诊断

省级CDC在收集全部资料后组织召开了预防接种异常反应调查诊断专家会，从省级预防接种异常反应诊断专家库中选取血液科、儿童内科、流行病学等专业5名专家组成调查诊断专家组。

（1）临床诊断及依据：经过专家诊断会讨论，该病例临床诊断为免疫性血小板减少性紫癜。

1）症状表现：患儿身上出现散在红点，以前胸及颈部为主，左侧颧骨部见约6cm×8cm外伤瘀斑，左侧颊黏膜也可见散在针尖大小出血点。这些症状均为免疫性血小板减少性紫癜的常见临床表现，特别是皮肤及黏膜的出血点。

2）血常规检查：PLT为$28\times10^9/L$，低于正常范围。血小板减少会导致出血倾向，与患儿的症状表现相符。

3）其他检查结果：肺炎支原体抗体阳性可能提示存在潜在的感染，这有时可作为免疫性血小板减少性紫癜的诱发因素。

（2）分类诊断结论及依据：排除接种事故；排除疫苗质量事故；受种者接种麻腮风疫苗、甲肝疫苗后所患免疫性血小板减少性紫癜，不属于预防接种异常反应，属于偶合症。

1）免疫性血小板减少性紫癜是一种自身免疫性疾病，其发病与多种因素有关，包括遗传、感染、药物等。

2）根据2010年国家卫生健康委员会（原卫生部）下发的《过敏性紫癜等6种疾病诊疗指南》，血小板减少性紫癜偶见因注射活疫苗后发病，多发生于注射后15~35天。该儿童11月11日接种麻腮风疫苗和甲肝疫苗，同年11月18日患儿入院主诉发现皮肤出血点7天。在接种麻腮风疫苗和甲肝疫苗后1天出现皮肤出血点，时间间隔不符。

3）患儿肺炎支原体抗体阳性，这可能是一个潜在的感染因素，与免疫性血小板减少性紫癜的发病有关。

4）疫苗质量与接种操作合规：本次接种的疫苗具有国家市场监督管理总局批签发证明，存储运输过程符合有关规定；接种单位和接种人员在疫苗接种过程符合《预防接种工作规范》的要求。

综上所述，该儿童所患的免疫性血小板减少性紫癜与接种麻腮风疫苗和甲肝疫苗之间无因果关联。

（3）分类诊断结论反馈：组织单位在做出调查诊断结论，完成预防接种异常反应调查诊断书后，及时将调查诊断书交给当事人，工作人员耐心与家属进行沟通解释，安抚家属情绪。告知家属在患儿健康状态恢复的情况下，可按照免疫程序继续接种疫苗。

## 5案例启示

（1）免疫性血小板减少症（既往又称特发性血小板减少性紫癜，ITP）是一种复杂的自身免疫性疾病，其确切病因尚不完全明确。它可以作为原发性疾病出现，也可能由其他疾病引发。根据《儿科学（第8版）》的描述，ITP患儿在发病前常常有病毒感染的病史，同时，该疾病也可能继发于疫苗接种、其他感染、抗磷脂综合征、免疫缺陷病等多种情况。

（2）在本案例中，患儿在接种麻腮风疫苗和甲肝疫苗后1天出现了免疫性血小板减少性紫癜的症状，疾病进程与疫苗接种时间间隔不符。该儿童检查发现肺炎支原体抗体阳性，存在患有肺炎的风险，不排除支原体感染是ITP诱发因素，综合分析排除了疾病与接种疫苗之间的因果关联。

（3）本案例提醒我们，在面对疫苗接种后出现的免疫性血小板减少性紫癜等类似情况时，应保持谨慎和科学的态度。我们需要通过详细的调查和专业的诊断来排除疫苗作为直接病因的可能性，并积极探索其他潜在的诱发因素。

## 二、病例2

### 1.病例摘要

女，5月17日（1岁6个月）接种麻腮风疫苗第1剂次和甲肝疫苗第1剂次，接种后9日双下肢无力，走路时磕碰致双下肢多处发绀，接种后两周颈部出现针尖大小出血点，之后逐渐增多，至前胸及双下肢。到A医院就诊，体格检查：血小板$22\times10^9/L$；后转诊至B医院住院治疗，入院时颈部、前胸、双下肢散在针尖大小出血点，下颌及双下肢散在瘀斑，最大2.0cm×2.0cm，颊黏膜可见数个针尖大小出血点，上腭见一大片瘀斑，咽部充血，全血检查血小板明显减少，诊断为免疫性血小板减少症，入院后给予糖皮质激素：阿赛松1.6mg/(kg·d)，地塞米松0.3mg/(kg·d)治疗，复查血小板降至$3\times10^9/L$，予丙种球蛋白2g/kg冲击治疗，酚磺乙胺及卡巴克洛止血，调节免疫功能等对症处理，住院治疗7天后出院，末次血小板$173\times10^9/L$。

患儿家属否认既往病史、过敏史、家族病史。

### 2.病例报告

患儿发病同年6月17日接种单位接到家属报告，接报当天向辖区CDC报告并进行网络报告。辖区CDC经过初步核实后向上级CDC及辖区卫生行政部门进行报告。

### 3.调查处置

接种单位接到家属报告时，患儿已经在接受系统治疗后，血小板恢复到正常水平，目前患儿精神状态良好，工作人员了解了基本情况后报告辖区CDC。辖区CDC接到报告后48小时内对病例开展流行病学调查，与患儿家属沟通，了解患儿发病及就诊经过，收集就诊材料等，并对患儿目前健康状况进行了现场观察，安抚患儿家属情绪，说明后续的调查诊断流程，请家属积极配合调查及耐心等待调查结论。

（1）疫苗及接种情况：本次接种的麻腮风及甲肝疫苗为政府集中采购的免疫规划疫苗，疫苗储存运输符合规定，于有效期内使用，该接种门诊同批次其他疫苗外观性状未发现异常，接种操作流程符合《预防接种工作规范》。截至调查当天（6月18日），接种医院同批次疫苗未报告同类不良反应。

（2）既往免疫史：截至调查当天（6月18日），该儿童既往接种9种疫苗，共16剂次。其中卡介苗1剂次、乙肝疫苗3剂次、脊髓灰质炎二倍体疫苗3剂次、百白破疫苗3剂次、麻疹疫苗1剂次、麻腮风疫苗1剂次、A群流脑疫苗2剂次、乙脑疫苗1剂次、甲肝疫苗1剂次，既往无预防接种异常反应史。

## 4.调查诊断

辖区CDC在收集全部资料后组织召开了预防接种异常反应调查诊断专家会，从省级和辖区预防接种异常反应诊断专家库中选取儿科、内科、血液科、流行病学等专业5名专家组成调查诊断专家组。

(1)临床诊断及依据：经过专家诊断会讨论，该病例临床诊断为血小板减少性紫癜。

1)颈部、前胸、双下肢散在针尖大小出血点，下颌及双下肢散在瘀斑，最大2.0cm×2.0cm，颊黏膜可见数个针尖大小出血点，上腭见一大片瘀斑，咽部充血。

2)血常规检查：血小板明显减少。

3)经丙种球蛋白等治疗后，血小板恢复正常水平。

(2)分类诊断结论及依据：排除接种事故；排除疫苗质量事故；受种者接种麻腮风及甲肝后所患血小板减少性紫癜不排除预防接种异常反应，即可能与疫苗相关。

1)接种疫苗后2周左右颈部出现针尖大小出血点、血小板减少等血小板减少性紫癜症状，对症治疗后血小板恢复正常，治疗效果及时间关联符合。

2)根据现有资料，该儿童未发现其他导致血小板减少性紫癜的危险因素。

3)该儿童接种的麻腮风及甲肝疫苗均有国家市场监督管理总局批签发证明。

4)接种单位为辖区卫生行政部门指定的预防接种门诊，接种人员有资格证。疫苗接种符合《预防接种工作规范》的要求。根据现有资料、病情资料，不能排除该儿童所患血小板减少性紫癜与接种麻腮风疫苗、甲肝疫苗之间的因果关联。

机体损害等级评定依据：截至专家诊断会召开时，该受种者已痊愈。根据当地《预防接种异常反应补偿办法》，参照《医疗事故分级标准》，考虑机体损害等级为四级。

(3)分类诊断结论反馈：组织单位在做出调查诊断结论，完成预防接种异常反应调查诊断书后，及时将调查诊断书交给当事人，后续当事人无争议。依据当地补偿办法有关规定，按照机体损害级别对病例进行了补偿，同时告知不再接种同类疫苗，其他疫苗可按照免疫程序继续接种。

## 5.案例启示

(1)患儿前期有初步症状时，家属未在意，导致并未得到及时治疗，提示工作人员对于AEFI的宣教工作还未到位。

(2)免疫性血小板减少症其病因不十分明确，发病前常有病毒感染史，也可继发于疫苗接种、感染、抗磷脂综合征、免疫缺陷病等。在分类诊断工作中，收集详细的病史非常重要，特别是发病前的事件，如近期的感染或疫苗接种史，可有助于确定潜在的触发因素。

# 第十七章 其他不同疫苗同时接种后的AEFI

## 第一节 接种麻腮风、甲肝、百白破疫苗后的免疫性血小板减少症

### 1.病例摘要

男，10月24日（18月龄）接种麻腮风减毒活疫苗第1剂、11月7日接种甲肝灭活疫苗第1剂、11月21日接种百白破疫苗第4剂，同年11月21日晚儿双侧下肢出现2cm×2cm瘀斑1~2块，11月22日双侧下肢各出现3cm×3cm瘀斑2~3块，臀部出现3cm×4cm瘀斑1块，11月23日颈部及面颊部位出现散在小出血点，家属认为因磕碰造成，未就诊。症状多天未缓解，遂于11月26日入院就诊。血常规：Hb 134g/L，WBC $7.6 \times 10^9$/L，N% 24.2%，L% 70.5%，M% 4.3%，PLT $15 \times 10^9$/L，CRP<1mg/L。凝血功能未见异常。血常规显示血小板$15 \times 10^9$/L，建议转诊。当天转院就诊并住院，体格检查：全身皮肤可见散在小点片状出血点及瘀斑，浅表淋巴结未及肿大，口腔黏膜光滑，咽无充血，双肺呼吸音粗，未闻及干湿性啰音，心音有力，心律齐，腹软不胀，肝脾未及，四肢活动自如。患儿皮肤自发性出血，无贫血、发热，无肝、脾、淋巴结肿大，血常规示PLT $15 \times 10^9$/L，血红蛋白正常、白细胞总数及分类正常。给予丙种球蛋白冲击治疗，酚磺乙胺止血治疗，保护脏器及其他对症治疗，监测血小板很快上升，住院期间体温正常，无不适，病情好转，11月26日自动出院。出院诊断为：免疫性血小板减少症。患儿家属自述无过敏史、患病史和家族史。

### 2.病例报告

患儿出院后家属联系接种单位咨询费用报销问题，接种单位接到家属报告后，向辖区CDC报告并进行网络报告。辖区CDC经过初步核实后向上级CDC和辖区卫生行政部门进行报告。

## 3.调查处置

接种单位向家属解释预防接种异常反应调查诊断程序，收集有关的病历资料。辖区CDC接到报告后于48小时内对病例开展流行病学调查，核实疫苗情况、接种实施情况、病例既往史、疫苗接种史、主要症状体征、实验室检查结果及诊断、同批次疫苗使用及反应报告情况。

（1）疫苗及接种情况：本次接种的麻腮风、甲肝、百白破疫苗为政府集中采购的免疫规划疫苗，疫苗冷藏储运符合规定，于有效期内使用，该接种门诊同批次其他疫苗外观性状未发现异常，接种操作流程符合《预防接种工作规范》。截至调查当天，辖区同批次疫苗未报告同类不良反应。

（2）既往免疫史：该儿童既往接种过共9种疫苗，共16剂次。卡介苗1剂次、乙肝疫苗3剂次、脊髓灰质炎疫苗3剂次、百白破疫苗3剂次、麻疹疫苗1剂次、A群流脑多糖疫苗2剂次、乙脑减毒活疫苗1剂次、水痘1剂次、Hib 1剂次。既往无预防接种异常反应史。

## 4.调查诊断

辖区CDC在收集全部资料后组织召开了预防接种异常反应调查诊断专家会，从辖区预防接种异常反应诊断专家库中选取皮肤科、内科、儿科、检验学、流行病学等专业5名专家组成调查诊断专家组。

（1）临床诊断及依据：经过专家诊断会讨论，该病例临床诊断为：免疫性血小板减少症。

1）该儿童双侧下肢、臀部、颈部及面颊部陆续出现瘀斑、出血点。

2）血常规：PLT $15\times10^9$/L，提示存在血小板减少。

3）丙种球蛋白冲击治疗后血小板很快增加至$81\times10^9$//L。

（2）分类诊断结论及依据：排除疫苗质量事故；排除接种事故；受种者接种麻腮风疫苗和甲肝疫苗后所患免疫性血小板减少症不排除预防接种异常反应。

1）免疫性血小板减少症根据《诸福棠实用儿科学（第8版）》：在儿童免疫性血小板减少中，70%~80%在发病前2~3周有明确的病毒感染史，少数有疫苗接种史。检索文献可见多种疫苗接种后发生免疫性血小板减少症。

2）根据国家卫生健康委员会（原卫生部）《过敏性紫癜等6种疾病诊疗指南》，ITP偶见于因注射活疫苗后发病。该儿童接种的麻腮风疫苗为减毒活疫苗，甲型肝炎疫苗和百白破疫苗为灭活疫苗。根据疫苗说明书和《中华人民共和国药典(2015版)》,提示麻腮风疫苗、甲型肝炎疫苗均有引起血小板减少性紫癜的可能。该儿童接种前后无感染病史的依据。

3)该患儿接种的疫苗质量合格,同期其他受种者无类似反应。

4)接种单位为辖区卫生行政部门指定的预防接种门诊,接种人员有资格证。疫苗接种符合《预防接种工作规范》的要求。

根据现有资料、病情转归和治疗效果,不能排除该患儿所患免疫性血小板减少症与接种麻腮风疫苗和甲型肝炎疫苗之间存在因果关联。

机体损害等级评定依据:截至专家诊断会召开时,该受种者已痊愈。根据当地《预防接种异常反应补偿办法》,参照《医疗事故分级标准》,考虑机体损害等级为四级。

(3)分类诊断结论反馈:组织单位在做出调查诊断结论,完成预防接种异常反应调查诊断书后,及时将调查诊断书交给当事人,后续当事人无争议。依据当地补偿办法有关规定,按照机体损害级别对病例进行了补偿,同时告知不再接种同类疫苗,其他疫苗可按照免疫程序继续接种。

### 5.案例启示

(1)预防接种后免疫性血小板减少症监测结果显示,诊断为偶合症的案例一般有病毒感染、呼吸道感染或其他异常证据,与免疫性血小板减少症存在因果关系。最终诊断为异常反应或不排除的案例,均是无法寻找到其他病因而又与预防接种时间间隔吻合的病例。因此,发病前病史调查和完整的实验室检查对分类诊断非常关键。

(2)多种疫苗同时接种或先后接种所产生的异常反应,首先应考虑接种与发病间隔是否存在合理的时间关联性,根据国家2020年出台的《预防接种异常反应补偿目录》中接种含麻类减毒活疫苗后出现血小板减少性紫癜的时间间隔为7~30天。本案例不能排除麻腮风疫苗、甲肝疫苗关联性。接种百白破疫苗当天出现血小板减少性紫癜时间间隔不合理,因此排除百白破疫苗的可能。

## 第二节　接种麻腮风和百白破疫苗后的热性惊厥

### 1.病例摘要

男,11月2日(18月龄)接种麻腮风疫苗第1剂(含麻类疫苗第2剂)、百白破疫苗第4剂。接种后转天20时出现发热，最高达38.2℃，口服布洛芬治疗。11月4日早晨仍发热，9时前往当地A医院，血常规：白细胞$5.05\times10^9$/L，中性粒细胞62.2%，淋巴细胞18.8%，单核细胞11.8%，嗜酸性粒细胞6.7%，嗜碱性粒细胞0.5%，血红蛋白125g/L。诊断为急性上呼吸道感染，给予小儿柴桂退热颗粒和小儿退热贴。13时出现瞪眼、攥拳、身体抱缩等抽搐症状，伴有干呕，持续时间5~6分钟，自行缓解，之后儿童手震颤，手足发绀，全身无力，发出"吼吼"音。随即转入当地B医院，体格检查：呼吸平稳，咽充血，双肺呼吸音粗；血常规：白细胞$5.07\times10^9$/L，红细胞$4.56\times10^{12}$/L，血红蛋白126g/L，中性粒细胞$3.84\times10^9$/L，淋巴细胞$0.75\times10^9$/L，中性粒细胞比率75.7%，淋巴细胞比率14.8%，单核细胞比率5.7%，嗜酸性粒细胞比率3.8%，嗜碱性粒细胞比率0%，超敏C反应蛋白<0.499mg/L；电解质：钾4.70mmol/L，钠133.1mmol/L，葡萄糖6.30mmol/L，心肌酶谱：AST 36.0U/L，肌酸激酶244U/L，肌酸激酶同工酶22U/L，乳酸脱氢酶701U/L；诊断为上呼吸道感染，给予阿奇霉素、地塞米松、苯巴比妥等治疗后回家观察。20时体温38℃，前往当地C医院就诊，心电图示无异常，颅脑CT示脑外间隙增宽，双侧外侧裂池起始部增宽，抽搐原因待查，给予水合氯醛灌肠剂、病毒合剂治疗后回家观察，体温高时服用退热药。

11月6日，仍发热，在A医院就诊，体格检查：神志清，咽充血，呼吸音粗，体温38.2℃；血常规：白细胞$4.54\times10^9$/L，中性粒细胞28.3%，淋巴细胞57.7%，单核细胞11.4%，嗜酸性粒细胞2.3%，嗜碱性粒细胞0.3%，中性粒细胞数$1.28\times10^9$/L，血红蛋白134g/L；诊断为急性上呼吸道感染，发热惊厥，给予口服补液盐Ⅲ。11月7日，体温恢复正常。11月8日，出现咳嗽、流涕症状。11月9日，在A医院就诊，流涕，体温正常，咽充血，呼吸音粗，给予复方氨酚甲麻口服液和依托红霉素颗粒。11月11日，基本痊愈。

监护人否认既往病史、过敏史、家族史。

## 2.病例报告

患儿发病当年11月4日接种单位接到患儿家属报告，接报当天向辖区CDC报告并进行网络报告。辖区CDC经过初步核实后向上级CDC及辖区卫生行政部门进行报告。

## 3.调查处置

接种单位接报后询问患儿当前是否退热，告知家属遵医嘱，密切观察症状体征变化，若再次抽搐或持续高热立即前往最高级别医院就诊，保持电话畅通。辖区CDC接到报告后48小时内开展流行病学调查，调查疫苗及接种情况，询问家属发病情况，收集患者病历资料，告知家属异常反应分类诊断的规范流程，同时指导接种单位定期回访、安抚家属焦虑情绪。

（1）疫苗及接种情况：本次接种的麻腮风疫苗、百白破疫苗为政府集中采购的免疫规划疫苗，疫苗储存运输符合规定，于有效期内使用，该接种单位同批次其他疫苗外观性状未发现异常，接种操作流程符合《预防接种工作规范》。截至11月5日，辖区同批次疫苗未报告同类不良反应。

（2）既往免疫史：该儿童既往接种9种疫苗，共18剂次，其中卡介苗1剂次、乙肝疫苗3剂次、脊髓灰质炎疫苗3剂次、百白破疫苗3剂次、麻风疫苗1剂次、A群流脑疫苗2剂次、乙脑疫苗1剂次、水痘疫苗1剂次、Hib疫苗3剂次。本次接种前无疫苗接种异常反应史。

## 4.调查诊断

辖区CDC在收集全部资料后组织召开了预防接种异常反应调查诊断专家会，从辖区预防接种异常反应诊断专家库中选取神经内科、儿科、医学检验科、流行病学等专业5名专家组成调查诊断专家组。

（1）临床诊断及依据：经过专家诊断会讨论，该病例临床诊断为热性惊厥、急性上呼吸道感染。

1）持续发热，出现瞪眼、攥拳，身体抱缩等抽搐症状，持续时间5~6分钟，后出现手震颤，手足发绀，全身无力。

2）出现发热、咳嗽、流涕症状，咽充血、双肺呼吸音粗。

（2）分类诊断结论及依据：排除疫苗质量事故；排除接种事故；受种者接种麻腮风疫苗、百白破疫苗后所发生的热性惊厥不排除预防接种异常反应，即可能与疫苗相关。

1）接种疫苗后2天，发热状态下出现抽搐症状，发病与接种时间符合时间关联性。

2）麻腮风疫苗、百白破疫苗均可引起发热，可能导致高热惊厥。

3）病例接种疫苗转天出现发热，持续4天，最高39℃；接种后第5天，体温恢复正常；接种后第6天儿童出现咳嗽、流涕症状；血常规、超敏C反应蛋白、电解质和心肌酶谱大致正常；无法明确急性上呼吸道感染的具体发病时间。

4）疫苗质量合格，存储运输规范，接种符合要求。根据现有资料、病情资料，不能排除该儿童所患热性惊厥与接种麻腮风、百白破疫苗之间的因果关联。

机体损害等级评定依据：截至专家诊断会召开时，该受种者已痊愈。根据当地《预防接种异常反应补偿办法》，参照《医疗事故分级标准》，考虑机体损害等级为四级。

（3）分类诊断结论反馈：组织单位在做出调查诊断结论，完成预防接种异常反应调查诊断书后，及时将调查诊断书交给当事人，后续当事人无争议。依据当地补偿办法有关规定，按照机体损害级别对病例进行了补偿，同时告知可继续接种疫苗，应慎重观察接种后的机体反应，及时对症处理可能出现的发热等情况。

### 5.案例启示

（1）本案例焦点是发热的原因，前期虽临床考虑急性上呼吸道感染，但发热5天后才出现咳嗽、流涕症状。无法明确急性上呼吸道感染的具体发病时间，故不能排除接种疫苗与热性惊厥之间关联性。

（2）接种后不良反应的正确处置对于受种者至关重要，应全面开展接种后注意事项及不良反应处置流程的宣传教育。接种后发热是常见的不良反应，本例儿童接种后转天发热，且温度未超过38.5℃，可认为属于一般反应范围。该儿童家属能持续监测儿童体温、观察状态，当发热2天未消退及后续发生惊厥时，及时就诊，发热及上呼吸道感染均在第一时间得到控制。

（3）CDC应加强接种单位对异常反应接报后指导处置方面的培训。本例接种单位接报后及时为儿童家属提供了正确的指导意见，提醒家属仍需谨慎观察，发现病情进展应及时前往高级别医院就诊，避免病情延误。

# 第三节　接种水痘减毒活和脊髓灰质炎减毒活疫苗后的AEFI

## 一、过敏性紫癜

### 1.病例摘要

男，6月23日（4岁）接种水痘减毒活疫苗第2剂和脊髓灰质炎减毒活疫苗第4剂。6月26日上午双下肢出现少量红色斑丘疹，下午病情进展，双下肢红色斑丘疹面积迅速扩大。6月27日上午双下肢出现肿痛，到辖区某医院儿科就诊，查尿常规正常，超敏C反应蛋白5.8mg/L，白细胞$9.6\times10^9$/L，血小板$318\times10^9$/L。MORA生物共振过敏原检测显示：该幼儿可可（+）、芒果（+）、甜瓜（+）、桃（+）、马铃薯（+）、牛羊肉（+）、牛奶（+）、青霉菌（+）、咖啡（+）、铅（+），诊断为：过敏性紫癜。用药为马来酸氯苯那敏片、赖氨酸肌醇维$B_{12}$口服液、蒲地蓝消炎口服液、维生素C。6月28日患儿前往当地某医院中医科门诊复诊，体温37.7℃，超敏C反应蛋白15mg/L；白细胞$11.58\times10^9$/L；嗜酸性粒细胞$0.64\times10^9$/L，嗜酸比例5.54%；血小板$363\times10^9$/L。诊断为：过敏性紫癜，予中药（麦冬、木瓜、牛膝、秦艽、生地黄、生石膏、知母、金银花、连翘）回家服药治疗。期间共9次就医，经治疗后已基本痊愈。患儿既往无相关疾病史和家族史。

## 2.病例报告

患儿发病当年7月8日接种单位接到患儿家属报告，接报当天向辖区CDC报告并进行网络报告。辖区CDC经过初步核实后向上级CDC及辖区卫生行政部门进行报告。

## 3.调查处置

接种单位接报后首先询问患儿当前健康状况，告知患儿家属需经过异常反应分类诊断确认本次患病是否与疫苗接种有关，叮嘱家属收集就医记录并保持电话畅通。辖区CDC接到报告后48小时内开展流行病学调查，重点收集患儿临床资料和预防接种相关资料，仔细询问患儿当前健康状况及接种疫苗后发病就医经过等内容，并告知家属异常反应分类诊断的规范流程，指导接种单位做好患儿家属的安抚工作。

（1）疫苗及接种情况：本次接种的水痘疫苗为由省级CDC招标，辖区CDC统一采购的非免疫规划疫苗，脊髓灰质炎疫苗为政府集中采购的免疫规划疫苗，疫苗储存运输符合规定，效期内使用，该接种门诊同批次其他疫苗外观性状未发现异常，接种操作流程符合《预防接种工作规范》。截至7月8日，辖区同批次疫苗未报告除本病例外的其他同类不良反应。

（2）既往免疫史：该儿童既往接种13种疫苗，共23剂次，其中卡介苗1剂，乙肝疫苗3剂，脊髓灰质炎疫苗3剂次，百白破疫苗4剂，麻疹疫苗1剂，麻腮风疫苗1剂，乙脑疫苗2剂，A群流脑疫苗2剂，AC群流脑疫苗1剂，甲肝疫苗2剂，水痘疫苗1剂，Hib疫苗1剂，轮状病毒疫苗1剂。既往无预防接种异常反应史。

## 4.调查诊断

辖区CDC在收集全部资料后组织召开了预防接种异常反应调查诊断专家会，从省级和辖区预防接种异常反应诊断专家库中选取内科、儿科、临床免疫学、流行病学等专业7名专家组成调查诊断专家组。

(1)临床诊断及依据：经过专家诊断会讨论，该病例临床诊断为过敏性紫癜。

1)双下肢出现大面积粉红色斑丘疹并伴有肿痛。

2)MORA生物共振过敏原检测结果提示患儿对多种常见食品过敏。

3)超敏C反应蛋白15mg/L稍高于正常范围(<10mg/L)；白细胞$11.58\times10^9$/L，略高于正常值；血小板$363\times10^9$/L，属于正常范围内的高值。

(2)分类诊断结论及依据：排除疫苗质量事故；排除接种事故；受种者接种水痘疫苗和脊髓灰质炎疫苗后所患过敏性紫癜不排除预防接种异常反应，即可能与疫苗相关。

1)该儿童接种的水痘疫苗和脊髓灰质炎疫苗具有国家市场监督管理总局批签发证明，疫苗储存运输合理，接种操作符合《预防接种工作规范》要求，同批次疫苗接种后无其他同类异常反应报告。

2)该儿童在接种疫苗后第3天出现过敏性紫癜的临床表现，存在时间关联性。

3)该患儿对多种常见食品过敏，不排除有其他过敏原接触史。综上，根据现有证据、病情资料和治疗效果，不能排除该儿童所患过敏样紫癜与接种水痘疫苗和脊髓灰质炎疫苗之间的因果关联。

机体损害等级评定依据：截至专家诊断会召开时，该儿童双下肢斑丘疹已痊愈，根据当地《预防接种异常反应补偿办法》，参照《医疗事故分级标准》，考虑机体损害等级为四级。

(3)分类诊断结论反馈：组织单位在做出调查诊断结论，完成预防接种异常反应调查诊断书后，及时将调查诊断书交给当事人，后续当事人无争议。依据当地补偿办法有关规定，按照机体损害级别对病例进行了补偿。同时告知不再接种同类疫苗，其他疫苗可按照免疫程序继续接种。

## 5.案例启示

(1)本案例临床症状比较典型，双下肢出现大面积粉红色斑丘疹，过敏反应指征检验结果明确，临床诊断为过敏性紫癜。

(2)本案例提示患儿虽非首次接种该类疫苗，但在不同的身体状态下接种同类疫苗，可能会产生不同的反应，因此，本案最终分类诊断为不排除与疫苗接种有因果关联。

(3)本案例过敏原检测提示对多种常见食品过敏，在调查过程中还应详细了解发病前食物摄入情况，排除其他发病因素。

## 二、热性惊厥

### 1.病例摘要

女，4月30日（4岁）接种口服脊髓灰质炎减毒活疫苗第4剂、水痘疫苗第2剂。接种当日19时左右发热39℃，出现热性惊厥，持续2~3分钟。接种当天晚就诊A医院儿科，体格检查显示咽红。血常规：白细胞$13.7\times10^9$/L，小型细胞$1.0\times10^9$/L，大型细胞$11.8\times10^9$/L。临床诊断疱疹性咽峡炎，热性惊厥。给予对症治疗，治疗6天后复查未出现发热，偶尔咳嗽，体格检查显示咽红，咽峡仍可见一疱疹，两肺呼吸音稍粗，给予药物治疗。隔天发热37.5℃，服药降温。接种后8天就诊于B医院，颅脑CT检查无异常，血常规：单核细胞比率10.74%，胸部X线检查：双肺纹理增粗，其他无异常。当天下午回当地医院继续输注治疗。接种当天至同年5月11日一直持续低热，体温超过37.5℃时家属便采取药物控制。之后再无发热情况，精神状态良好。

患儿家属否认既往病史、过敏史、家族病史。

### 2.病例报告

5月12日接种单位接到家属报告后，于当天向辖区CDC做了报告，并进行网络报告。

### 3.调查处置

接种单位接到家属报告时，患儿经过治疗后未再出现发热等症状，精神状态良好，告知有关预防接种异常反应调查诊断及补偿的工作程序；工作人员叮嘱家属继续密切观察患儿健康状况，病情发生变化及时就诊；接种单位定期电话随访，跟踪了解患儿病情进展及转归。辖区CDC接到报告后48小时内对病例开展流行病学调查，与患儿家属沟通了解患儿发病及就诊经过，收集就诊材料等，安抚患儿家属情绪，说明后续的调查诊断流程，请家属积极配合调查及耐心等待调查结论。同时调查了疫苗和预防接种相关情况。

（1）疫苗及接种情况：本次接种的水痘疫苗为由省级CDC招标，辖区CDC统一采购的非免疫规划疫苗，脊髓灰质炎疫苗为政府集中采购的免疫规划疫苗，疫苗储存运输符合规定，于有效期内使用，该接种门诊同批次其他疫苗外观性状未发现异常，接种操作流程符合《预防接种工作规范》。截至调查当天（5月14日），辖区同批次疫苗未报告同类不良反应。

(2)既往免疫史:截至调查当天(5月14日),该儿童既往按照免疫程序接种卡介苗1剂次、乙肝疫苗3剂次、脊髓灰质炎疫苗3剂次、百白破疫苗4剂次、麻疹疫苗1剂次、A群流脑疫苗2剂次、AC群流脑疫苗1剂次、乙脑减毒活疫苗2剂次、麻腮风疫苗1剂次、甲肝疫苗2剂次、水痘疫苗1剂次,既往无预防接种异常反应史。

## 4.调查诊断

辖区CDC在收集全部资料后组织召开了预防接种异常反应调查诊断专家会,从辖区预防接种异常反应诊断专家库中选取流行病学、儿科、心内科、检验科、感染科等专业5名专家组成调查诊断专家组。

(1)临床诊断及依据:经过专家诊断会讨论,该病例临床诊断为热性惊厥。该儿童接种当天出现发热,最高达39℃,之后出现惊厥症状,持续2~3分钟。

(2)分类诊断结论及依据:排除接种事故;排除疫苗质量事故;受种者接种脊髓灰质炎疫苗及水痘疫苗后所患的热性惊厥不排除预防接种异常反应,即可能与疫苗相关。

1)接种疫苗当天出现发热;发热后出现惊厥症状。

2)根据现有资料,该儿童未发现其他导致热性惊厥的危险因素。

3)该儿童接种的疫苗均有国家市场监督管理总局批签发证明。

4)接种单位为辖区卫生行政部门指定的预防接种门诊,接种人员有资格证。疫苗接种符合《预防接种工作规范》的要求。

根据现有资料、病情资料,不能排除该儿童所患热性惊厥与接种脊髓灰质炎疫苗和水痘疫苗之间的因果关联。

机体损害等级评定依据:截至专家诊断会召开时,该受种者已痊愈。根据当地《预防接种异常反应补偿办法》,参照《医疗事故分级标准》,考虑机体损害等级为四级。

(3)分类诊断结论反馈:组织单位在做出调查诊断结论,完成预防接种异常反应调查诊断书后,及时将调查诊断书交给当事人,后续当事人无争议。依据当地补偿办法有关规定,按照机体损害级别对病例进行了补偿。同时告知可继续接种疫苗,应慎重观察接种后的机体反应,及时对症处理可能出现的发热等情况。

## 5.案例启示

(1)对于出现热性惊厥的患儿,严格监测和控制体温尤其重要,本案例中,患儿家属在报告到接种单位后，工作人员定期随访，了解患儿情况，给予患儿家属科学建议与指导，不仅帮助控制患儿病情发展，而且很好地抚慰患儿家属情绪，使得该病例在整个调查处置过程中颇为顺利。

（2）因发生热性惊厥而拒绝接受后续疫苗接种无异于因噎废食，本案例的患儿在痊愈后可按照免疫程序接种各类疫苗，但是对于复杂性热性惊厥或短期内频繁惊厥发作（半年内发作3次及以上，或1年内发作4次及以上）的患儿，应前往专科门诊就诊，据医生的建议接种疫苗。

（3）总体而言，规范、及时的调查工作可以为分类诊断提供翔实的依据，使调查结论更加准确，对于热性惊厥的案例，临床资料相对并不复杂，此时排除其他危险因素，如颅内器质性病变等相对更为重要。

## 第四节　接种麻腮风及轮状病毒疫苗后的免疫性血小板减少症

### 1.病例摘要

男，4月6日（1岁7月龄）接种麻腮风疫苗第1剂次、轮状病毒疫苗第2剂次后，观察30分钟无异常。4月14日上午8时家属发现患儿颈部有划痕，面部有小红点，下午发现足部也出现小红点，患儿前额碰到碗后出现瘀血，当天15时就诊于A医院，当天转诊B医院并住院治疗。体格检查：神清，精神反应可，呼吸平稳，无发绀，全身散在针尖大小出血点，前额及下肢可见散在分布暗紫色瘀斑，最大约2cm×2cm，口腔黏膜光滑，上腭及左侧颊黏膜可见散在针尖样大小出血点，右侧颊黏膜可见一0.5cm×0.5cm血疱。急诊血常规：Hb 137g/L，WBC 5.3×$10^9$/L，N% 26%，L% 60%，M% 8%，E% 2%，异型淋巴细胞4%，PLT 16×$10^9$/L，CRP<2.5mg/L。入院后复查血小板降至3×$10^9$/L，予酚磺乙胺对症、丙种球蛋白2g/kg治疗后，血小板波动在3~6×$10^9$/L，皮下注射重组人血小板生成素促进血小板生成，血小板逐渐增至正常。住院第4天（4月18日）出现发热，伴呕吐、大便性状改变，诊断急性胃肠炎，予静脉补液对症治疗，住院第5天（4月19日）体温正常，大便性状较前好转，未见活动性出血，末次血常规（4月21日）PLT 137×$10^9$/L，好转后4月22日自动出院。出院诊断：①免疫性血小板减少症；②急性胃肠炎。患儿家属否认既往病史、过敏史、家族病史。

## 2.病例报告

患儿发病当年4月19日接种单位接到患儿家属报告，接报当天向辖区CDC报告并进行网络报告。辖区CDC接到报告后，经过初步核实存在免疫性血小板减少症，立即向上级CDC及辖区卫生行政部门报告。

## 3.调查处置

接种单位接报后首先询问患儿当前健康状况，告知患儿家属需经过异常反应分类诊断确认本次患病是否与疫苗接种有关，嘱咐家属收集准备就医记录并保持电话畅通。辖区CDC接到报告后48小时内开展流行病学调查，重点收集患儿既往病史、现病史、检查、临床诊断、治疗情况和预防接种相关资料，仔细询问患儿当前健康状况及接种疫苗后发病就医经过等内容，并告知家属异常反应分类诊断的规范流程。辖区CDC指导接种单位做好患儿家属的安抚工作。

(1)疫苗及接种情况：本次接种的麻腮风疫苗为政府集中采购的免疫规划疫苗，轮状病毒疫苗为省级招标，辖区CDC集中采购的非免疫规划疫苗，疫苗储存运输符合规定，于有效期内使用，该接种门诊同批次其他疫苗外观性状均未发现异常，接种操作流程符合《预防接种工作规范》。截至4月14日，辖区同批次疫苗均未报告同类不良反应。

(2)既往免疫史：既往接种过13种疫苗，共25剂次，其中卡介苗1剂、乙肝疫苗(酵母)1剂，乙肝疫苗(CHO)2剂，麻疹疫苗1剂，麻腮风疫苗1剂，乙脑疫苗(减毒)1剂，甲肝疫苗(灭活)1剂，水痘疫苗1剂，AC群流脑结合疫苗3剂，流感疫苗2剂，轮状病毒疫苗1剂，13价肺炎疫苗4剂，DPT-IPV-Hib五联疫苗4剂，EV71二倍体疫苗2剂。既往无预防接种异常反应史。

## 4.调查诊断

辖区CDC在收集全部资料后组织召开了预防接种异常反应调查诊断专家会，从辖区预防接种异常反应诊断专家库中选取检验科、急症内科、感染免疫、流行病学等专业5名专家组成调查诊断专家组。

(1)临床诊断及依据：经过专家诊断会讨论，该病例临床诊断为免疫性血小板减少症。

1)以皮肤黏膜自发性出血为主要表现，全身散在针尖大小出血点，全身可见散在分布暗紫色瘀斑，最大约2cm×2cm，右侧颊黏膜可见血疱，无肝、脾、淋巴结肿大。

2)血常规：PLT $16\times10^9$/L，血常规示血小板明显减少，血红蛋白正常，白细胞总数及分类大致正常。

(2)分类诊断结论及依据：排除疫苗质量事故；排除接种事故；受种者接种麻腮风和轮状病毒疫苗后所患的免疫性血小板减少症不排除预防接种异常反应。

1)该儿童接种的麻腮风及轮状病毒疫苗具有国家市场监督管理总局批签发证明，疫苗储存运输符合要求，接种操作符合《预防接种工作规范》要求。

2)同批次疫苗接种后无其他同类异常反应报告。

3)患儿在接种疫苗后第8天出现皮肤出血的临床表现，在时间关联上存在一致性。

4)有参考资料提出接种活疫苗后发生免疫性血小板减少症。

综上，根据现有资料，不能排除该儿童所患免疫性血小板减少症与接种麻腮风和轮状病毒疫苗之间因果关联。

机体损害等级评定依据：截至专家诊断会召开时，该受种者已痊愈。根据当地《预防接种异常反应补偿办法》，参照《医疗事故分级标准》，考虑机体损害等级为四级。

(3)分类诊断结论反馈：组织单位在做出调查诊断结论，完成预防接种异常反应调查诊断书后，及时将调查诊断书交给当事人，后续当事人无争议。依据当地补偿办法有关规定，按照机体损害级别对病例进行了补偿，同时告知不再接种同类疫苗，其他疫苗可按照免疫程序继续接种。

## 5.案例启示

(1)免疫性血小板减少症考虑多种可能的因素，包括病毒感染、疫苗接种、其他疾病等。相关研究报道约80%患儿在发病前2~3周有病毒感染史，但本案例患儿无感染症状史，血常规其他细胞系在正常范围内。患儿免疫性血小板减少症为注射麻腮风及轮状病毒疫苗后出现，既往及随访中均未出现此病，考虑个体内原本存在自身抗体可能性较小，根据临床资料、实验室资料和时间相关性，考虑患儿免疫性血小板减少症与接种疫苗有关。

(2)本例中患儿同时接种麻腮风疫苗第1剂次和轮状病毒疫苗第2剂次，虽然难以确定是两种疫苗联合作用还是一种疫苗单独作用使得疾病发作。本案例可为今后相似分类诊断提供证据支持，同时应在后续的监测工作中继续收集相关案例。

(3)家属应加强儿童接种疫苗后可能出现不良反应的监测，如有异常及时就诊并及时上报接种单位。虽然严重不良反应罕见，预防接种问询时还是应严格按照说明书的禁忌证甄别被接种人员。

# 第五节　接种乙肝和A群流脑疫苗后的血小板减少性紫癜

## 1.病例摘要

男，9月30日（7月龄）接种乙肝疫苗第3针和A群流脑疫苗第1针后，局部未见红肿、硬结等局部反应和发热等全身反应。10月7日，家属发现患儿身上出现散在红点，先从下肢和躯干开始，家属未在意，后逐渐增多，呈片状。病例先到A医院就诊，血常规显示血小板减少，PLT $7\times10^9$/L。同年10月17日转到B医院治疗，入院时血小板$6\times10^9$/L，住院以激素、丙种球蛋白、止血药物治疗，血小板没有明显升高，11月12日出院。11月16日转到C医院住院治疗，11月30日血液细胞检查血小板$23\times10^9$/L，出院诊断为血小板减少性紫癜。患儿曾于发病当年5月7日在A医院外科因手部小手术进行凝血功能和血常规检查，当时血小板为$330\times10^9$/L。患儿家属否认过敏史、家族病史。

## 2.病例报告

患儿发病当年12月接种单位接到家属报告，接报当天向辖区CDC报告；辖区CDC经过初步核实后向上级CDC和辖区卫生行政部门进行报告，并网络报告。

## 3.调查处置

接种单位告知家属CDC和专业机构将会对患儿的病情进行进一步调查和鉴定，以确定是否与疫苗接种有关。提醒家属保留好患儿的所有医疗记录和相关证据，家属应继续按照医生的建议对患儿进行治疗和护理。上级CDC会同辖区CDC在接到报告后48小时内对病例开展流行病学调查，调查有关疫苗信息、接种人员资质和操作是否符合规范；详细了解患儿接种前的健康状况，包括是否有过敏史、家族病史等，收集该儿童就诊病历资料。

（1）疫苗及接种情况：本次接种的乙肝疫苗和A群流脑疫苗为政府集中采购的免疫规划疫苗，疫苗储存运输符合规定，效期内使用，该接种门诊同批次其他疫苗外观性状未发现异常，接种操作流程符合《预防接种工作规范》。截至调查当天（12月11日），辖区同批次疫苗未报告同类不良反应。

（2）既往免疫史：该儿童既往接种4种疫苗，共9剂次，包括卡介苗1剂，乙肝疫苗2

剂，口服脊髓灰质炎疫苗3剂，百白破疫苗3剂，未发生过预防接种异常反应。

## 4.调查诊断

省级CDC在收集全部资料后组织召开了预防接种异常反应调查诊断专家会，从省级预防接种异常反应诊断专家库中选取血液科、临床免疫、流行病、神经内科、流行病学等专业7名专家组成调查诊断专家组。

（1）临床诊断及依据：经过专家诊断会讨论，该病例临床诊断为血小板减少性紫癜。

1）临床症状和体征：患儿身上出现散在红点，先从下肢和躯干开始，后逐渐增多，呈片状。

2）血常规检查结果：血常规检查显示血小板计数极少，具体数值为$7\times10^9$/L（正常值通常为100~300$\times10^9$/L）。

（2）分类诊断结论及依据：排除接种事故；排除疫苗质量事故；受种者接种乙肝疫苗和A群流脑疫苗后的血小板减少性紫癜不属于预防接种异常反应，属于偶合症。

1）本次接种的乙肝疫苗和A群流脑疫苗具有国家市场监督管理总局的批签发证明。接种操作符合《预防接种工作规范》的要求。

2）血小板减少性紫癜可能与多种因素有关，包括感染、免疫功能紊乱、遗传因素等。文献资料接种活疫苗后15~35天出现血小板减少。该儿童接种的乙肝疫苗和A群流脑疫苗均为灭活疫苗，且在接种7天出现血小板减少。

3）该儿童曾以激素、丙种球蛋白治疗，血小板没有明显升高，与其他接种疫苗后血小板减少性紫癜病例不同，考虑患儿可能有其他造成血小板减少的因素。

综上所述，依据病历资料和治疗效果，该受种者所患血小板减少性紫癜与接种乙肝疫苗和A群流脑疫苗之间无因果关联。

（3）分类诊断结论反馈：组织单位在做出调查诊断结论，完成预防接种异常反应调查诊断书后，及时将调查诊断书交给当事人。工作人员与家属进行了耐心解释和安抚，同时告知病情稳定后经医生评估后，可按照免疫程序继续接种疫苗。

## 5.案例启示

（1）本案例提醒我们，在面对如血小板减少性紫癜这类复杂疾病时，应保持全面的诊断思维，并充分考虑疾病的多种可能发病机制。尽管疫苗接种在某些情况下可能诱发免疫反应异常，但具体到每一个病例，都需要依据详细的病史、疫苗接种情况、实验室检查结果以及临床表现等多方面信息来进行综合评估。

(2)本案例中受种者接种灭活疫苗后的第7天出现的血小板减少性紫癜，根据当时的参考资料认为血小板减少性紫癜偶见于接种减毒活疫苗后2周以上的患儿，最终得出不属于预防接种异常反应的结论。根据2020年下发的《预防接种异常反应补偿目录》中提示，受种者接种含麻类疫苗7~30天可能发生的血小板减少性紫癜的异常反应。如果根据这一观点不能单独从接种时间间隔来否定二者之间的关联性，应该综合考虑各方面因素进行评估。

# 第六节　接种乙肝和5价轮状病毒疫苗后的免疫性血小板减少症

## 1.病例摘要

女，于4月3日(1月龄)接种乙型肝炎疫苗第2针，4月18日口服5价轮状病毒减毒活疫苗第1针。4月18日13时30分发现儿童足底皮肤出现紫色斑点，4月19日到本地妇幼儿童保健中心进行出生42天体格检查时，医生怀疑存在过敏性紫癜，立即转诊至专科医院就诊。急诊主诉：发现皮肤出血点22小时。病史：患儿发现血尿，无其他伴随症状，进食水可，尿便如常。急诊体格检查：咽充血，双扁桃体无肿大，双肺呼吸音粗。诊断：血小板减少症，当天住院。入院记录：发现皮肤出血点1天，血小板减少2小时。4月19日血常规：Hb 116g/L，WBC $16.62\times10^9/L$，N% 14.3%，L% 69.6%，M% 10.7%，E 5%，B% 0.4%，PLT $23\times10^9/L$，CRP<2.5mg/L；凝血功能大致正常。4月20日血常规：PLT $108\times10^9/L$。4月21日血常规：PLT $166\times10^9/L$。4月22日血常规：WBC $15.49\times10^9/L$，L $12.15\times10^9/L$，M $2.19\times10^9/L$。凝血功能：PT 12.2s，PT-INR 1.03，APTT 42.8s，TT 19.5s，Fg 1.820g/L。淋巴细胞亚群绝对计数：CD3+CD8+14.02%，CD16+CD56+18.50%，CD19+13.99%，4/8比3.24，NK细胞数CD16+CD56+1005.96个/微升。其他检查：MP-Ab<1∶80，EBVCA-IgM 0.41AU/mL，EBNA-IgG 3.62AU/mL，CMV-IgM 1.09AU/mL。心电图报告：窦性心动过速。入院后给予人免疫球蛋白等治疗，共住院3天，无新发出血点，末次血常规显示血小板$166\times10^9/L$，4月22日自动出院，出院诊断：免疫性血小板减少症、卵圆孔未闭。

家属否认既往患病史、过敏史和家族史。

## 2.病例报告

患儿发病当年4月19日接种单位接到患儿家属报告，接报当天向辖区CDC报告并进行网络报告。辖区CDC接到报告后，经过初步核实存在免疫性血小板减少症，立即向上级CDC和辖区卫生行政部门报告。

## 3.调查处置

接种单位接报后询问儿童当前健康状况，告知患儿家属需经过异常反应分类诊断确认本次患病是否与疫苗接种有关。辖区CDC接到报告后48小时内开展流行病学调查，询问患儿既往病史、现病史、检查、临床诊断及治疗情况；调查疫苗及预防接种相关情况。告知家属异常反应分类诊断的规范流程，收集病历资料。辖区CDC指导接种单位做好患儿家属的安抚工作。

(1)疫苗及接种情况：本次接种的乙肝疫苗为政府集中采购的免疫规划疫苗，轮状病毒疫苗为省级招标，辖区CDC集中采购的非免疫规划疫苗，疫苗储存运输符合规定，于有效期内使用，该接种门诊同批次其他疫苗外观性状均未发现异常。接种操作流程符合《预防接种工作规范》。截至4月20日，辖区同批次疫苗均未报告同类不良反应。

(2)既往免疫史：该儿童既往接种2种疫苗，共2剂次，其中卡介苗1剂、乙肝疫苗1剂。既往无预防接种异常反应史。

## 4.调查诊断

辖区CDC在收集全部资料后组织召开了预防接种异常反应调查诊断专家会，从省级和辖区预防接种异常反应诊断专家库中选取免疫病科、儿科、血液内科、小儿免疫内科和小儿免疫呼吸内科等专业5名专家组成调查诊断专家组。

(1)临床诊断及依据：经过专家诊断会讨论，该病例临床诊断为免疫性血小板减少症。

1)4月18日家属发现双足皮肤出现少许针尖样大小出血点，后逐渐增多，波及至四肢；入院体格检查：四肢可见散在针尖大小出血点。

2)4月19日血常规：PLT $23\times10^9$/L，CRP<2.5mg/L；出凝血功能大致正常。

3)自身免疫抗体系列检查为阴性。

4)人免疫球蛋白治疗有效。

(2)分类诊断结论及依据:排除疫苗质量事故;排除接种事故;受种者接种乙肝疫苗和轮状病毒疫苗后所患的免疫性血小板减少症不排除预防接种异常反应。

1)该儿童接种的乙肝疫苗及轮状病毒疫苗具有国家市场监督管理总局批签发证明,疫苗储存运输符合要求,接种操作符合《预防接种工作规范》要求。

2)同批次疫苗接种后无其他同类异常反应报告。

3)存在时间关联:受种者于4月3日接种乙肝疫苗,15天后双足皮肤出现少许针尖样大小出血点。

4)免疫性血小板减少症是一种免疫性综合病征,也是儿童较为常见的疾病,细菌或病毒感染与免疫性血小板减少症的发病有密切关系,免疫接种也是发病诱因之一。

5)接种轮状病毒疫苗后当天出现血小板减少症状,时间间隔不符合。

综上,根据现有资料,不能排除该儿童所患免疫性血小板减少症与接种乙肝疫苗之间的因果关联。

机体损害等级评定依据:截至专家诊断会召开时,该受种者已痊愈。根据当地《预防接种异常反应补偿办法》,参照《医疗事故分级标准》,考虑机体损害等级为四级。

(3)分类诊断结论反馈:组织单位在做出调查诊断结论,完成预防接种异常反应调查诊断书后,及时将调查诊断书交给当事人,后续当事人无争议。依据当地补偿办法有关规定,按照机体损害级别对病例进行了补偿,同时告知不再接种同类疫苗,其他疫苗可按照免疫程序继续接种。

## 5.案例启示

(1)免疫性血小板减少症是一种获得性自身免疫性疾病,发病机制尚未完全明确,病毒/细菌感染、药物、疫苗接种、抗磷脂综合征、免疫缺陷、器官移植等因素均可引起。在儿童病例中,病毒感染史或有疫苗接种史所占的比例较高,可能是引发了一过性的免疫异常反应。

(2)本案例接种第2剂次乙肝疫苗后15天,接种第1剂次5价轮状病毒疫苗当天出现免疫性血小板减少。根据2020年下发的《预防接种异常反应补偿目录》中提示,受种者接种含麻类疫苗7~30天可能发生的血小板减少性紫癜的异常反应,从疫苗接种与发病之间的时间间隔分析,接种乙肝疫苗与该病例所患免疫性血小板减少症之间的关联性更大。

# 第七节 接种甲肝灭活和乙脑减毒活疫苗后的无菌性脓肿

## 1.病例摘要

女,9月14日(2岁)接种甲肝疫苗第2剂和乙脑疫苗第2剂。9月20日右上臂接种甲肝疫苗部位出现红肿硬结症状,直径约4.3cm。9月26日因腹部肿块切除手术在当地A医院住院治疗,入院期间无不适症状,术前检查一切正常。9月28日准备手术时出现发热,体温37.7℃,暂停手术,夜间出现呕吐症状,血常规提示存在感染。因手术暂停且儿童仍发热,9月29日上午办理出院并转至发热门诊,血常规:中性粒细胞比率48%,单核细胞比率13.6%,平均血红蛋白量26.9pg,其他血常规项均属正常值范围;甲型流感病毒IgM抗体、乙型流感病毒IgM抗体、副流感病毒IgM抗体均为阴性。10月1天,发现右上臂接种部位红肿破溃流脓血,随即前往当地B医院就诊,对右上臂脓肿部位进行切开引流处理,后续每天外敷换药,10月26日痊愈。临床诊断为无菌性脓肿。

接种时腹部肿块,监护人否认其他既往病史、过敏史、家族史。

## 2.病例报告

患儿发病当年10月9日接种单位接到患儿家属报告,接报当天向辖区CDC报告并进行网络报告。

## 3.调查处置

接种单位接报后询问患儿当前接种部位变化情况,叮嘱家属继续换药,观察恢复情况,病情变化及时医院就诊。辖区CDC接到报告后48小时内开展流行病学调查,详细询问就诊过程及预防接种情况,告知家属异常反应分类诊断规范流程,调查时得知患儿已预约的腹部肿块切除手术因发热及局部脓肿已推迟,详细询问疾病情况及接种部位恢复情况,告知家属积极与临床医生联系,符合手术条件时及时入院治疗,无须等待异常反应分类诊断结果,同时告知家属会定期回访,随时保持联系。

(1)疫苗及接种情况:本次接种的甲肝疫苗为政府集中采购的免疫规划疫苗,疫苗储存运输符合规定,于有效期内使用,该接种单位同批次其他疫苗外观性状未发现异常,接种操作符合《预防接种工作规范》要求。截至10月10日,辖区同批次疫苗未报告同类不良反应。

（2）既往免疫史：该儿童既往接种12种疫苗，共22剂次，其中卡介苗1剂次、乙肝疫苗3剂次、脊髓灰质炎疫苗3剂次、麻腮风减毒疫苗1剂次、麻风减毒疫苗1剂次、A群流脑疫苗2剂次、乙脑疫苗1剂次、甲肝灭活疫苗1剂次、水痘疫苗1剂次、DTaP+Hib四联疫苗4剂次、轮状病毒疫苗2剂次、EV71疫苗2剂次。既往无预防接种异常反应史。

## 4.调查诊断

辖区CDC在收集全部资料后组织召开了预防接种异常反应调查诊断专家会，从辖区预防接种异常反应诊断专家库中选取皮肤科、儿科、流行病学等专业5名专家组成调查诊断专家组。

（1）临床诊断及依据：经过专家诊断会讨论，该病例临床诊断为无菌性脓肿。局部出现红肿硬结症状，直径约4.3cm，后红肿破溃流脓血，切开引流处理有效。

（2）分类诊断结论及依据：排除疫苗质量事故；排除接种事故；受种者接种甲肝疫苗后所患的无菌性脓肿属于预防接种异常反应。

1）受种者右上臂（接种甲肝疫苗部位）接种后第6天出现红肿硬结症状，直径约4.3cm，接种后第17天硬结破溃，切开排脓引流处理后15天痊愈，发病与接种时间符合时间关联性。

2）疫苗质量合格，存储运输规范，接种符合要求。

综上，根据现有资料、病情进展，受种者所患无菌性脓肿与接种甲肝疫苗有因果关联。

机体损害等级评定依据：截至专家诊断会召开时，该受种者已痊愈。根据当地《预防接种异常反应补偿办法》，参照《医疗事故分级标准》，考虑机体损害等级为四级。

（3）分类诊断结论反馈：组织单位在做出调查诊断结论，完成预防接种异常反应调查诊断书后，及时将调查诊断书交给当事人，后续当事人无争议。依据当地补偿办法有关规定，按照机体损害级别对病例进行了补偿，同时告知其他疫苗可按照免疫程序接种。

## 5.案例启示

（1）本例儿童虽同时接种两种疫苗，但无菌性脓肿发生部位可以明确是哪种疫苗引起的无菌性脓肿。确定脓肿性质是判定与预防接种关联性的关键证据，在无菌性脓肿临床诊断中可以通过分泌物的培养加以确认。

(2)无菌性脓肿的临床表现是注射局部先有较大红晕,在2~3周后接种部位出现大小不等的硬结。轻者可在原注射针眼处流出略带粉红色的稀薄脓液;较重者可形成溃疡,溃疡呈暗红色,周围皮肤呈紫红色。甲肝灭活疫苗含有铝吸附剂,CDC应加强规范化接种操作培训,接种医生接种时应充分摇匀疫苗,可以减少局部不良反应发生。受种者在每次接种后都应留意接种部位情况,发现异常应及时就医。

(3)本例异常反应为接种甲肝疫苗第2剂后发生,部分疫苗异常反应监测显示存在后续加强剂次接种后局部不良反应发生率有升高的趋势,提示家属即使既往接种过同种类疫苗未发生反应接种后也需注意观察。

# 第十八章
# 非免疫规划疫苗接种后的AEFI

## 第一节 狂犬疫苗

### 一、过敏性休克

#### 1.病例摘要

女，4月2日(50岁)受种者接种第4剂冻干人用狂犬病疫苗，1小时后出现恶心、呕吐、腹泻、皮疹伴瘙痒等症状，家属带其返回接种医院就诊。入院后又出现心悸、胸闷气短、周身寒战、意识不清、面色发绀、大小便失禁等情况。接种医院及时给予患者肌内注射1:1000的肾上腺素0.3mg等相关措施抢救治疗，并呼叫120急送A医院急诊科。入院体格检查：体温36℃，桡动脉搏动无法触及，心率24次/分，血压无法测量，$SpO_2$85%，神志淡漠，周身颤抖，面色苍白，口唇发绀。根据患者病史、症状、体征等，急诊科首先考虑患者休克原因为过敏性休克，急诊诊断"休克待查：过敏性休克？应激性溃疡出血"，予以甲泼尼龙40mg静脉注射、肾上腺素0.5mg静脉注射、苯海拉明20mg肌注、羟乙基淀粉200/0.5氯化钠注射液500mL静脉滴注、泮托拉唑40mg加液静脉滴注，患者用药后意识较前好转，血压上升至112/71mmHg。当晚患者于重症医学科进行监护治疗，4月3日早晨，患者病情好转，意识清楚，精神弱，一般情况可，当天上午转内一科继续住院观察病情变化、巩固治疗，4月6日痊愈出院。

患者家属否认受种者既往病史、过敏史、家族病史。

#### 2.病例报告

患者接种后1小时出现不适症状，立即返回接种医院就诊，接种医院在对患者进行相关急救措施后立即向辖区CDC报告并进行网络报告。辖区CDC经初步核实疾病诊断后，立即向上级CDC和辖区卫生行政部门进行报告。

## 3. 调查处置

接种单位随后积极主动与患者家属进行电话随访，跟踪了解患者病情进展及转归。辖区CDC接到报告后对该病例高度关注，立即对病例开展流行病学调查，收集就诊材料等。向受种者及家属说明后续的调查诊断流程，请家属积极配合调查及耐心等待调查结论。同时调查了疫苗相关信息和接种操作情况。

(1)疫苗及接种情况：本次接种的冻干人用狂犬病疫苗为省级招标，辖区CDC集中采购的非免疫规划疫苗，疫苗储存运输符合规定，于有效期内使用，该接种门诊同批次其他疫苗外观性状未发现异常，接种操作流程符合《预防接种工作规范》。截至调查当天(4月8日)，辖区同批次疫苗未报告同类不良反应。

(2)既往免疫史：截至调查当天(4月8日)，该受种者既往接种过3剂冻干人用狂犬疫苗，既往无预防接种异常反应史。

## 4. 调查诊断

辖区CDC在收集全部资料后组织召开了预防接种异常反应调查诊断专家会，从辖区预防接种异常反应诊断专家库中选取内科、急诊科及流行病学等专业5名专家组成调查诊断专家组。

(1)临床诊断及依据：经过专家诊断会讨论，该病例临床诊断为过敏性休克。

1)接种疫苗1小时后出现恶心、呕吐、腹泻、皮疹伴瘙痒等症状，之后出现心悸、胸闷气短、周身寒战、意识不清、面色发绀、大小便失禁等。

2)体格检查：体温36℃，桡动脉搏动无法触及，心率24次/分，血压测不出，$SpO_2$ 85%，神志淡漠，周身颤抖，面色苍白，口唇发绀。

3)肾上腺素等针对性治疗有效。

(2)分类诊断结论及依据：排除接种事故；排除疫苗质量事故；受种者接种冻干人用狂犬病疫苗后所患过敏性休克不排除预防接种异常反应。

1)过敏性休克是一种全身性变态反应综合征，属于Ⅰ型速发性变态反应。

2)受种者接种疫苗1小时后出现过敏性休克，疫苗可以为诱发过敏的抗原物质，现有资料未发现受种者接触其他可疑变应原。

3)该受种者接种的狂犬疫苗有国家市场监督管理总局批签发证明。

4)接种单位为辖区卫生行政部门指定的预防接种门诊，接种人员有资格证。疫苗接种符合《预防接种工作规范》的要求。

根据现有资料、病情资料，不能排除该受种者所患过敏性休克与接种狂犬疫苗之间的因果关联。

机体损害等级评定依据：截至专家诊断会召开时，该受种者已痊愈。根据当地《预防接种异常反应补偿办法》，参照《医疗事故分级标准》，考虑机体损害等级为四级。

(3)分类诊断结论反馈：组织单位在做出调查诊断结论，完成预防接种异常反应调查诊断书后，及时将调查诊断书交给当事人，后续当事人无争议。依据当地补偿办法有关规定，按照机体损害级别对病例进行了补偿。

### 5.案例启示

(1)过敏性休克作为预防接种后最危急的不良反应，接种医生和受种方都应该要引起足够的重视。本案例中接种单位专业人员及时应用急救药品救治、及时转诊等处置措施，避免出现更为严重的后果。所以在预防接种日常工作中，应加强预防接种异常反应临床救治技能的培训。

(2)本案例中家属在受种者出现初步过敏症状时，能够及时将其送回接种医院救治，使得受种者得到了及时救治。我们应加强对受种者及家属AEFI知识的宣传，提高广大群众对过敏性休克的识别和处理能力。

## 二、心因性反应

### 1.病例摘要

男，11月7日(5岁)19时接种第1剂狂犬病疫苗，家属自述当天23时左右儿童出现发热症状，最高体温39.2℃，自行服用退热药布洛芬后退热。11月19日出现心前区疼痛症状，未就医；12月4日出现感冒症状；12月5日接种第5剂狂犬病疫苗后疼痛症状加剧。12月15日因心前区疼痛到A医院就诊，检查结果：心电图(大致正常)、心肌酶(-)，初步诊断：待查。12月17日到B医院就诊，复查心电图、超声心动图，检查结果：心电图显示非特异性室内传导延迟，心脏超声显示左心室游离腱索，初步诊断：心前区疼痛待查。12月24日患儿出现全身游走性疼痛(心前区、四肢、头部等)，再次到A医院就诊，检查结果：血常规(-)、尿常规(-)、脑电图未见异常，初步诊断：待查。12月27日到C医院就诊，检查结果：弓形虫抗体检测(-)；12月30日到B医院就诊，检查结果：心电图(非特异性室内传导延迟)、颅脑MRI(T2WI及FLAIR序列见双侧顶叶脑室旁片状高信号影)、双下肢神经电图未见异常、交感神经皮肤反应SSR检测(未见异常),初步诊断:头痛、全身痛待查。次年1月4日中午就诊于B医院,检查结果:红细胞沉降率(未见异常)、免疫球蛋白7项及类风湿因子(未见异常),初步诊断:待查;当天下午至D病医院就诊,检查结果:血细胞分析(未见异常)、白细胞分类(未见异常),初步诊断:血常规大致正常。1月8日到B医院就诊,检查结果:肺炎支原体IgM抗体(-)。1月22日于B医院就诊,检查结果:九项呼吸道感染病原体IgM抗体(-)、血液COX(-)、血液CMV(-);1月25日于E医院就诊,超声检查结果:腹腔多发淋巴结可见、双侧颈部多发淋巴结肿大;心肌酶全项:α-羟丁酸脱氢酶192IU/L,其他各项指标在正常范围内。

## 2.病例报告

发病转年1月19日10时,接种单位接到受种者家属报告,该儿童接种狂犬疫苗后,出现全身性游走性疼痛,怀疑与接种疫苗有关。接种单位立即向辖区CDC报告,辖区CDC初步核实后立即向上级CDC及辖区卫生行政部门报告,并进行了网络报告。

## 3.调查处置

在省级CDC指导下,辖区CDC于1月20日9时开展流行病学调查,主要核实接种服务情况、疫苗情况、同批次疫苗反应情况、既往疫苗接种情况。省级CDC专家建议下,辖区CDC建议家属利用理疗、按摩、心理暗示等方式进行心理疏导,也可以去心理门诊就诊。

(1)疫苗及接种情况:本次接种的狂犬病疫苗为省级统一招标,辖区CDC集中采购的非免疫规划疫苗,疫苗储存运输符合规定,于有效期内使用,该接种门诊同批次其他疫苗外观性状未发现异常,接种操作流程符合《预防接种工作规范》。截至1月20日,辖区同批次疫苗未报告同类不良反应。

(2)既往免疫史:该儿童既往接种9种疫苗,共19剂次,包括卡介苗1剂次、乙肝疫苗3剂次、脊髓灰质炎疫苗4剂次、百白破疫苗4剂次、麻疹疫苗1剂次、麻腮风疫苗1剂次、A群流脑疫苗2剂次、AC群流脑疫苗1剂次、乙脑减毒活疫苗2剂次、甲肝灭活疫苗2剂次。既往无预防接种异常反应报告。

## 4.调查诊断

省级CDC在收集全部资料后组织召开了预防接种异常反应调查诊断专家会,从省级预防接种异常反应诊断专家库中选取儿内科、神经内科、儿童心理科及流行病学等专业5名专家组成调查诊断专家组。

(1)临床诊断及依据:经过专家诊断会讨论,该病例临床诊断为心因性反应(特发于童年期的情绪障碍)。

1)表现为主观症状,全身游走性疼痛(心前区、四肢、头部等)。

2)没有相应的阳性体征及与症状相关的阳性辅助检查结果。

(2)分类诊断结论及依据:排除疫苗质量事故;排除接种事故;该儿童接种狂犬疫苗后出现的症状属于心因性反应,不属于预防接种异常反应。

1)现场检查及问诊:神志清,回答切题,语言正常、步态正常。皮肤未见异常。颈软,呼吸平稳,心率84次/分,心音有力、心律齐,未闻及心脏杂音。双肺呼吸音清。腹软,全腹无压痛。四肢无水肿,无活动障碍。脑神经未见异常,四肢肌力、肌张力正常。共济协调。腱反射正常,病理反射阴性。体格检查过程中自述右锁骨区疼痛,但未见痛苦表情,瞬间好转。

2)精神检查:意识清,接触可,对答切题。能正确回答自己的姓名、年龄等基本情况。躯体不适主诉较多,自述曾有从头到足的疼痛,部位不固定、性质不明确,可以忍受,且能很快好转。自述睡眠需父母陪同,不敢独自入睡。情感协调,稍显紧张,情绪较低落,未引出任何幻觉、妄想等精神病性症状。未见怪异行为及攻击行为。

3)心因性反应指在预防接种实施过程中或接种后因受种者心理因素发生的个体或者群体性反应,又称癔症。好发于3~11岁儿童,由于这一阶段儿童正处于生理、心理、身体、知识全面增长阶段,心理发育尚未成熟,对事物的心理承受能力较差,所以当应激因素突然出现,受到外界不良刺激或暗示时易发生心因性反应。

根据现有资料、病情资料,该儿童所患心因性反应与接种狂犬病疫苗之间无因果关联,不属于预防接种异常反应。

(3)分类诊断结论反馈:组织单位在做出调查诊断结论,完成预防接种异常反应调查诊断书后,及时将调查诊断书交给当事人,辖区CDC及接种单位工作人员耐心与家属沟通解释,安抚家属情绪。叮嘱家属,后续根据病情和咬人犬的存活情况,受种者状态稳定后可以继续接种疫苗。

## 5.案例启示

(1)本案例患者经多家医院就诊、多项临床辅助检查均未明确诊断,虽然最终诊断为心因性反应,但就诊过程给受种者带来更多负面刺激,有可能加重症状,同时也给受种者带来不必要的经济负担。

(2)实际上心因性反应是可以预防和避免的。家属带着儿童接种疫苗时,接种医生要注意关注受种者是否处在饥饿的状态或过度疲劳;注意询问过去是否有过心因性反应,或者有晕针史;现场如果发现受种者处于紧张状态,接种医生要注意做好心理疏导的工作,从专业角度采取一些措施如改变接种环境和接种体位等,来避免或者减缓受种者心理压力过大或焦虑的情况,从而尽量降低心因性反应的发生,降低心因性反应出现的严重程度。

## 第二节　接种轮状病毒活疫苗后的轮状病毒肠炎

### 1.病例摘要

男,1月4日(16月龄)口服轮状病毒活疫苗第1剂。1月6日中午出现发热,最高至40℃,随即就诊于当地某医院,血常规+CRP检查:血细胞比容35.90%、红细胞平均体积78.90fL、平均血红蛋白量26.10pg、大型血小板比率11.80%,其他项目均在参考范围内。诊断为上呼吸道感染。先后给予奥司他韦、对乙酰氨基酚糖浆、小儿棕铵口服溶液、布洛芬混悬滴剂治疗。1月8日开始腹泻,持续3天,每天4次以上(最多时约10次/日),呈水样便。1月10日再次就诊于该医院,诊断为腹泻病,给予蒙脱石散、乳酸菌素颗粒、口服补液盐Ⅲ药物治疗。1月11日仍腹泻,便呈黄绿色稀糊状,3次就诊于该医院。便常规+腺病毒+轮状病毒检查:轮状病毒抗原(+)、隐血(+)、脂肪滴(+),其他项目均在参考范围。诊断为轮状病毒肠炎。给予蒙脱石散、乳酸菌素颗粒、口服补液盐Ⅲ、赖氨葡锌颗粒药物治疗。

监护人否认既往病史、过敏史、家族病史。

### 2.病例报告

患儿发病当年1月15日接种单位接到患儿家属报告,接报当天向辖区CDC报告并进行网络报告。辖区CDC经过初步核实后向上级CDC及辖区卫生行政部门进行报告。

### 3.调查处置

接种单位接报后首先询问患儿当前腹泻情况,告知家属患儿本次肠炎是否接种疫苗有关还需经异常反应分类诊断确定,叮嘱家属继续观察疾病进展,保持手机畅通。辖区CDC接到报告后48小时内开展流行病学调查,重点收集患儿临床就医资料和预防接种相关资料，仔细询问接种疫苗后发病就医经过等内容，得知家属仍坚持认为此次患病是由接种轮状病毒疫苗引起，积极与其沟通，科普相应疫苗预防疾病机制及原理，积极安抚家属情绪，告知若判定属于异常反应或不排除将按照相应政策予以补偿。

（1）疫苗及接种情况：本次接种的轮状病毒疫苗为省级CDC统一招标、辖区CDC集中采购的非免疫规划疫苗，疫苗储存运输符合规定，于有效期内使用，该接种单位同批次其他疫苗外观性状未发现异常，接种操作流程符合《预防接种工作规范》。截至1月16日，辖区同批次疫苗未报告同类不良反应。

（2）既往免疫史：该儿童既往接种10种疫苗，共19剂次。其中卡介苗1剂次、乙肝疫苗3剂次、脊髓灰质炎疫苗3剂次、百白破疫苗3剂次、麻风疫苗1剂次、A群流脑疫苗2剂次、乙脑疫苗1剂次、水痘疫苗1剂次、Hib疫苗2剂次、EV71疫苗2剂次。既往无预防接种异常反应史。

## 4.调查诊断

辖区CDC在收集全部资料后组织召开了预防接种异常反应调查诊断专家会，从辖区预防接种异常反应诊断专家库中选取儿科、重症医学科、流行病学等专业5名专家组成调查诊断专家组。

（1）临床诊断及依据：经过专家诊断会讨论，该病例临床诊断为轮状病毒肠炎。

1）发热，最高至40℃，持续腹泻4天。

2）粪便检查：轮状病毒抗原(+)，白细胞(-)，脂肪滴(+)。

（2）分类诊断结论及依据：排除疫苗质量事故；排除接种事故；受种者接种轮状病毒疫苗后所患的轮状病毒肠炎不排除预防接种异常反应，即可能与疫苗相关。

1）接种轮状病毒活疫苗后第2天出现发热，第4天出现腹泻，发病与接种有时间关联性。

2）轮状病毒活疫苗说明书不良反应中包含发热、腹泻。

3）类便标本检查：轮状病毒抗原(+)但未分型。

4）疫苗质量合格，存储运输规范，接种符合要求。

根据现有资料、病情资料，不能排除该儿童所患的轮状病毒肠炎与接种轮状病毒活疫苗之间的因果关联。

机体损害等级评定依据：截至专家诊断会召开时，该受种者已痊愈。根据当地《预防接种异常反应补偿办法》，参照《医疗事故分级标准》，考虑机体损害等级为四级。

(3)分类诊断结论反馈:组织单位在做出调查诊断结论,完成预防接种异常反应调查诊断书后,及时将调查诊断书交给当事人,后续当事人无争议。依据当地补偿办法有关规定,按照机体损害级别对病例进行了补偿,同时告知其他疫苗可按照免疫程序接种。

### 5.案例启示

(1)轮状病毒肠炎潜伏期1~3天,平均为2天,病例发病时间也处于当地流行季,便检查轮状病毒抗原(+)但未分型,也存在偶合感染的可能性。

(2)该病例为接种轮状病毒活疫苗后发生轮状病毒肠炎,如能够进行病毒分型可以更科学确定发病与疫苗的关联性。CDC日常工作中可以加强与临床医疗机构的沟通,诊疗时若能及时进行分型检测,可以为分类诊断提供更科学的数据支持。

(3)本例儿童接种疫苗所预防疾病及所患疾病均为轮状病毒肠炎,家属查询资料发现,接种减毒活疫苗后可能会出现感染症状发病的病例报告,故家属坚持认为本次患病是由接种疫苗引起。CDC专业人员应尽可能安抚家属情绪,科普疫苗作用机制、不良反应发生原因,同时加强相关知识的培训,提高理论知识,以便更好地用于沟通实践中。

## 第三节　接种5价轮状病毒疫苗后的多形红斑

### 1.病例摘要

男,2月6日(2月龄)接种五价轮状病毒疫苗第1针,留观30分钟无异常,当天下午颜面部出现红色充血性皮疹。2月9日出现发热,体温最高38.5℃,到A医院住院治疗,主诉:皮疹3天,发热1次。现病史:入院前3天颜面部出现红色充血性皮疹,后皮疹逐渐蔓延至躯干及四肢,多为红色圆形、类圆形皮疹,略突出于皮面,大小不一,疹间皮肤正常,入院前半天发热1次,体温最高38.5℃,不伴寒战,无抽搐,未口服退烧药可降至38.2℃。自发病以来,精神反应可,喂食可,尿量正常。住院期间大便性状改变,伴次数增多。患儿入院前1月余全家出现发热,患儿发热2天后好转。体格检查:体温38.2℃,脉搏140次/分,呼吸46次/分,血压75/45mmHg。发育正常,营养中等,神志清楚,精神反应可,呼吸平,口周无发绀。颜面、颈部四肢、躯干散在红色圆形、类圆形皮疹,略突出于皮面,大小不一,疹间皮肤正常。皮肤无黄染,卡痕(+),不红,末梢暖,毛细血管再充盈时间<2s。双肺呼吸音粗,未闻及干湿啰音。心前区无隆起,未及震颤,心界不大,心音有力,心律齐,心率140次/分,各瓣膜区未闻及心脏杂音。腹软

不胀，未及包块，触诊哭闹，肝脾肋下未及。生理反射：腹壁反射(-)；提睾反射(-)；膝腱反射：(++)；跟腱反射：(++)；双侧跖反射对称伸性。血常规：Hb 109g/L，WBC $11.02\times10^9$/L，N% 30%，L% 61.6%，M% 6.8%，PLT $427\times10^9$/L，CRP 22.76mg/L。腹部B超示肝内实性结节，考虑血管瘤可能性大，未见肠套叠征。超声心动示房间隔中部可见少量左向右分流血流，分流束宽约3mm。入院后予口服氯苯那敏抗组胺治疗。住院1天仍有发热，皮疹无明显消退，予IVIG 2g/kg抗感染，住院2天出现腹泻，予调节肠道菌群及蒙脱石口服，住院3天体温正常，无新发皮疹，躯干皮疹消退不佳，予地塞米松1mg(合0.2mg/kg)抗感染。住院5天体温正常，皮疹消退，未见新发皮疹，大便正常出院。出院诊断：①多形红斑；②腹泻病；③卵圆孔未闭；④肝血管瘤？

该儿童既往无过敏史、无患病史和无家族史

## 2.病例报告

病例发病当年4月接种单位接到家属报告，接报当天向辖区CDC报告并进行网络报告。辖区CDC经过初步核实后向上级CDC和辖区卫生行政部门进行报告。

## 3.调查处置

接种单位经过初步核实接种疫苗后出现多形红斑等，告知家属整理有关病历资料，后续CDC工作人员会联系家属开展调查。辖区CDC在接到报告后48小时内对病例开展流行病学调查，了解病例既往病史、现病史、检查、临床诊断及治疗情况；对疫苗及疫苗接种情况进行了调查。

(1)疫苗接种情况：本次接种的口服5价轮状病毒减毒活疫苗由区疾控集中采购的非免疫规划疫苗，疫苗储存运输符合规定，于有效期内使用，该接种门诊同批次其他疫苗外观性状未发现异常，接种操作流程符合《预防接种工作规范》。截至发病当年4月，辖区同批次疫苗未报告同类不良反应。

(2)既往免疫史：该儿童既往接种4种疫苗，共9剂次，包括卡介苗1剂，乙肝3剂，百白破脊髓灰质炎Hib五联疫苗3剂，A群流脑疫苗2剂。既往无预防接种异常反应史。

## 4.调查诊断

辖区CDC在收集全部资料后组织召开了预防接种异常反应调查诊断专家会，从辖区预防接种异常反应诊断专家库中选取儿科、皮肤科、内科、全科等专业5名专家组成调查诊断专家组。

(1)临床诊断及依据：经过专家诊断会讨论，该病例临床诊断为多形红斑。患儿为2月龄男婴，全身可见红色充血性皮疹，压之褪色，略突出于皮面，大小不一，部分呈圆形或类圆形，疹间皮肤正常，伴发热。

(2)分类诊断结论及依据：排除疫苗质量事故；排除接种事故；受种者接种口服五价轮状病毒减毒活疫苗后所患多形红斑不排除预防接种异常反应。

1)多形红斑是一种急性炎症性皮肤病，皮疹呈多形性，典型皮损呈靶形或虹膜形红斑。该病的病因复杂，可由感染(病毒、细菌、真菌)、药物等引起。

2)该儿童接种疫苗后当天出现红色充血性皮疹等症状；该儿童未发现其他导致多形红斑的危险因素。

3)该儿童接种的轮状病毒减毒活疫苗有国家市场监督管理总局批签发证明。同期其他受种者无类似反应。

4)接种单位为辖区卫生行政部门指定的预防接种门诊，接种人员有资格证。疫苗接种符合《预防接种工作规范》的要求。

根据现有资料、病情分析，不能排除该儿童所患多形红斑与接种口服五价重配轮状病毒减毒活疫苗之间的因果关联。

(3)机体损害等级评定依据：召开调查诊断会时该儿童多形红斑已基本痊愈，根据当地《预防接种异常反应补偿办法》，参照《医疗事故分级标准》，考虑机体损害等级为四级。

## 5.案例启示

(1)本案例接种口服5价重配轮状病毒减毒活疫苗后当天出现多形红斑症状，住院期间出现腹泻的表现，讨论分析中可以对腹泻与口服轮状病毒疫苗之间关系给予说明。

(2)本病例发病3天后到医院就诊，应加强受种者及家属关注接种后出现不良反应的健康教育，接种医生也应提示受种者发现接种后出现异常及时报告和治疗。

(3)口服5价轮状病毒减毒活疫苗主要不良反应有发热、恶心、腹泻、过敏反应等全身反应；极少数儿童接种后出现肠胃炎、过敏性休克等不良反应。建议各地接种单位和疾控中心注意收集相关案例，丰富病例资料，为后续调查诊断与处置提供更多参考依据。

# 第四节　接种百白破Hib四联疫苗后的免疫性血小板减少症

## 1.病例摘要

男，2月28日(1岁7月龄)接种百白破Hib四联疫苗第4剂后，观察30分钟无异常。3月7日出现全身散在出血点，未就医，居家观察。因出血点逐渐增多，3月9日就诊于A医院，入院体格检查：全身皮肤可见散在针尖样出血点，四肢为著，浅表淋巴结未见肿大。口腔黏膜可见散在针尖样出血点，咽充血，双肺呼吸音粗。血常规：Hb 111g/L，WBC $8.37\times10^9$/L，PLT $31\times10^9$/L，CPR<2.5mg/L。血清铁13μmol/L，铁蛋白11.65ng/mL，总铁结合力77.9μmol/L，纤维蛋白原1.59g/L，EB病毒IgG抗体16.60AU/mL。尿常规示：细菌12.8/μL。入院后予丙种球蛋白1g/kg冲击治疗后血小板逐渐增至正常，予酚磺乙胺静脉滴注止血治疗，保护脏器，调节免疫等对症支持治疗。血小板增多至正常，末次血小板数值$189\times10^9$/L，体温正常，未见新发出血点，于3月14日病情好转出院，出院诊断为：免疫性血小板减少症、缺铁性贫血。

同年3月31日至4月5日因咽痛、口腔溃疡第二次于A医院住院治疗。体格检查：全身未见明显出血点，唇侧可见一3mm×3mm溃疡，咽充血，双肺呼吸音粗。血常规示：Hb 110g/L，WBC $9.86\times10^9$/L，N% 40.7%，L% 52.2%，M% 5.3%，PLT $41\times10^9$/L，CPR<2.5mg/L。予以免疫球蛋白治疗后血小板很快增至正常，予酚磺乙胺静点止血治疗，保护脏器、调节免疫及其他对症治疗，末次血小板$58\times10^9$/L，患儿无新发出血点出院，出院诊断为：免疫性血小板减少症、口腔溃疡。

同年4月16日至4月22日因皮肤出现针尖样出血点第三次于A医院住院治疗。入院体格检查：全身皮肤散在出血点，针尖大小，以四肢为著，入院当天由于游戏时磕碰致左手背皮肤1处擦伤，右前额部可见1肿物，略发绀，大小约2.5cm×2.5cm，表皮有擦伤。完善相关实验室检查：Hb 107g/L，WBC $9.74\times10^9$/L，N% 38.1%，L% 55.2%，M% 5.1%，PLT $19\times10^9$/L。完善骨髓穿刺：骨髓涂片示增生尚活跃骨髓象，流式(-)，小巨核酶标示骨髓全片巨核7个，未见淋巴样小巨核细胞。入院后予丙种球蛋白500mg/kg冲击治疗，监测血小板未见明显上升，予地塞米松3mg，每天1次，治疗原发病，酚磺乙胺止血治疗，保护脏器、调节免疫及其他对症治疗，血小板很快恢复正常，末次血小板$264\times10^9$/L，无新发出血点，病情好转出院此次共住院6天。之后患儿遵医嘱行复诊，分别于6月25日至10月30日在A医院进行了5次的住院治疗，入院后予以丙种球蛋白、酚磺乙胺治疗后很快好转。患儿家属否认既往病史、过敏史、家族病史。

## 2.病例报告

患儿发病当年7月11日接种单位接到患儿家属报告，接报当天向辖区CDC报告并进行网络报告。辖区CDC接到报告后，经过初步核实临床诊断为免疫性血小板减少症，立即向上级CDC及辖区卫生行政部门报告。

## 3.调查处置

接种单位接报后首先询问患儿当前健康状况，告知患儿家属需经过异常反应分类诊断确认本次患病是否与疫苗接种有关，嘱咐家属收集准备就医记录并保持电话畅通。辖区CDC接到报告后48小时内开展流行病学调查，重点收集患儿既往病史、现病史、检查、临床诊断、治疗情况和预防接种相关资料，仔细询问患儿当前健康状况及接种疫苗后发病就医经过等内容，并告知家属异常反应分类诊断的规范流程。辖区CDC指导接种单位做好患儿家属的安抚工作。

(1)疫苗及接种情况：本次接种的百白破Hib四联疫苗为省级招标，区疾控集中采购的非免疫规划疫苗，疫苗储存运输符合规定，于有效期内使用，该接种门诊同批次其他疫苗外观性状未发现异常，接种操作流程符合《预防接种工作规范》。截至7月11日，辖区同批次疫苗未报告同类不良反应。

(2)既往免疫史：该儿童既往接种11种疫苗，共21剂次，其中卡介苗1剂次，乙肝疫苗3剂次，脊髓灰质炎疫苗3剂次，麻腮风疫苗2剂次，A群流脑疫苗2剂次，乙脑减毒疫苗1剂次，灭活甲肝疫苗1剂次，百白破Hib四联疫苗3剂次，水痘疫苗1剂次，轮状病毒疫苗2剂次，EV71疫苗2剂次。既往无预防接种异常反应史。

## 4.调查诊断

辖区CDC在收集全部资料后组织召开了预防接种异常反应调查诊断专家会，从省级和辖区预防接种异常反应诊断专家库中选取血液科、血液肿瘤科、神经内科、心血管内科、儿科等专业5名的专家组成调查诊断专家组。

(1)临床诊断及依据：经过专家诊断会讨论，该病例临床诊断为免疫性血小板减少症。

1)全身出现散在出血点，2天后逐渐增多。

2)体格检查：全身皮肤可见散在针尖样出血点，四肢为著；口腔黏膜可见散在针尖样出血点，咽充血。

3)实验室检查：血常规示：Hb 111g/L，WBC $8.37\times10^9$/L，N% 37.2%，L% 56.7%，M% 4.6%，PLT $31\times10^9$/L，CPR<2.5mg/L。骨髓涂片示增生尚活跃骨髓象，流式(-)，小巨核酶标示骨髓全片巨核7个，未见淋巴样小巨核细胞，提示骨髓造血功能正常。

(2)分类诊断结论及依据：排除疫苗质量事故；排除接种事故；受种者接种百白破Hib四联疫苗后所患的免疫性血小板减少症不排除预防接种异常反应，即可能与疫苗相关。

1)该儿童接种的百白破Hib四联疫苗具有国家市场监督管理总局批签发证明，疫苗储存运输符合要求，接种操作符合《预防接种工作规范》要求。

2)同批次疫苗接种后无其他同类异常反应报告。

3)该儿童在接种疫苗后第7天出现散在出血点，检查发现血小板减少，在时间关联上存在一致性。

4)目前资料未发现自身免疫性疾病、感染等其他引起血小板减少的疾病。

综上，根据现有证据、病情资料和治疗效果，不能排除该儿童本次所患免疫性血小板减少症与接种百白破Hib四联疫苗之间因果关联。

机体损害等级评定依据：截至专家诊断会召开时，该受种者已痊愈。根据当地《预防接种异常反应补偿办法》，参照《医疗事故分级标准》，考虑机体损害等级为四级。

(3)分类诊断结论反馈：组织单位在做出调查诊断结论，完成预防接种异常反应调查诊断书后，及时将调查诊断书交给当事人，后续当事人无争议。依据当地补偿办法有关规定，按照机体损害级别对病例进行了补偿，同时告知不再接种同类疫苗，待病情稳定后，其他疫苗可按照免疫程序继续接种。

## 5.案例启示

(1)免疫性血小板减少症是由于自身免疫功能异常，使血小板破坏过多而引起的出血性疾病，主要表现为外周血小板显著减少，骨髓巨核细胞发育障碍。根据《内科学(第9版)》，免疫性血小板减少症患者发病前常有病毒感染史，也可继发于疫苗接种等。详细的病史资料对分类诊断工作至关重要，特别是疫苗接种史和接种后症状出现的时间间隔，有助于确定受种者症状与疫苗接种的相关性。

(2)本例中患儿病情反复，应定期监测血小板计数和其他相关指标，以便及时发现病情变化并调整治疗方案。在今后接种疫苗前应与医生充分沟通，评估自身健康状况和接种风险，制定个性化的接种计划和管理方案。接种后应密切观察身体反应，如有异常应及时就医并告知医生疫苗接种史。

## 第五节　接种五联疫苗后的免疫性血小板减少症

### 1.病例摘要

男，3月1日(3月龄)接种DTaP-IPV-Hib五联疫苗第2剂次后，同年3月15日出现全身散在针尖样出血点，3月22日就诊于A医院，血常规结果显示血小板$25\times10^9$/L，血红蛋白126g/L，白细胞$6.79\times10^9$/L，中性粒细胞比率12.2%，淋巴细胞比率72.2%，单核细胞比率10.5%，嗜酸性粒细胞比率5.5%，当天于B医院入院治疗。体格检查：皮肤黏膜未见苍白、黄染，全身可见散在针尖大小出血点，颜面、躯干、双下肢为著，全身可见充血性丘疹，四肢皱褶处多见。入院后予丙种球蛋白治疗，酚磺乙胺止血治疗，保护脏器等其他对症治疗，共住院4天，血小板正常出院。3月26日复查血常规血小板$118\times10^9$/L。出院诊断：免疫性血小板减少症、粒细胞减少症。患儿家属自述无过敏史、既往史和家族史。

### 2.病例报告

患儿家属关注到网络上有关疫苗不良反应补偿的内容，于4月10日联系接种单位询问，接种单位接到家属报告后，向辖区CDC报告并进行网络报告。辖区CDC接到报告后，经过初步核实临床诊断为免疫性血小板减少症，立即向上级CDC及辖区卫生行政部门报告。

### 3.调查处置

辖区CDC接到报告后于48小时内对病例开展流行病学调查，核实免疫服务、接种实施情况、病例既往史、疫苗接种史、主要症状体征、实验室检查结果及诊断、同批次疫苗使用及反应报告情况，与患儿家属沟通、了解患儿病情转归情况。

(1)疫苗及接种情况：本次接种的五联疫苗为辖区疾控集中采购的非免疫规划疫苗，疫苗冷藏储运符合规定，于有效期内使用，该接种门诊同批次其他疫苗外观性状未发现异常，接种操作流程符合《预防接种工作规范》。截至调查当天，辖区同批次疫苗未报告同类不良反应。

(2)既往免疫史:该儿童既往接种3种疫苗,共4剂次。卡介苗1剂次、乙肝疫苗2剂次、DTaP-IPV-Hib五联疫苗1剂次。既往无预防接种异常反应史。

## 4.调查诊断

辖区CDC在收集全部资料后组织召开了预防接种异常反应调查诊断专家会,从辖区预防接种异常反应诊断专家库中选取儿科、皮肤科、检验科、流行病学等专业5名专家组成调查诊断专家组。

(1)临床诊断及依据:经过专家诊断会讨论,该病例临床诊断为免疫性血小板减少症。

1)患儿3月15日出现散在出血点。

2)3月22日全身出现散在出血点及充血性丘疹,入院血常规血小板为$25\times10^9$/L,血小板明显减少。

3)给予丙种球蛋白冲击、酚磺乙胺止血、保护脏器等其他对症治疗,血小板恢复正常,出院时血小板为$118\times10^9$/L。

(2)分类诊断结论及依据:排除疫苗质量事故;排除预防接种事故;受种者接种五联疫苗后所患的免疫性血小板减少症不排除预防接种异常反应。

1)免疫性血小板减少症其病因不十分明确,发病前常有病毒感染史,也可继发于疫苗接种、感染、抗磷脂综合征、免疫缺陷病等。

2)根据国家卫生健康委员会(原卫生部)《过敏性紫癜等6种疾病诊疗指南》,免疫性血小板减少症多发生于疫苗注射后15~35天。该患儿接种五联疫苗后15天发病,存在时间关联。现有资料未发现感染的证据。

3)该儿童接种的疫苗质量合格,同期其他受种者无类似反应。

4)接种单位为辖区卫生行政部门指定的预防接种门诊,接种人员有资格证。疫苗接种符合《预防接种工作规范》的要求。

根据现有资料、病情转归和治疗效果,不能排除该患儿所患免疫性血小板减少症与接种DTaP-IPV-Hib五联疫苗之间的因果关联。

机体损害等级评定依据:截至专家诊断会召开时,该受种者已痊愈。根据当地《预防接种异常反应补偿办法》,参照《医疗事故分级标准》,考虑机体损害等级为四级。

(3)分类诊断结论反馈:组织单位在做出调查诊断结论,完成预防接种异常反应调查诊断书后,及时将调查诊断书交给当事人,后续当事人无争议。依据当地补偿办法有关规定,按照机体损害级别对病例进行了补偿。

### 5.案例启示

(1)免疫性血小板减少症其病因不十分明确,发病前常有病毒感染史,也可继发于疫苗接种、感染、抗磷脂综合征、免疫缺陷病等。

(2)免疫性血小板减少症的诊断和病因分析中需要综合考虑多种可能的因素,包括病毒感染、疫苗接种、其他疾病等。在分类诊断工作中,收集详细的病史非常重要,特别是发病前的事件,如近期的感染或疫苗接种史,可有助于确定潜在的触发因素。

(3)专业人员在得出分类诊断结论之后,应告知家属不再接种同类疫苗,其他疫苗可按照免疫程序继续接种。

# 第六节　接种9价HPV疫苗后的AEFI

## 一、吉兰-巴雷综合征

### 1.病例摘要

女,5月23日(25周岁)接种9价HPV疫苗第3剂后,观察30分钟无异常,6月16日出现发热、四肢麻木渐进性加重,以肢体远端为重,伴头晕、恶心、颈椎不适,遂入院治疗。住院治疗经过:近期麻木渐进性加重伴有腰部不适,出现周围性面瘫,伴言语不清、流涎。检查:尿酮体(3+);静脉血:血红蛋白105g/L,血小板计数480×$10^9$/L,嗜酸性粒细胞百分比0.0%.嗜酸性粒细胞绝对值0.00×$10^9$/L,血细胞比容33.4%,平均红细胞体积77.9Fl,平均红细胞血红蛋白含量24.5pg,平均红细胞血红蛋白浓度314g/L;凝血酶原时间15.2s;血生化:葡萄糖5.9mmol/L,肌酐41μmol/L,AST 77U/L。血清:乙肝表面抗体(定量)>1000.00mIU/mL;静脉血脂蛋白相关磷脂酶A2257ng/mL;免疫检验:血清补体C41 2.40mg/dL,抗核抗体阳性;免疫检验报告:血清$\alpha_2$球蛋白8.30%,γ球蛋白20.70%。于6月20日行腰椎穿刺术,脑脊液:蛋白3.05g/L,潘氏实验阳性(1+),乳酸脱氢酶14.0U/L。外送结果:血清GD3抗体(IgG)阳性。脑脊液抗体抗GD3IgG(+),抗sulffatide抗体IgG(+)。肌电图(6月22日):运动传导右正中神经末端运动潜伏期延长,运动波幅、传导速度正常;左正中神经末端运动潜伏期延长,运动波幅偏低,运动传导速度正常;双侧尺神经双侧胫神经、双侧腓神经运动传导速度未见明显异常;左面神经运动传导速度未见明显异常;右面神经末端运动潜伏期正常,运动波幅减低。

感觉传导：双侧正中神经、双侧尺神经、双侧胫神经、双侧腓浅神经感觉传导未见异常。F波：右正中神经F波波形离散，潜伏期延长，检出率正常；左正中神经F波波形离散，潜伏期轻度延长，检出率正常；双侧尺神经F波波形离散，潜伏期及检出率正常；双侧胫神经F波波形离散，潜伏期及检出率正常，可见轴索反射。肌电图：右胫骨前肌、左股外侧肌、右第一骨间肌、左三角肌肌电图静息时未见自发电位，轻收缩及募集相提示轻度神经源性损害。患者住院期间予甲泼尼龙、丙种球蛋白调节免疫治疗，辅以补钾、补钙、护胃，予灯盏花素改善循环，注射用鼠神经生长因子保护神经。7月12日情况好转出院，出院临床诊断：吉兰-巴雷综合征。患者否认既往病史、过敏史、家族病史。

## 2.病例报告

患者发病当年6月21日接种单位接到患者报告，接报当天向辖区CDC报告并进行网络报告。辖区CDC接到报告后，经过初步核实接种9价HPV疫苗后出现吉兰-巴雷综合征，立即向上级CDC及辖区卫生行政部门报告。

## 3.调查处置

接种单位接报后首先询问患者当前健康状况，安慰患者继续积极治疗，并告知需经过异常反应分类诊断确认本次患病是否与疫苗接种有关，嘱咐患者收集准备就医记录并保持电话畅通。辖区CDC接到报告后48小时内开展流行病学调查，重点收集患者既往病史、现病史、检查、临床诊断、治疗情况和预防接种相关资料，仔细询问患者当前健康状况及接种疫苗后发病就医经过等内容，并告知患者异常反应分类诊断的规范流程。辖区CDC指导接种单位做好患者的安抚工作。

(1)疫苗及接种情况：本次接种的9价HPV疫苗为省级招标，区CDC集中采购的非免疫规划疫苗，疫苗储存运输符合规定，于有效期内使用，该接种门诊同批次剩余疫苗外观性状未发现异常，接种操作流程符合《预防接种工作规范》。截至6月21日，辖区同批次疫苗未报告同类不良反应。

(2)既往免疫史：该受种者既往接种新型冠状病毒疫苗3剂次，无预防接种异常反应史。

## 4.调查诊断

辖区CDC在收集全部资料后组织召开了预防接种异常反应调查诊断专家会，从省级和辖区预防接种异常反应诊断专家库中选取重症科、免疫科、神经科、流行病学、心血管科等专业5位的专家组成调查诊断专家组。

(1)临床诊断及依据:经过专家诊断会讨论,该病例临床诊断为吉兰-巴雷综合征。

1)免疫检验血清:补体C412.40mg/dL↓,抗核抗体阳性↑;免疫检验报告:血清$\alpha_2$球蛋白8.30%↓,$\gamma$球蛋白20.70%↑。脑脊液:蛋白3.05g/L↑,潘氏实验阳性(1+)↑,乳酸脱氢酶14.0U/L↑。外送结果:血清GD3抗体(IgG)阳性。脑脊液抗体抗GD3IgG(+),抗sulffatide抗体IgG(+)。

2)肌电图:运动传导右正中神经末端运动潜伏期延长,运动波幅、传导速度正常;左正中神经末端运动潜伏期延长,运动波幅偏低,运动传导速度正常;双侧尺神经双侧胫神经、双侧腓神经运动传导速度未见明显异常;左面神经运动传导速度未见明显异常;右面神经末端运动潜伏期正常,运动波幅减低。感觉传导:双侧正中神经、双侧尺神经、双侧胫神经、双侧腓浅神经感觉传导未见异常。F波:右正中神经F波波形离散,潜伏期延长,检出率正常;左正中神经F波波形离散,潜伏期轻度延长,检出率正常;双侧尺神经F波波形离散,潜伏期及检出率正常;双侧胫神经F波波形离散,潜伏期及检出率正常,可见轴索反射。肌电图:右胫骨前肌、左股外侧肌、右第一骨间肌、左三角肌肌电图静息时未见自发电位,轻收缩及募集相提示轻度神经源性损害。

(2)分类诊断结论及依据:排除疫苗质量事故;排除接种事故;受种者接种9价HPV疫苗后所患的吉兰-巴雷综合征不排除预防接种异常反应,即可能与疫苗相关。

1)该患者接种的9价HPV疫苗具有国家市场监督管理总局批签发证明,疫苗储存运输符合要求,接种操作符合《预防接种工作规范》要求。

2)同批次疫苗接种后无其他同类异常反应报告。

3)吉兰-巴雷综合征病因考虑与手术、感染、疫苗接种等因素有关,根据现有资料,本例未发现感染、药物等其他致病因素。

4)受种者在接种疫苗后3周左右出现发热、四肢麻木渐进性加重等临床表现,存在时间关联性。

综上,根据现有证据、病情资料,不能排除该受种者所患吉兰-巴雷综合征与接种9价HPV疫苗之间的因果关联。

机体损害等级评定依据:截至专家诊断会召开时,该受种者已痊愈。根据当地《预防接种异常反应补偿办法》,参照《医疗事故分级标准》,考虑机体损害等级为四级。

(3)分类诊断结论反馈:组织单位在做出调查诊断结论,完成预防接种异常反应调查诊断书后,及时将调查诊断书交给当事人,后续当事人无争议。依据当地补偿办法有关规定，按照机体损害级别对病例进行了补偿，同时告知不再接种同类疫苗。

### 5.案例启示

（1）吉兰-巴雷综合征（GBS）是一种自身免疫性周围神经病。目前，其病因及发病机制仍不十分清楚，普遍认为与微生物感染、接种疫苗、自身免疫状况等因素有关。多数患者病前1~4周可追溯有胃肠道或呼吸道感染症状或疫苗接种史。在分类诊断工作中，需要综合考虑症状、体征、相关辅助检查和治疗效果等，以帮助确定可能的关联，同时要注意结合病史来判断接种后疾病发病时间间隔。

（2）本案例中实验室检查和肌电图结果是判定临床诊断的关键点。吉兰-巴雷综合征通常在感染、手术或接种疫苗后出现，这些因素可以激活免疫系统，导致机体产生抗体攻击自身神经系统。案例中受种者接种9价HPV疫苗后3周左右发病，无其他感染指标异常，故不能排除受种者所患吉兰-巴雷综合征与接种HPV疫苗之间的因果关联。

（3）疾控机构与接种门诊需密切配合、重视健康教育、帮助受种者正确理解接种疫苗具有获得免疫和存在风险的双重性。

## 二、过敏性紫癜

### 1.病例摘要

女，6月18日（25岁）接种9价HPV疫苗第1剂。6月19日发现双下肢出现红色瘀点，呈片状压之不褪色，体温正常，无其他不适症状。瘀点未见消退迹象，8月2日就诊于当地某医院，体格检查：腘窝红色瘀点，血尿常规未见异常。临床诊断为过敏性紫癜。给予青鹏软膏、复方甘草酸苷片、依巴斯汀片。

病例否认过敏史、既往病史、家族史。

### 2.病例报告

患者发病当年8月4日接种单位接到报告，接报当天向辖区CDC报告并进行网络报告。辖区CDC接报后经过初步核实接种9价HPV疫苗后出现过敏性紫癜，立即向上级CDC及辖区卫生行政部门报告。

## 3.调查处置

接种单位接报后首先询问患者恢复状况，告知遵医嘱继续服药仔细观察，保持电话机畅通。辖区CDC接到报告后48小时内开展流行病学调查，重点收集患者接种后各时间段局部变化情况和预防接种相关资料，仔细询问接种疫苗后发病就医经过等内容，并告知异常反应分类诊断的规范流程及补偿政策。

(1)疫苗及接种情况：本次接种的9价HPV疫苗省级CDC统一招标、辖区CDC集中采购的非免疫规划疫苗，疫苗储存运输符合规定，于有效期内使用，该接种单位同批次其他疫苗外观性状未发现异常，接种操作流程符合《预防接种工作规范》。截至8月4日，辖区同批次疫苗未报告同类不良反应。

(2)既往免疫史：受种者19岁时接种过1剂次麻疹疫苗，其他疫苗接种史受种者回忆不清、档案未查询到。受种者回忆既往无预防接种异常反应史。

## 4.调查诊断

辖区CDC在收集全部资料后组织召开了预防接种异常反应调查诊断专家会，从辖区预防接种异常反应诊断专家库中选取皮肤科、内科、流行病学等专业5名专家组成调查诊断专家组。

(1)临床诊断及依据：经过专家诊断会讨论，该病例临床诊断为过敏性紫癜。

1)双下肢出现红色瘀点，呈片状压之不褪色，体温正常，腘窝红色瘀点。

2)血、尿常规未见异常。

(2)分类诊断结论及依据：排除疫苗质量事故；排除接种事故；受种者接种9价HPV疫苗后所患过敏性紫癜不排除预防接种异常反应，即可能与疫苗相关。

1)接种转天发现双下肢出现红色瘀点，呈片状压之不褪色，存在时间关联性。

2)根据参考资料，HPV疫苗接种后1~5天内可偶见全身不良反应包括皮疹、荨麻疹、玫瑰糠疹、眼睑水肿等过敏症状。

3)根据现有资料未发现其他疾病诱因。

4)疫苗质量合格，存储运输规范，接种符合要求。根据现有资料、病情资料，不能排除受种者所患过敏性紫癜与接种9价HPV疫苗之间的因果关联。

机体损害等级评定依据：截至专家诊断会召开时，该受种者已痊愈。根据当地《预防接种异常反应补偿办法》，参照《医疗事故分级标准》，考虑机体损害等级为四级。

(3)分类诊断结论反馈：组织单位在做出调查诊断结论，完成预防接种异常反应调查诊断书后，及时将调查诊断书交给当事人，后续当事人无争议。依据当地补偿办法有关规定，按照机体损害级别对病例进行了补偿，同时告知不再接种同类疫苗，其他疫苗可根据需求正常接种。

### 5.案例启示

（1）过敏性紫癜为一种常见的血管变态反应性疾病，致病因素很多，本案例临床诊断依据应该进一步丰富，以充分进行鉴别诊断。

（2）成人接种与儿童接种一样，都可能会发生不良反应。本例中受种者接种后转天即发病，但发病后1.5个月才就诊、上报，说明受种者对接种后异常反应敏感性不高，过敏性紫癜及时就诊、用药后恢复较快、预后良好，若受种者能及早上报，接种单位可以立即指导受种者就医，避免病程延长或疾病程度加重，提示CDC和接种单位也应加强成人疫苗接种及异常反应的科普宣传。

## 第七节　接种4价HPV疫苗后的过敏性紫癜

### 1.病例摘要

女，9月3日上午（41岁）接种4价HPV疫苗第1剂。接种当天18时，出现低热，体温37.5℃，9月4日早晨体温恢复正常。9月7日双侧上肢内侧、腋下陆续出现出血点，9月10日双侧膝关节处出现散在出血点，出血点颜色初期鲜红色，之后颜色变暗，压之不褪色，不突出皮肤表面，无瘙痒症状，伴腹痛，轻微腹泻症状。9月12日前往当地某医院就诊，体格检查：双上肢内侧、双下肢膝内侧出现紫色出血点，压之不褪色，未见抓痕；血常规：WBC $7.12\times10^9$/L，PLT $373\times10^9$/L，PCT 0.37%，N% 50.70%，L% 40.30%，CRP<0.5mg/L；尿常规：隐血弱阳性10个/微升，镜下红细胞（高倍视野）偶见，PRO阴性。临床诊断为过敏性紫癜。给予盐酸左西替利嗪片、甲泼尼龙片，病情明显好转。9月15日停药，9月20日痊愈。

病例否认过敏史、患病史、家族史。

### 2.病例报告

患者发病当年9月14日接种单位接到报告，接报当天向辖区CDC报告并进行网络报告。辖区CDC接报后经过初步核实接种4价HPV疫苗后出现过敏性紫癜，立即向上级CDC及辖区卫生行政部门报告。

## 3.调查处置

接种单位接报后首先询问患者恢复状况，告知遵医嘱继续服药仔细观察，保持电话畅通。辖区CDC接到报告后48小时内开展流行病学调查，重点收集患者临床资料和预防接种相关资料，告知异常反应分类诊断的规范流程及补偿政策。

(1)疫苗及接种情况：本次接种的4价HPV疫苗省级CDC统一招标、辖区CDC集中采购的非免疫规划疫苗，疫苗储存运输符合规定，于有效期内使用，该接种单位同批次其他疫苗外观性状未发现异常，接种操作流程符合《预防接种工作规范》。截至9月15日，辖区同批次疫苗未报告同类不良反应。

(2)既往免疫史：疫苗接种史受种者回忆不清、档案未查询到。受种者回忆既往无预防接种异常反应史。

## 4.调查诊断

辖区CDC在收集全部资料后组织召开了预防接种异常反应调查诊断专家会，从辖区预防接种异常反应诊断专家库中选取皮肤科、内科、流行病学等专业5名专家组成调查诊断专家组。

(1)临床诊断及依据：经过专家诊断会讨论，该病例临床诊断为过敏性紫癜。

1)双上肢内侧、双下肢膝内侧出现紫色出血点，压之不褪色，未见抓痕。

2)血常规：WBC $7.12\times10^9$/L，PLT $373\times10^9$/L，PCT 0.37%，N% 50.70%，L% 40.30%，CRP<0.5mg/L；尿常规：隐血弱阳性10个/微升，镜下红细胞(高倍视野)偶见，PRO阴性。

(2)分类诊断结论及依据：排除疫苗质量事故；排除接种事故；受种者接种4价HPV疫苗后所患过敏性紫癜属于预防接种异常反应。

1)接种后第4天双侧上肢内侧、腋下陆续出现出血点，发病与接种时间符合时间关联性。

2)根据现有资料未发现其他引起过敏性紫癜的诱因。

3)根据参考资料，HPV疫苗接种后可偶见皮疹、荨麻疹、玫瑰糠疹等过敏症状。

4)疫苗质量合格，存储运输规范，接种符合要求。

根据现有资料、病情资料，受种者所患过敏性紫癜与接种HPV疫苗有因果关联。

机体损害等级评定依据：截至专家诊断会召开时，该受种者已痊愈。根据当地《预防接种异常反应补偿办法》，参照《医疗事故分级标准》，考虑机体损害等级为四级。

(3)分类诊断结论反馈:组织单位在做出调查诊断结论,完成预防接种异常反应调查诊断书后,及时将调查诊断书交给当事人,后续当事人无争议。依据当地补偿办法有关规定,按照机体损害级别对病例进行了补偿,同时告知其他疫苗可根据需求正常接种。

### 5.案例启示

(1)少数人接种HPV疫苗后可能会出现轻度皮疹、荨麻疹等一般反应,应注意与过敏性紫癜等异常反应区分,及时上报接种单位、前往正规医疗机构就诊,有助于避免病情进展。

(2)过敏性紫癜为一种常见的血管变态反应性疾病,因机体对某些致敏物质产生变态反应,导致毛细血管脆性及通透性增加,血液外渗,产生紫癜、黏膜及某些器官出血。致敏因素甚多,包括感染、食物、药物,也可继发于花粉、尘埃、疫苗接种、虫咬及寒冷刺激等。接种疫苗后出现过敏性紫癜首先应考虑接种与发病的时间间隔,还应调查是否存在其他的发病原因,全面排除其他原因,作出更科学、公正的诊断。

## 第八节　接种13价肺炎球菌多糖结合疫苗后的多形红斑

### 1.病例摘要

男,9月4日(5月龄)接种13价肺炎疫苗第2针后,观察30分钟无异常。9月5日6时左右出现躯干红色皮疹,当天到A医院住院治疗,体格检查:皮肤无黄染,颈部、躯干、四肢较多红色皮疹,部分融合成片,未见明显破溃及渗出;臀部皮肤略红,无破溃,手足无疱疹。发热37.8℃,咽略充血,双肺呼吸音粗,结合胸部X线片结果显示心肺膈无著变,临床诊断急性呼吸道感染。脑B超显示双侧脑室稍扩张,颅脑MRI显示脑室增宽。血常规+CRP结果:白细胞$9.27\times10^9$/L,中性粒细胞比率54.4%,淋巴细胞比率33.7%,嗜酸性粒细胞比率8.2%,血红蛋白122g/L,血小板$326\times10^9$/L,C反应蛋白<2.50mg/L。通过给予拉氧头孢钠抗感染,合理喂养,维持内环境稳定,维生素C改善血管通透性,马来酸氯苯那敏抗过敏,枯草杆菌活菌调节肠道菌群,丁酸氢化可的松、氯锌油、炉甘石治疗皮疹,加强皮肤护理,补充维生素A、维生素D、维生素$K_1$及其他治疗后症状缓解。临床诊断为多形红斑、急性呼吸道感染、双侧脑室稍扩张。

患儿既往无过敏史、无患病史和无家族史。

## 2.病例报告

10月17日接种单位接到家属报告，接报当天向辖区CDC报告并进行网络报告。辖区CDC经过初步核实后向上级CDC和辖区卫生行政部门进行报告。

## 3.调查处置

接种单位接到家属报告后告知家属继续密切观察受种者病情变化，收集患者就诊病历资料。辖区CDC接到报告后48小时内对病例开展流行病学调查，与患儿家属沟通，了解患儿发病及就诊经过，收集就诊材料等，安抚患儿家属情绪，说明后续的调查诊断流程，请家属积极配合调查及耐心等待调查结论。

(1)疫苗及接种情况：本次接种的13价肺炎疫苗为省级CDC统一招标，辖区CDC集中采购的非免疫规划疫苗，疫苗储存运输符合规定，于有效期内使用，该接种门诊同批次其他疫苗外观性状未发现异常，接种操作流程符合《预防接种工作规范》。截至调查当天(10月18日)，辖区同批次疫苗未报告同类不良反应。

(2)既往免疫史：该儿童既往接种5种疫苗，共8剂次。其中卡介苗1剂次、乙肝疫苗2剂次、DPT-HIPV-Hib五联疫苗2剂次、13价肺炎疫苗1剂次、5价轮状病毒疫苗2剂次，既往无预防接种异常反应史。

## 4.调查诊断

辖区CDC在收集全部资料后组织召开了预防接种异常反应调查诊断专家会，从省级和辖区预防接种异常反应诊断专家库中选取皮肤科、儿科、免疫科、流行病学等专业5名专家组成调查诊断专家组。

(1)临床诊断及依据：经过专家诊断会讨论，该病例临床诊断为多形红斑。

1)出现躯干红色皮疹，体格检查：颈部、躯干、四肢较多红色皮疹，部分融合成片。

2)血常规+CRP检查结果：白细胞$9.27\times10^9/L$，中性粒细胞比率54.4%，淋巴细胞比率33.7%，嗜酸性粒细胞8.2%，血红蛋白122g/L，血小板$326\times10^9/L$，C反应蛋白<2.50mg/L。

3)给予抗过敏治疗有效。

(2)分类诊断结论及依据：排除接种事故；排除疫苗质量事故；受种者接种13价肺炎疫苗后所患血小板减少性紫癜不排除预防接种异常反应。

1)受种者接种13价肺炎疫苗后24小时内出现皮疹，存在时间关联。

2)受种者接种的13价肺炎疫苗说明书中包括皮疹不良反应。

3)患儿存在急性呼吸道感染,血常规提示嗜酸性粒细胞比例高,但发病时间无法确定。

4)该受种者接种的13价肺炎疫苗质量合格,存储运输规范,接种符合要求。

综上所述,根据现有病例资料和疫苗接种情况,不能排除该受种者所患多形红斑与13价肺炎疫苗之间的因果关联。

机体损害等级评定依据:截至专家诊断会召开时,该受种者已痊愈。根据当地《预防接种异常反应补偿办法》,参照《医疗事故分级标准》,考虑机体损害等级为四级。

(3)分类诊断结论反馈:组织单位在做出调查诊断结论,完成预防接种异常反应调查诊断书后,及时将调查诊断书交给当事人,后续当事人无争议。依据当地补偿办法有关规定,按照机体损害级别对病例进行了补偿,同时告知不再接种同类疫苗,其他疫苗可按照免疫程序继续接种。

### 5.案例启示

(1)明确发病时间与接种疫苗时间关联性,以及明确临床诊断和相关致病因素是分类诊断的关键。多形性红斑一般在接种后6~8小时或24小时内出现,通常在注射局部以及附近皮肤先出现一个或者数个丘疹或斑丘疹,周围有红晕,在3~5天之后皮损中央可以出现水疱,疱液淡黄色,清晰。

(2)本案例接种疫苗第2天出现皮疹,皮疹形态支持多形性红斑,但调查时除考虑疫苗接种因素外,还应进行对其他相关诱因(如呼吸道感染)的调查。

## 第九节　接种Hib疫苗后的免疫性血小板减少症

### 1.病例摘要

女,1月27日(3月龄)接种第2剂Hib疫苗,患儿家属自述2月9日发现前胸出现散在针尖大小出血点,数天后逐渐增多,至头面部、颈部、背部及四肢。2月15日至辖区A医院就诊,血常规:血小板计数为$2\times10^9$/L,就诊医生嘱家属转诊。遂当天至本地B医院就诊,体格检查:全身、口腔黏膜及舌系可见散在针尖大小出血点,血常规:Hb 105g/L,WBC $8.86\times10^9$/L,N% 11.6%,L% 81.2%,M% 5.3%,E% 1.7%,B% 0.2%,PLT $2\times10^9$/L,CRP<0.499mg/L,诊断为免疫性血小板减少症,粒细胞减少症。留院治疗,予丙种球蛋白、酚磺乙胺、胸腺素对症治疗,住院2天血小板恢复正常。住院6天后于2月

21日自动出院。出院诊断：免疫性血小板减少症、粒细胞减少症。监护人否认患儿既往病史、过敏史、家族病史。

## 2.病例报告

患儿发病当年3月31日接种单位接到患儿家属报告，接报当天向辖区CDC报告并进行网络报告。辖区CDC经过初步核实后向上级CDC及辖区卫生行政部门进行报告。

## 3.调查处置

接种单位接报后首先询问患儿当前健康状况，告知患儿家属需经过调查诊断专家组分类诊断确认本次患病是否与疫苗接种有关，叮嘱家属收集就医记录并保持电话畅通。辖区CDC接到报告后48小时内开展流行病学调查，重点收集患儿临床资料和预防接种相关资料，与患儿家属仔细询问患儿当前健康状况及接种疫苗后发病就医经过等内容，并告知家属异常反应分类诊断的规范流程，指导接种单位做好患儿家属的安抚工作。

（1）疫苗及接种情况：本次接种的Hib疫苗为省级CDC招标，辖区CDC统一采购的非免疫规划疫苗，疫苗储存运输符合规定，于有效期内使用，该接种门诊同批次其他疫苗外观性状未发现异常，接种操作流程符合《预防接种工作规范》。截至3月31日，辖区同批次疫苗仅报告1例一般反应，未报告除本病例外的其他同类不良反应。

（2）既往免疫史：该儿童既往接种5种疫苗，共7剂次，其中卡介苗1剂，乙肝疫苗2剂，脊髓灰质炎疫苗2剂次，百白破疫苗1剂，Hib疫苗1剂。既往无疫苗接种异常反应史。

## 4.调查诊断

辖区CDC在收集全部资料后组织召开了预防接种异常反应调查诊断专家会，从省级和辖区预防接种异常反应诊断专家库中选取儿科、血液科、流行病学、结核病等专业5名专家组成调查诊断专家组。

（1）临床诊断及依据：经过专家诊断会讨论，该病例临床诊断为免疫性血小板减少症。

1）患儿前胸出现散在针尖大小出血点，后扩散至头面部、颈部、背部及四肢，属较为明显的紫癜样症状。

2)血常规检测结果提示,血小板远少于正常范围,中性粒细胞占比明显较少,淋巴细胞占比高于正常值。

3)丙种球蛋白、酚磺乙胺、胸腺素对症治疗有效,治疗2天血小板恢复正常。

(2)分类诊断结论及依据:排除疫苗质量事故;排除接种事故;受种者接种Hib疫苗后所患的免疫性血小板减少症属于预防接种异常反应。

1)该儿童接种的麻腮风疫苗具有国家市场监督管理总局批签发证明,疫苗储存运输符合要求,接种操作符合《预防接种工作规范》要求。

2)同批次疫苗接种后无其他同类异常反应报告。

3)患儿接种Hib疫苗13天后出现症状,存在时间关联性。

4)根据现有资料,未发现该儿童有其他感染疾病的证据。

综上,根据现有资料、病情资料和治疗效果,该儿童所患免疫性血小板减少症与接种Hib疫苗有因果关联。

机体损害等级评定依据:截至专家诊断会召开时,该受种者已痊愈。根据当地《预防接种异常反应补偿办法》,参照《医疗事故分级标准》,考虑机体损害等级为四级。

(3)分类诊断结论反馈:组织单位在做出调查诊断结论,完成预防接种异常反应调查诊断书后,及时将调查诊断书交给当事人,后续当事人无争议。依据当地补偿办法有关规定,按照机体损害级别对病例进行了补偿,同时告知不再接种同类疫苗,其他疫苗可按照免疫程序继续接种。

## 5.案例启示

(1)本案例临床症状较明显,病例全身均有出血点,临床检验结果较明确,血小板、粒细胞指征下降较为明显,是本案例临床诊断为免疫性血小板减少症的主要依据。充足的临床检验证据是召开异常反应诊断会的重要支撑材料,前期的资料收集、流行病学调查工作极为重要。

(2)免疫性血小板减少症其病因不十分明确,发病前有病毒感染史,也可继发于疫苗接种、感染、抗磷脂综合征、免疫缺陷病等。本案例除血小板减少外,还存在粒细胞减少情况,还应考虑是否存在病毒感染等其他病因。

# 第十节　接种甲型H1N1流感疫苗后的AEFI

## 一、癫痫

### 1.病例摘要

男，12月9日（11岁）下午在学校临时接种点接种甲型H1N1流感疫苗，接种后观察30分钟无异常。接种疫苗后7小时左右在睡眠中突然出现四肢强直、牙关紧闭、头后仰、呼之不应，家属拨打120急救，在送往A医院途中患儿逐渐清醒，经120转B医院住院治疗，实验室检查：白细胞、红细胞、中性粒细胞、淋巴细胞、中间细胞均增多，颅脑CT平扫未见异常，双侧上颌窦炎性病变。12月10日下午好转出院，出院诊断：抽搐原因待查、上呼吸道感染、鼻旁窦炎。12月12日在B医院行动态脑电图检查：不正常动态脑电图。转年1月6日早晨上学途中再次出现抽搐，查体温36.3℃，醒后感觉无异常；后在C医院检查脑电图显示：睡眠和清醒脑电图均异常。经治疗后受种者已基本痊愈。

既往无过敏史、患病史和家族史，但经与同村人调查了解其家族内父系一方有精神迟滞表现。

### 2.病例报告

患儿发病当年12月10日接种单位接到家属报告后，接报当天向辖区CDC报告，辖区CDC经过初步核实临床诊断为癫痫后，立即向上级CDC和辖区卫生行政部门进行报告，并网络报告。

### 3.调查处置

接种单位接到报告后告知家属密切观察受种者病情变化，发生改变及时医疗机构就诊，保持密切联系。上级CDC会同辖区CDC在接报后48小时内对病例开展流行病学调查，对疫苗、注射器及疫苗接种情况进行了调查，对病例开展了调查并追踪了解情况。CDC工作人员告知家属预防接种异常反应调查诊断工作流程。指导接种单位工作人员追踪受种者病情进展，安抚家属情况。

(1)疫苗及接种情况：本次接种的甲型H1N1流感病毒裂解疫苗为政府集中采购的集中接种疫苗，疫苗储存运输符合规定，于有效期内使用，该接种门诊同批次其他疫苗外观性状未发现异常，接种操作流程符合《预防接种工作规范》。截至调查当天，辖区同批次疫苗未报告同类不良反应。

(2)既往免疫史：根据当时调查结果，既往按照免疫程序接种了免疫规划疫苗，无预防接种异常反应史。

## 4.调查诊断

省级CDC在收集全部资料后组织召开了预防接种异常反应调查诊断专家会，从省级预防接种异常反应诊断专家库中选取神经内科、临床免疫、流行病学等专业5名专家组成调查诊断专家组。

(1)临床诊断及依据：经过专家诊断会讨论，该病例临床诊断为癫痫。

1)临床表现：患者在睡眠中突然出现四肢强直、牙关紧闭、头后仰、呼之不应的症状。转年1月6日上学途中再次出现抽搐。

2)血常规检查：血常规检查显示血白细胞、红细胞、中性粒细胞、淋巴细胞、中间细胞均增多，这可能提示存在某种炎症或免疫反应，但并非癫痫的特异性表现。颅脑CT平扫未见异常，排除了颅内占位性病变或明显结构异常导致的癫痫。脑电图显示睡眠和清醒状态下均异常。

3)患者家族内父系一方疑似有精神迟滞表现。

(2)分类诊断结论及依据：排除接种差错；排除疫苗质量；受种者接种甲型H1N1流感病毒裂解疫苗后所患癫痫不属于预防接种异常反应，属于偶合症。

1)本次接种的甲型H1N1流感病毒裂解疫苗具有国家市场监督管理总局的批签发证明。

2)接种单位和接种人员疫苗接种符合《预防接种工作规范》的要求。

3)参考文献未见接种甲型H1N1流感病毒裂解疫苗与癫痫之间有因果关联的报道。

4.受种者家族内父系一方存在疑似家族史。

综上所述，该儿童所患的癫痫与接种甲型H1N1流感疫苗无因果关联。

(3)分类诊断结论反馈：组织单位在做出调查诊断结论，完成预防接种异常反应调查诊断书后，及时将调查诊断书交给当事人，针对调查诊断结论，工作人员做了耐心的沟通解释工作，并告知家属在病情稳定经医生评估后，后续疫苗可以按照免疫程序继续接种。

### 5.案例启示

(1)本案例在分类诊断中没有对癫痫发作的原因进行说明,当时临床专家普遍认为癫痫与受种者本身因素有关。对于接种疫苗后癫痫病例的分类诊断,需要更多的基因检测和流行病学分析数据来进行支持,可以在临床诊疗过程中开展相关基因检测加以明确。

(2)公众沟通与健康教育:在疫苗接种前后,接种单位应与家属或接种者进行充分沟通,解释疫苗接种的必要性、可能的风险以及接种后的注意事项。应加强对公众的健康教育,提高他们对疫苗接种安全性和疾病偶合性的认识。

## 二、猝死

### 1.病例摘要

男,11月10日(59岁)14:15接种甲型H1N1流感疫苗,留院观察30分钟后未发现异常,14:45离开接种现场,15:00前后骑车返家,骑行约1km在路边晕倒。15:52 120急救中心接到急救电话并出车,15:56急救人员现场为其做心电图检查,显示呼吸、心搏停止,初步诊断为猝死,即送往A医院实施气管插管、心肺复苏和静脉用药等,经1小时的抢救无效,于当天17:09宣布死亡。

急救过程中未发现死者有皮疹等体征。11月14日进行了尸体病理解剖。结果:①生物样本(胃内容物、心腔血、肝脏)共检测毒理、理化、微生物指标13项,包括小鼠急性经口毒性试验、毒鼠强、敌鼠钠盐、氰化物、氨基甲酸酯类农药、有机磷、砷、锑、汞、银、铋、肉毒素、蓖麻毒素等,检测结果均为阴性;②病理解剖显示重度冠状动脉粥样硬化、心肌多灶性陈旧性瘢痕形成、中度心肌脂肪浸润,重度肺淤血、肺水肿、肺不张。直接死因为急性呼吸、循环衰竭,结合死者生前严重冠状动脉粥样硬化、陈旧性心肌梗死等心血管病变,考虑为突发性冠状动脉性猝死。死者生前有糖尿病病史,吸烟史,未提供过敏史和既往疫苗接种异常反应史。

### 2.病例报告

辖区CDC接到A医院报告后,初步核实受种者基本信息后立即向辖区卫生行政部门、上级CDC电话报告;省级CDC接报后,立即嘱辖区CDC向辖区药品不良反应监测部门报告。核实波及范围和主要情况后立即向同级卫生行政部门和中国CDC报告该事件，初步调查后由辖区CDC进行网络报告。

### 3.调查处置措施

省级CDC接报后，立即组织专业人员会同辖区CDC到接种现场，对疫苗、注射器、接种人员及疫苗接种情况进行了现场调查；对病例急救情况、既往病史、尸体存储开展了调查。省政府有关部门组织成立了由省级卫生行政部门、市场监督管理局、受种者单位及主管部门、区政府、区卫生行政部门、区市场监督管理局、CDC组成的联合工作小组；组织专人与患者家属沟通商讨有关尸体检查、救助等事宜。由市场监督管理局对疫苗进行封存；对留存疫苗进出手续、批签发证明、性状等进行检查；全省范围暂停使用该批次疫苗。11月14日，专业机构对患者尸体进行了解剖检查和生化检查。

(1)疫苗及接种情况：本次接种的甲型H1N1流感裂解疫苗为政府集中采购的集中接种疫苗，疫苗储存运输符合规定，于有效期内使用，该接种门诊同批次其他疫苗外观性状未发现异常，接种操作流程符合《预防接种工作规范》。截至11月10日，全省同批次疫苗未报告同类不良反应。

(2)既往免疫史：受种者家属未提供既往疫苗接种情况及异常反应史。

### 4.调查诊断

省CDC在收集全部资料后组织召开了预防接种异常反应调查诊断专家会，从省预防接种异常反应诊断专家库中选取心内科、呼吸内科、急救学、微生物、病理学、临床免疫、流行病等专业11名专家组成调查诊断专家组。

(1)临床诊断及依据：经过专家诊断会讨论，该病例临床诊断为心源性猝死。

1)11月10日15:00前后骑车返家，骑行约1公里在路边晕倒。15:56急救人员现场为其做心电图检查，显示呼吸、心搏停止。

2)死者尸体病理解剖显示重度冠状动脉粥样硬化、心肌多灶性陈旧性瘢痕形成、中度心肌脂肪浸润，重度肺淤血、肺水肿、肺不张。直接死因为急性呼吸、循环衰竭，结合死者生前严重冠状动脉粥样硬化、陈旧性心肌梗死等心血管病变，考虑为突发性冠状动脉性猝死。

(2)分类诊断结论及依据：排除疫苗质量事故；排除接种事故；受种者接种甲型H1N1流感疫苗后所患心源性猝死不属于预防接种异常反应，属于偶合症。

1)本次接种的疫苗具有国家市场监督管理总局批签发证明，同期其他受种者无类似反应。

2)接种单位和接种人员在疫苗接种实施过程中,操作完全符合《预防接种工作规范》要求。

3)受种者生前有吸烟史、糖尿病病史。

4)尸体病理解剖显示重度冠状动脉粥样硬化、心肌多灶性陈旧性瘢痕形成,考虑为突发性冠状动脉性猝死。

综上考虑,受种者所患心源性猝死与接种甲型H1N1流感疫苗无因果关联。

(3)分类诊断结论反馈:组织单位在做出调查诊断结论,完成预防接种异常反应调查诊断书后,及时将调查诊断书交给当事人。针对调查诊断结论,工作人员做了耐心的沟通解释,根据受种者家庭情况,辖区政府及有关部门给予了困难救助。

### 5.案例启示

(1)公众沟通与健康教育:偶合症是指受种者在预防接种时正处于某种疾病的潜伏期或者前驱期,预防接种后巧合发病。应加强对公众的健康教育,提高他们对疫苗接种安全性和疾病偶合性的认识。

(2)死亡病例明确死亡原因对于异常反应分类诊断非常关键,本案例经与家属反复沟通商讨,通过尸体解剖明确了死亡原因,为分类诊断提供了科学依据。

(3)目前AEFI死亡病例尸体检查诊断率较低,给死因不明病例分类诊断带来很大困难,分类诊断结论容易引起异议,不利于事件处置,应积极推动和规范。

## 第十一节　接种流感疫苗后的AEFI

### 一、热性惊厥1

#### 1.病例摘要

女,9月15日(1岁)10时左右接种4价流感病毒裂解疫苗第1剂。监护人当天17点左右发现受种者发热37.5℃,17:40左右出现抽搐,表现为意识丧失,眼球上翻,口周发绀,流涎,四肢强直微抖,持续10余分钟自行缓解,抽搐时发热,体温未测,家属认为约39℃。9月15日18:54就诊于A医院急诊,主诉:发热1小时余伴抽搐1次。病情摘要:患儿1小时前出现发热,间隔半小时后抽搐1次,表现为意识丧失、双眼眨动、口吐白沫、口唇发绀,四肢强直伴抖动,持续10余分钟缓解,抽搐时发热,抽搐后精神可。

体格检查：神志清楚，精神稍弱反应可；咽部充血；双肺呼吸音粗。颅脑CT：双侧外侧裂池起始部增宽，筛窦黏膜增厚。血常规+CRP：N% 84.9%（参考范围13.0%~54.0%）、L% 8.0%（参考范围35.0%~76.0%）、N $6.54\times10^9$/L（参考范围0.90~$5.50\times10^9$/L）、L $0.62\times10^9$/L（参考范围2.70~$9.10\times10^9$/L）、平均血红蛋白浓度307g/L（参考范围309~359g/L），其他项目结果均在参考范围内。诊疗：苯巴比妥钠注射液；水合氯醛/糖浆组合。初步诊断为发热抽搐原因待查，转入该医院神经内科住院治疗。入院体格检查：体温39.9℃，神清，精神反应可，呼吸规则。腹壁反射（+），双侧跟膝腱反射（++），双侧巴宾斯基征（-）。颈项强直（-），克尼格征（-），布鲁津斯基征（-）。超声心动图：静息状态下心内结构及血流未见明显异常。颅脑MRI：于T2WI及FLAIR序列见双侧顶叶白质区片状高信号影，考虑髓鞘发育延迟；脑外间隙增宽。胸部X线片：双肺纹理重，心膈无著变。视频脑电图：正常幼儿脑电图。免疫球蛋白+叶酸+维生素$B_{12}$+铁蛋白：IgG 4.13g/L（参考范围4.53~9.16g/L），其他项目结果均在参考范围内。EBV-DNA+HSV-DNA结果均在参考范围内。肺炎支原体抗体、柯萨奇IgM抗体、柯萨奇IgG抗体、EB病毒IgM抗体、EB病毒IgG抗体、单纯疱疹病毒Ⅰ/Ⅱ IgM、单纯疱疹病毒Ⅰ/Ⅱ IgG结果均在参考范围内。血培养+药敏：培养5天无菌生长。尿常规+尿流式+离心镜检：浅黄色清亮，电导率4.9（参考范围5.0~38.0mS/cm），其他项目结果均在参考范围内。便常规：黄褐色稀便，其他项目结果均在参考范围内。遗传代谢病尿筛查：未见异常。心电图：窦性心动过速，正常心电图。9月16至18日在A医院予更昔洛韦抗感染、减轻脑水肿，神经保护及对症治疗，住院期间未再抽搐，住院1天体温正常，住院2天后自动出院。出院诊断：热性惊厥？上呼吸道感染。

## 2.病例报告

患儿发病当年9月16日接种单位接到家属报告，接报当天向辖区CDC报告，辖区CDC经过初步核实临床诊断为发热后抽搐，立即向上级CDC和辖区卫生行政部门进行报告，并网络报告。

## 3.调查处置

接种单位接到报告后告知家属密切观察受种者病情变化，发生改变及时医疗机构就诊，保持密切联系。辖区CDC在接报后48小时内对病例开展流行病学调查，对疫苗、注射器及疫苗接种情况进行了调查，对病例开展了调查并追踪了解情况。CDC工作人员告知家属预防接种异常反应调查诊断工作流程。指导接种单位工作人员追踪受种者病情进展，安抚家属情况。

(1)疫苗及接种情况：本次接种的四价流感病毒裂解疫苗为省级CDC统一招标，辖区CDC集中采购的非免疫规划疫苗，疫苗储存运输符合规定，于有效期内使用，该接种门诊同批次其他疫苗外观性状未发现异常，接种操作流程符合《预防接种工作规范》。截至调查当天，辖区同批次疫苗未报告同类不良反应。

(2)既往免疫史：该儿童既往接种过10种疫苗，共17剂次，卡介苗1剂次、乙肝疫苗3剂次、脊髓灰质炎灭活疫苗2剂次、脊髓灰质炎减毒二倍体疫苗1剂次、百白破疫苗3剂次、麻腮风疫苗1剂次、A群流脑疫苗2剂次、乙脑疫苗1剂次、水痘疫苗1剂次、EV71疫苗2剂次。无预防接种异常反应史。

## 4.调查诊断

辖区CDC在收集全部资料后组织召开了预防接种异常反应调查诊断专家会，从辖区预防接种异常反应诊断专家库中选取神经内科、儿科、呼吸内科、流行病学等专业5名专家组成调查诊断专家组。

(1)临床诊断及依据：经过专家诊断会讨论，该病例临床诊断为热性惊厥。

1)1岁女童，急性起病，发热1小时抽搐1次，表现为全面强直发作，持续10余分钟自行缓解，抽搐时发热，体温未测，家属认为约39℃，抽搐后精神活动很快恢复如常；神经系统未见异常。

2)视频脑电图：正常幼儿脑电图；颅脑MRI：于T2WI及FLAIR序列见双侧顶叶白质区片状高信号影，考虑髓鞘发育延迟；脑外间隙增宽。

3)血生化、血氨大致正常。

(2)分类诊断结论及依据：排除疫苗质量事故；排除接种事故；受种者接种4价流感疫苗后所患热性惊厥不排除预防接种异常反应。

1)热性惊厥：患病率为2%~5%，是婴幼儿时期最常见的惊厥性疾病，是指发生在生后3个月至5岁，体温38℃或以上出现的惊厥，排除了中枢神经系统感染以及引发惊厥的任何其他急性病，既往也没有无热发作史。

2)该儿童接种疫苗当天出现发热、惊厥症状，存在时间关联。

3)根据现有资料未发现引起受种者发热的其他原因。

综合考虑，不能排除受种者此次所患热性惊厥与接种4价流感病毒裂解疫苗之间的因果关联。

机体损害等级评定依据：截至调查诊断时，受种者已痊愈。根据当地《预防接种异常反应补偿办法》《医疗事故分级标准》，考虑机体损害等级为四级。

(3)分类诊断结论反馈：组织单位在做出调查诊断结论，完成预防接种异常反应调查诊断书后，及时将调查诊断书交给当事人，后续当事人无争议。依据当地补偿办法有关规定，按照机体损害级别对病例进行了补偿。并告知家属在病情稳定经医生评估后，后续疫苗可以按照免疫程序继续接种。

### 5.案例启示

(1)热性惊厥是儿童的比较常见的问题，高发的年龄在出生后6个月到6岁，多有家族史，一般都发生在体温骤然升高时。感染性疾病通常是引起发热的主要原因，处置时关键是寻找引起高热的原因。

(2)本案例有疫苗接种史，未发现引起受种者发热的其他原因，其发热症状经对症治疗很快恢复，因此考虑受种者因接种疫苗引起发热反应，进而发生惊厥，不排除预防接种异常反应。

## 二、热性惊厥2

### 1.病例摘要

女，12月21日(4岁7月龄)接种4价流感疫苗第2剂，观察30分钟无异常，回家5个小时后出现发热，体温39.5℃，口服退热药后未见好转随即出现全身性抽搐，持续约1分钟伴呕吐症状。当天下午14时到医院就诊，查体：神清，精神反应可，双侧瞳孔等大等圆，咽充血，双侧扁桃体Ⅰ度肿大，口腔黏膜光滑，双肺呼吸音粗，心率110次/分。生理反射：腹壁反射(+)，膝腱反射(++)，跟腱反射(++)。病理征：双侧巴宾斯基征(-)。脑膜刺激征：克尼格征(-)，布鲁津斯基征(-)，颈项强直(-)。辅助检查：血常规：Hb 123g/L，WBC $8.21\times10^9$/L，N% 93.6%，PLT $171\times10^9$/L，CRP<2.5mg/L；血氨72μg/dL；电解质：Na 135mmol/L，K 4.23mmol/L，Cl 97.8 mmol/L，$CO_2$ 20.3mmol/L，Ca 2.36mmol/L，Mg 0.73mmol/L，Glu 7.42mmol/L；血气分析：pH值7.33，$PCO_2$ 46.2mmHg，BE 1.9mmol/L。急诊：颅脑CT平扫未见异常，右侧上颌窦、筛窦黏膜增厚。颅脑MRI显示T2WI及FLAIIR序列双额叶白质区点状高信号影，双侧上颌窦、筛窦、蝶窦黏膜增厚。动态脑电图：正常范围儿童脑电图。心电图：窦性心律，窦性心律不齐；心脏超声：三尖瓣反流(轻度)。血清9种呼吸道病原抗体均阴性，EB病毒抗体及HSV-IgM阴性，HSV-IgG 30.15AU/mL。血EBV、TB、Mp、HSV-DNA均阴性。血清Ig均正常。补体C3 0.81g/L，

C4正常。血清流式细胞学正常。入院后予更昔洛韦联合奥司他韦抗感染，减轻脑水肿、神经保护、营养心肌、雾化加强呼吸道管理等对症治疗，入院后未再抽搐，体温正常，12月24日病情稳定出院。出院诊断：热性惊厥？上呼吸道感染。患儿家属否认既往病史、过敏史、家族病史。

## 2.病例报告

患儿发病当年12月22日接种单位接到患儿家属报告，接报当天向辖区CDC报告并进行网络报告。辖区CDC接到报告后，经过初步核实接种四价流感疫苗后出现热性惊厥，立即向上级CDC和辖区卫生行政部门报告。

## 3.调查处置

接种单位接报后首先询问患儿当前健康状况，安慰患儿家属继续积极治疗，嘱咐家属收集就医的有关资料，并保持电话畅通。辖区CDC接到报告后48小时内开展流行病学调查，重点收集患儿既往病史、现病史、检查结果、临床诊断、治疗情况和预防接种相关资料，与患儿家属仔细询问患儿当前健康状况及接种疫苗后发病就医经过等内容，并告知家属异常反应分类诊断的规范流程。辖区CDC指导接种单位做好患儿家属的安抚工作。

(1)疫苗及接种情况：本次接种的4价流感疫苗为省级CDC统一招标，区疾控集中采购的非免疫规划疫苗，疫苗储存运输符合规定，于有效期内使用，该接种门诊同批次其他疫苗外观性状未发现异常，接种操作流程符合《预防接种工作规范》。截至12月22日，辖区同批次疫苗未报告同类不良反应。

(2)既往免疫史：该儿童既往接种14种疫苗，共25剂次，其中卡介苗1剂次，乙肝疫苗3剂次，脊髓灰质炎灭活疫苗2剂次，2价脊髓灰质炎(减毒)疫苗2剂次，百白破疫苗4剂次，麻疹疫苗1剂次，麻腮风疫苗1剂次，A群流脑疫苗2剂次，AC群流脑疫苗1剂次，乙脑(减毒)疫苗2剂次，甲肝(灭活)疫苗2剂次，水痘疫苗1剂次，EV71二倍体疫苗2剂次，4价流感疫苗1剂次。既往无预防接种异常反应史。

## 4.调查诊断

辖区CDC在收集全部资料后组织召开了预防接种异常反应调查诊断专家会，从辖区预防接种异常反应诊断专家库中选取儿科、呼吸科、神经内科、急诊科、流行病学等专业5名专家组成调查诊断专家组。

(1)临床诊断及依据:经过专家诊断会讨论,该病例临床诊断为热性惊厥。

1)患儿高热后不久出现全身性抽搐;神经系统查体未见明显异常体征。

2)辅助检查:血常规检查未见明显异常;动态脑电图正常;颅脑MRI显示双侧上颌窦、筛窦、蝶窦黏膜增厚,提示鼻窦区域炎症或感染。9种呼吸道病原抗体均阴性。

(2)分类诊断结论及依据:排除疫苗质量事故;排除接种事故;受种者接种4价流感疫苗后所患热性惊厥不排除预防接种异常反应,即可能与疫苗相关。

1)该儿童接种的4价流感疫苗具有国家市场监督管理总局批签发证明,疫苗储存运输符合要求,接种操作符合《预防接种工作规范》要求。

2)同批次疫苗接种后无其他同类异常反应报告;EB病毒抗体及HSV-IgM阴性,HSV-IgG阳性且浓度升高,提示既往感染过单纯疱疹病毒;血EBV、TB、Mp、HSV-DNA均阴性,表明未检测到这些病原体的活动。

3)患儿在接种疫苗5个小时后出现发热、全身性抽搐伴呕吐的临床表现,在时间关联上存在一致性。

4)有文献证据证明接种流感疫苗后发生热性惊厥属的极罕见不良反应。

5)排除了9种常见的呼吸道病原体和EB病毒、单纯疱疹病毒等感染。

综上,根据现有证据、病情资料和治疗效果,不能排除该儿童所患热性惊厥与接种4价流感疫苗之间的因果关联。

机体损害等级评定依据:截至专家诊断会召开时,该受种者已痊愈。根据当地《预防接种异常反应补偿办法》,参照《医疗事故分级标准》,考虑机体损害等级为四级。

(3)分类诊断结论反馈:组织单位在做出调查诊断结论,完成预防接种异常反应调查诊断书后,及时将调查诊断书交给当事人,后续当事人无争议。依据当地补偿办法有关规定,按照机体损害级别对病例进行了补偿。同时告知家属在病情稳定经医生评估后,后续疫苗可以按照免疫程序继续接种。

## 5.案例启示

(1)热性惊厥是儿童时期最常见的惊厥性疾病,本案例中发热是由于接种疫苗所致还是上呼吸道感染所致是争议焦点。开展流调过程尽可能收集受种者患有其他疾病的发生时间点等关键因素,在分类诊断工作中应与接种疫苗所致反应加以鉴别。

(2)在后续的预防接种中,接种单位应告知有高热惊厥病史儿童家属应加强接种疫苗后不良反应观察,出现发热及时采取措施控制体温,避免再次引发热性惊厥。

(3)导致流感疫苗接种后产生不良反应的因素多种多样。为了确保接种质量和安全性，接种单位工作人员需加强对这些因素的关注，规范接种流程，强化知识普及，并进行严格的疫苗质量监测，从而有效预防不良反应的发生。

## 三、血管炎

### 1.病例摘要

男，12月7日（12岁）接种4价流感疫苗后，12月10日晚上双侧足部和双侧小腿有散在的红色皮疹，皮疹厚度不高于皮肤表面，12月12日下午就诊于A医院。体格检查：体温36℃，脉搏90次/分，呼吸23次/分，血压110/65mmHg。咽红，扁桃体无肿大，双肺呼吸音粗。除皮肤黏膜外其他未见异常。实验室检查结果显示：肺炎支原体抗体1∶160；COX-IgG（+）；HSV-IgG 30.42AU/mL；24小时尿蛋白总量283.7mg/24h，食物过敏原IgG-全（51）项，牛奶100.45（+2级），白软干酪92.39（+1级），（定量）吸入过敏原IgE（11项）未见明显异常，（定量）食物过敏原IgE（10）项：虾F24 0.10（0级）；C反应蛋白<2.50mg/L；血常规：WBC $6.17\times10^9$/L，中性粒细胞$3.59\times10^9$/L，淋巴细胞数$1.99\times10^9$/L；嗜酸粒细胞$0.19\times10^9$/L。ESR、PT+APTT+TT+Fg、D-二聚体未见明显异常。血生化：$CO_2$ 19.1mmol/L；阴离子隙AG 20.5mmol/L；球蛋白25.2g/L；前白蛋白0.21g/L；高密度脂蛋白胆固醇1.26mmol/L；载脂蛋白B 37mg/dL；总胆汁酸28μmol/L；IgM 2.52g/L，IL-6、PCT、IgG、IgA，补体C3、补体C4、IgE、ASO、肾早期损伤尿液检测、尿便常规未见明显异常。CMV-IgM，EBVCA-IgM+IgG、COX-IgM、HSV-IgM，丙肝、梅毒、HIV、乙肝未见明显异常。24小时尿量1730mL，蛋白定量164mg/L，ANA+、ENA、抗中性粒细胞胞浆抗体未见明显异常。予维生素C、芦丁改善血管通透性，予胸腺素肠溶片、赖氨葡锌颗粒、左卡尼汀口服液调节免疫，予氯雷他定糖浆抗过敏，予蒲地蓝消炎口服液清热抗感染，予丙酸氟替卡松乳膏、多磺酸黏多糖乳膏外用，予湿敷、激光、药浴、干扰素雾化等对症治疗。住院7天好转出院，出院诊断：血管炎、上呼吸道感染。

患儿家属否认既往病史、过敏史和家族史。

### 2.病例报告

12月13日接种单位接到家属电话报告，自述12月10日晚上发现受种者双侧足部和双侧小腿有散在的红色皮疹，皮疹厚度不高于皮肤表面，12月12日于本地医院住院治疗，初步诊断过敏性紫癜。接种单位接到报告后向辖区CDC报告并网络报告。辖区CDC接到报告后，经过初步核实后立即向上级CDC及辖区卫生行政部门报告。

### 3.调查处置

辖区CDC接到报告后48小时内对病例开展流行病学调查，调查受种者接种前的健康状况、过敏史、家族史及既往预防接种异常反应史，并告知家属，遵医嘱治疗，出院后及时到医院复印病历，提交给接种单位，并保存好相关诊疗单据。如受种者病情变化，及时电话告知。同时，调查收集预防接种相关信息，对接种单位的接种服务情况、接种实施情况、疫苗情况、同批次疫苗反应情况、既往疫苗接种情况等进行调查。

（1）疫苗及接种情况：本次接种的四价流感疫苗为省级CDC统一招标，辖区CDC集中采购的非免疫规划疫苗，疫苗储存运输符合规定，于有效期内使用，该接种门诊同批次其他疫苗外观性状未发现异常，接种操作流程符合《预防接种工作规范》。截至12月13日，辖区同批次疫苗未报告同类不良反应。

（1）既往免疫史：该儿童既往接种14种疫苗，共28剂次。其中卡介苗1剂、乙肝疫苗3剂，脊髓灰质炎疫苗4剂，百白破疫苗4剂，白破疫苗1剂，麻疹疫苗1剂，麻腮风疫苗2剂，A群流脑疫苗2剂，乙脑疫苗3剂，AC群流脑疫苗2剂，甲肝疫苗2剂，水痘疫苗1剂，23价肺疫苗炎1剂，霍乱疫苗1剂。既往无预防接种异常反应史。

### 4.调查诊断

辖区CDC在收集全部资料后组织召开了预防接种异常反应调查诊断专家会，从省级和辖区预防接种异常反应诊断专家库中选取儿科、检验科、神经内科、感染免疫和免疫规划等专业5名专家组成调查诊断专家组。

（1）临床诊断及依据：经过专家诊断会讨论，该病例临床诊断为血管炎、上呼吸道感染。

1）皮肤黏膜体格检查：双下肢可见弥漫暗红瘀点，压之不褪色，表面未见鳞屑，无明显瘀斑、血疱，无破溃，结痂，关节压痛（-）；24小时尿蛋白总量283.7mg/24h，诊断为血管炎。

2）12月12日入院体格检查：咽红，扁桃体无肿大，双肺呼吸音粗；实验室检查：肺炎支原体抗体MP-Ab 1∶160；COX-IgG（+）；HSV-IgG 30.42 AU/mL。

（2）分类诊断结论及依据：排除疫苗质量事故；排除接种事故；受种者接种4价流感疫苗后所患的血管炎不属于预防接种异常反应，属于偶合症。

1）血管炎是指在病理上以血管壁炎症为特征的一组炎性自身免疫性疾病，分为原发性和继发性，其病因尚不明确，一般认为与遗传、感染和环境因素有关。

2)患儿查体咽红,实验室检查肺炎支原体抗体MP-Ab 1∶160;COX-IgG(+);HSV-IgG 30.42 AU/mL,诊断为上呼吸道感染。

3)该儿童接种的4价流感质量合格,疫苗接种操作符合《预防接种工作规范》的要求。

综合考虑,该儿童所患上呼吸道感染是血管炎的致病因素,与接种4价流感疫苗无因果关联。

(3)分类诊断结论反馈:组织单位在做出调查诊断结论,完成预防接种异常反应调查诊断书后,及时将调查诊断书交给当事人。针对调查诊断结论,工作人员做了耐心的沟通解释,安抚家属情绪。

### 5.案例启示

(1)接种疫苗后,少数儿童可能会出现发热及其他常见的全身不良反应,若再恰好偶合感染冬季传染病,如流感、肺炎等,容易让家属误认为接种疫苗导致了疾病,所以需要正确区分疫苗不良反应与偶合疾病。实验室检测到致病病原体,以支持相应疾病诊断。因此,实验室诊断结果对于偶合症的判断至关重要。

(2)本例病例在接种了4价流感疫苗后,偶合上呼吸道感染并导致血管炎,容易让家属误认为是接种4价流感疫苗导致受种者患上血管炎,需要注意做好耐心细致的沟通解释工作。

(3)一些常见药物如抗甲状腺药物、降压药及抗生素如阿莫西林、环丙沙星、克拉霉素等也可以导致血管炎。辖区CDC在收集资料时应注意询问药物服用史,召开专家诊断会时注意查阅病例所服用药物是否可能与血管炎相关。

## 四、脊髓病

### 1.病例摘要

女,10月27日(2岁1个月)接种流感疫苗第1剂。11月22日下午发现右下肢跛行,当天晚上症状加重。11月24日于当地A医院就诊、入院,体格检查:右下肢跛行,双足跳勉强离地,蹲起费力,无疼痛、麻木感,无跌倒,双上肢活动如常。血压90/55mmHg,发育正常,营养中等,神清,精神反应可,呼吸平稳、规则,无发绀,无皮疹及出血点,双侧瞳孔等大等圆,直径为3mm。对光反射灵敏,双侧眼球活动自如,面纹对称,咽稍充血,双肺呼吸音粗,未闻及啰音,心音有力,心律齐,腹软不胀,未及包块,双上肢、左下肢肌力

V级，右下肢肌力Ⅳ+级，肌张力正常，生理反射：肱二头肌反射、肱三头肌反射、桡骨膜反射（++），腹壁反射（+），双侧膝腱反射（+++），双侧跟腱反射（+++）；病理反射：双侧巴宾斯基征（+），颈项强直（-），克尼格征（-），布鲁津斯基征（-）。入院后予甲泼尼龙静脉滴注抗感染，补钙、补钾，减轻神经水肿，予注射用鼠神经生长因子、B族维生素等营养神经，住院2天出现呕吐，排黄色稀便，予蒙脱石散保护胃肠道黏膜，布拉氏酵母菌散调节肠道菌群，住院3天右下肢运动障碍较前好转，未再呕吐，住院4天大便形状好转，住院9天出现咳嗽，头孢地尼抗感染，肺力咳止咳，雾化加强呼吸道管理等对症治疗，共住院治疗11天，右下肢无明显运动障碍，大便正常，无明显咳嗽，12月5日自动出院。出院诊断：脊髓病（胸段），代谢性酸中毒合并呼吸性碱中毒（代偿性），松果体小囊肿，急性胃肠炎，上呼吸道感染。嘱出院后继续口服药物治疗、定期复查。

复查期间，患儿逐渐好转，嘱药物减量。数天后发现跛行症状复发，家属商议后决定前往外地继续诊治。1月28日在外地B医院就诊、入院治疗。颅脑+胸段MRI平扫示于T2WI及FLAIR序列见双侧顶叶白质区片状高信号影，考虑髓鞘发育延迟，松果体区小囊肿，脑外间腺增宽，筛窦黏膜增厚，胸段脊髓MRI平扫未见异常。脑脊液检查大致正常。血及脑脊液（寡克隆带、脱髓鞘）常规未见异常。血副肿瘤抗PNMA2（Ma2/Ta）抗体lgG（+），余（-）。尿代谢筛查未见异常，血代谢病筛查未见特异性脂肪酸代谢异常。便常规正常。神经电生理：BAEP检测未见异常，四肢体感通路检测未见异常，四肢神经电图、肌电图检测未见异常。胸部CT平扫示双肺纹理增重，右侧胸膜增厚。B超示子宫、卵巢未见明显异常，盆腔未见确切肿块，B超示肝脾肾未见异常，双肾上腺区未见确切占位性病变，心电图示窦性心律，大致正常心电图。超声心动未见明显异常。胸部X线片：双肺纹理重，心膈无著变。颅脑MRI增强、胸椎MRI增强，双侧膝关节正位侧片，肌电图均未见明显异常。双下肢体感诱发电位（SEP）：右下肢深感觉传导障碍，左下肢大致正常。血常规：WBC $10.39\times10^9$/L，L% 46.4%，N% 46.5%，Hb 127g/L，PLT $350\times10^9$/L，CRP 1.09mg/L。血生化：甘油三酯1.12mmol/L，总胆固醇5.34mmol/L，磷 1.59mmol/L，余肝功能、肾功能、离子未见明显异常。凝血功能：纤维蛋白原1.84g/L，余在正常范围。血沉2mm/h。RF、ASO在正常范围。自身抗体谱+抗心磷脂抗体均为阴性。免疫球蛋白+补体：IgG 4.63g/L，余在正常范围。淋巴细胞亚群：B淋巴细胞亚群（CD3-CD19+）20.08%，自然杀伤细胞CD3-CD16+56+3.6%，T淋巴细胞亚群（CD3+）74.7%，辅助性T细胞（CD3+CD4+）37.17%，抑制性T细胞（CD3+CD8+）33.03%，辅助性T细胞/抑制性T细胞1.13。结核感染T淋巴细胞检测（血）：阴性。甲状腺功能8项：TSH 0.154μIU/mL，余在正常范围内。2月8日好转出院，出院诊断考虑为急性脊髓炎。

监护人否认既往病史、过敏史、家族史。

## 2.病例报告

患儿发病当年12月29日接种单位接到患儿家属报告,接报当天向辖区CDC报告并进行网络报告。辖区CDC接报后经过初步核实临床诊断为脊髓病,立即向上级CDC及辖区卫生行政部门报告。

## 3.调查处置

儿童病情平稳后,预检登记时向接种单位反映受种者罹患脊髓病。接种单位详细询问患儿当前下肢恢复状况,告知家属儿童所患疾病是否与疫苗相关需经异常反应分类诊断后明确,同时告知仔细观察症状体征变化,若有变化应积极就诊,并保持电话畅通。在省级CDC指导下,辖区CDC接到报告后48小时内开展流行病学调查,重点收集患儿临床就诊资料和预防接种相关资料,仔细询问接种疫苗后发病就医经过等内容,并告知家属异常反应分类诊断的规范流程。

(1)疫苗及接种情况:本次接种的流感疫苗为省级CDC统一招标、辖区CDC集中采购的非免疫规划疫苗,疫苗储存运输符合规定,于有效期内使用,该接种单位同批次其他疫苗外观性状未发现异常,接种操作流程符合《预防接种工作规范》。截至12月30日,辖区同批次疫苗未报告同类不良反应。

(2)既往免疫史:该儿童既往接种13种疫苗,共27剂次,其中卡介苗1剂、乙肝疫苗3剂,脊髓灰质炎疫苗3剂,麻腮风1剂,麻风1剂,A群流脑2剂,乙脑(减毒)2剂,甲肝(灭活)2剂,水痘疫苗1剂,13价肺炎疫苗4剂,轮状病毒疫苗1剂,四联疫苗4剂,EV71二倍体2剂。既往无预防接种异常反应史。

## 4.调查诊断

辖区CDC在收集全部资料后组织召开了预防接种异常反应调查诊断专家会,从省级和辖区预防接种异常反应诊断专家库中选取儿科、神经内科、感染科、流行病学等专业5名专家组成调查诊断专家组。

(1)临床诊断及依据:经过专家诊断会讨论,该病例临床诊断为脊髓病。

临床诊断依据:双上肢,左下肢肌力正常,右下肢Ⅳ+级,肌张力均正常,双侧膝腱反射(+++),双侧跟腱反射(+++)。病理反射:双侧巴宾斯基征(+)。双下肢体感诱发电位SEP：右下肢深感觉传导障碍，左下肢大致正常。

(2)分类诊断结论及依据：受种者接种流感疫苗后所患的脊髓病排除疫苗质量事故、接种事故，不排除预防接种异常反应，即可能与疫苗相关。

1)接种流感疫苗后第26天下午出现右下肢跛行症状。

2)脊髓病病因不明，其中急性脊髓炎通常在发病前1~2周常有上呼吸道感染、消化道感染症状，也可见于接种疫苗后。

3)根据现有临床资料，未发现该儿童感染的证据。

4)流感疫苗说明书不良反应监测中包含神经系统疾病，如脊髓炎、神经炎、吉兰-巴雷综合征等。

5)疫苗质量合格，存储运输规范，接种符合要求。

根据现有资料、病情资料，不能排除病例所患疾病与接种流感疫苗之间的因果关联。

机体损害等级评定依据：受种者一直进行康复治疗，待病情稳定后向辖区医学会申请进行机体损害等级评估。

(3)分类诊断结论反馈：组织单位在做出调查诊断结论，完成预防接种异常反应调查诊断书后，及时将调查诊断书交给当事人，后续当事人无争议。已通知家属待病情稳定后，向辖区医学会申请进行机体损害等级评估。同时告知家属在病情稳定经医生评估后，其他疫苗可以按照免疫程序继续接种。

## 5.案例启示

(1)接种流感疫苗后发生脊髓病极为罕见，本次接种的流感疫苗说明书中，疫苗上市后监测收集到的安全性数据中包括神经系统紊乱相关疾病，如脑脊髓膜炎、脊髓炎、臂丛神经病变、神经炎或神经病变等，虽然这些监测到的疾病与接种流感疫苗并不一定有因果关联，但应引起关注，加强流感疫苗接种后发生神经病变监测，通过流行病学数据为分类诊断评估提供支持。

(2)急性脊髓炎是脊髓病的一种，其病因不明，上呼吸道感染、消化道感染等都是诱发因素，另外也可见于接种疫苗后。调查时应全面收集临床资料，分类诊断时尽可能排除其他影响因素。

(3)调查处置和结论反馈过程中，本例家属一直担心接种后异常反应史、疫苗延迟或未种会影响患儿上学，反复与CDC确认。这提示CDC和接种单位在入学查验期间或做相关宣传时，也应注意收集家属的疑问，及时解惑，避免出现误解。

# 第十二节　接种EV71疫苗后的AEFI

## 一、发热抽搐

### 1.病例摘要

男，6月21日（1岁）9点16分接种EV71型疫苗二倍体第2剂后，当天中午12时左右出现发热，体温37.9℃；18点左右出现抽搐，20时到本地医院门诊就诊，查体：体温38.7℃，10分钟前抽搐1次，表现为双眼球外翻，口周发绀，意识丧失，未注意四肢，持续2~3分钟缓解，抽搐时发热38.7℃。血常规+CRP：CRP<2.50mg/L、白细胞$6.5\times10^9/L$、中性粒细胞数比率59.3%、淋巴细胞比率26.6%、淋巴细胞$1.73\times10^9/L$、大型血小板比率10.0%。颅脑CT：颅骨结构完整，双侧大脑半球对称，各层面脑实质形态、结构未见异常，未见明显异常密度区，皮质、髓质分界清楚。脑干及双侧小脑半球未见明显异常。诸脑室系统大小、形态和密度正常。左侧外侧裂池区增宽。中线结构未见移位。给予苯巴比妥肌注，布洛芬混悬滴剂口服治疗症状缓解；23时返回家中，持续发热2天后退热，未再发生抽搐，临床诊断为发热抽搐待查。

患儿家属否认既往病史、过敏史，患儿姐姐有发热抽搐史。

### 2.病例报告

7月4日，患儿家属通过咨询接种单位反映该儿童接种EV71型疫苗后出现发热抽搐，怀疑与接种疫苗有关，要求赔偿和处理。接种单位于接报当天向辖区CDC报告并进行网络报告。辖区CDC接报后经过初步核实有抽搐表现，立即向上级CDC及辖区卫生行政部门报告。

### 3.调查处置

接种单位首先告知家属积极治疗，并注意保留就诊资料和相关单据，保持与接种单位沟通和反馈。辖区CDC接到报告后48小时内对病例开展流行病学调查，该儿童发病及就诊情况，临床诊断和治疗效果等。核实接种服务情况、接种实施情况、疫苗情况、同批次疫苗反应情况、既往疫苗接种情况。

（1）疫苗及接种情况：本次接种的EV71型疫苗为省级CDC统一招标，辖区疾控机构集中采购的非免疫规划疫苗，疫苗储存运输符合规定，于有效期内使用，该接种门诊同批次其他疫苗外观性状未发现异常，接种操作流程符合《预防接种工作规范》。截至7月4日，辖区同批次疫苗未报告同类不良反应。

（2）既往免疫史：该儿童既往接种10种疫苗，共21剂次。其中卡介苗1剂次、乙肝3剂次、麻腮风疫苗1剂次、AC群流脑结合疫苗3剂次、乙脑减毒疫苗1剂次、五联疫苗3剂次、水痘疫苗1剂次、13价肺炎4剂次、5价轮状病毒3剂次、EV71疫苗2倍体1剂次。既往无预防接种异常反应史。

## 4. 调查诊断

辖区CDC在收集全部资料后组织召开了预防接种异常反应调查诊断专家会，从辖区预防接种异常反应诊断专家库中选取神经内科、儿科、流行病学等专业5名专家组成调查诊断专家组。

（1）临床诊断及依据：经过专家诊断会讨论，该病例临床诊断为发热抽搐。

1）6月21日9点16分接种第2剂EV71型疫苗3小时后出现发热；发热8小时左右出现抽搐，体温38.7℃。

2）血常规、CT未见异常。

3）患儿姐姐有发热抽搐史。

（2）分类诊断结论及依据：排除疫苗质量事故；排除接种事故；受种者接种EV71型疫苗后所患的发热抽搐不排除预防接种异常反应。

1）热性惊厥的发病原因至今尚不清楚，目前公认与高热、年龄、感染及遗传等因素有密切关系，病毒感染是主要诱因。本病例血常规、颅脑CT检查均未见异常，排除感染和神经系统疾病。

2）热性惊厥与疫苗接种有一定相关性。由于儿童中枢神经系统的发育不完善，神经元树突和轴突的神经髓鞘均未完全发育，大脑皮层神经元在接受兴奋冲动时容易出现泛化的效应，继而使神经元过度且同步放电，进而引发惊厥，疫苗作为一种抗原，刺激机体免疫系统的同时可能会出现发热等不良反应。预防接种后如果引起高热，可能会间接引发热性惊厥。

3）该儿童接种疫苗后3小时出现发热，8小时出现抽搐，接种EV71疫苗与发热抽搐存在时间关联性。

4）该受种者接种的EV71疫苗规范接种且疫苗质量合格，且疫苗储存运输符合规定；接种人员和接种操作符合《预防接种工作规范》的要求。

综上，根据现有资料，不能排除该受种者所患发热抽搐与接种EV71疫苗之间的因果关联。

机体损害等级评定依据：截至专家诊断会召开时，该受种者已痊愈。根据当地《预防接种异常反应补偿办法》，参照《医疗事故分级标准》，考虑机体损害等级为四级。

(3)分类诊断结论反馈：组织单位在做出调查诊断结论，完成预防接种异常反应调查诊断书后，及时将调查诊断书交给当事人，后续当事人无争议。依据当地补偿办法有关规定，按照机体损害级别对病例进行了补偿。同时告知家属在病情稳定经医生评估后，后续疫苗可以按照免疫程序继续接种。

### 5.案例启示

(1)热性惊厥是儿童的比较常见的疾病，高发的年龄为出生后6个月到6岁，多有家族史，一般都发生在体温高热时。调查的关键是找到引起高热的原因。

(2)对于曾发生过热性惊厥儿童，后续能否接种疫苗应该是本案例关注的一个焦点问题。沟通时应理性告知家属儿童出现发热抽搐产生担心情绪是很正常的，但是不需要过度焦虑，也不会影响疫苗效果或引发严重不良反应。若因此不让儿童接种疫苗，反而会让儿童暴露在患病的风险下。

(3)本案例中调查员应向家属提供以下建议：对于单纯性热性惊厥或非频繁性发作的热性惊厥(半年内发作少于3次，且1年内发作少4次)；无既往惊厥持续状态(持续惊厥超过半小时)；在发热性疾病痊愈后，可按免疫程序接种疫苗，建议每次接种1剂次。对于复杂性热性惊厥，或短期内频繁惊厥发作(半年内发作3次及以上，或1年内发作4次及以上)，建议前往专科门诊就诊，根据医生的建议进行疫苗接种。

## 二、中枢神经系统脱髓鞘病

### 1.病例摘要

女，6月3日(2岁3个月)接种EV71疫苗第1剂。6月4日出现走路不稳、食欲缺乏症状。6月9日出现头左倾，双目无神，走路易倾倒症状，后症状持续加重。6月12日就诊于当地A医院，颅脑MRI、颈椎平扫：左侧桥臂异常信号，考虑炎性脱髓鞘疾病改变(急性播散性脑脊髓炎)，颈椎MI平扫未见明显异常，当晚出现神情呆滞、流口水、双手震颤症状。6月13日就诊于外地B医院。体格检查：独坐不稳，头左偏，能独走数步，扶走步态不稳、基底宽，双手持物不稳，左手著，四肢肌力正常，肌张力减低，双侧巴宾斯基征阳性；脑脊液常规、生化、病原学检查未见异常；颅脑MRI增强：左侧桥臂异常信号，边缘少许轻度强化，双侧额叶皮层下斑点状，T2、FLAIR高信号，未见强化，颈椎MRI平扫：颈1-7水平脊髓弥漫性增粗，T2信号增高，给予免疫治疗后症状好转，诊断为中枢神经系统脱髓鞘病，嘱定期复查。7月30日复查：颈1-7水平脊髓弥漫性增粗好转，T2异常信号范围略缩小。9月24日复查：全血细胞分析+网织、C15生化全项+心肌酶谱、EMA抗体谱、F11甲状腺抗体、补体系列（C3、C4）无明显异常，基本痊愈。

监护人否认既往病史、过敏史、家族病史。

## 2.病例报告

患儿发病当年8月6日接种单位接到患儿家属报告，接报当天向辖区CDC报告并进行网络报告。辖区CDC接报后经过初步核实有炎性脱髓鞘疾病表现，立即向上级CDC及辖区卫生行政部门报告。

## 3.调查处置

疾病好转后，家属经周围亲戚提醒，怀疑所患疾病与接种疫苗有关，故主动联系接种单位。接种单位接报后首先询问患儿当前病情恢复情况，得知已好转现在定期复查，告知家属遵医嘱仔细观察，告知异常反应分类诊断流程及补偿政策。在省级CDC指导下，辖区CDC接到报告后48小时内开展流行病学调查，重点收集患儿接种后各时间段肢体变化情况和预防接种相关资料，仔细询问接种疫苗后发病就医经过等内容，并告知家属异常反应分类诊断的规范流程，请家属遵医嘱定期复查，随时保持联系。

（1）疫苗及接种情况：本次接种的EV71疫苗为省级CDC统一招标、辖区CDC集中采购的非免疫规划疫苗，疫苗储存运输符合规定，于有效期内使用，该接种单位同批次其他疫苗外观性状未发现异常，接种操作流程符合《预防接种工作规范》。截至8月7日，辖区同批次疫苗未报告同类不良反应。

（2）既往免疫史：该儿童既往接种10种疫苗，共21剂次，其中卡介苗1剂次、乙肝疫苗3剂次、脊髓灰质炎疫苗3剂次、百白破疫苗4剂次、麻风疫苗1剂次、麻腮风疫苗1剂次、乙脑减毒疫苗2剂次、甲肝灭活疫苗2剂次、AC群流脑-Hib疫苗3剂次、水痘1剂次。既往无预防接种异常反应史。

## 4.调查诊断

辖区CDC在收集全部资料后组织召开了预防接种异常反应调查诊断专家会，从省级和辖区预防接种异常反应诊断专家库中选取儿科、神经内科、流行病学等专业5名专家组成调查诊断专家组。

(1)临床诊断及依据:经过专家诊断会讨论，该病例临床诊断为:中枢神经系统脱髓鞘病。

1)起病急，病史短，肢体无力，走路不稳。

2)脑脊液常规、生化、病原学检查未见异常;颅脑MRI增强:左侧桥臂异常信号，边缘少许轻度强化，双侧额叶皮层下斑点状，T2、FLAIR高信号，未见强化;颈椎MRI平扫:颈1-7水平脊髓弥漫性增粗，T2信号增高。

3)给予免疫治疗后症状好转。

(2)分类诊断结论及依据:排除疫苗质量事故;排除接种事故;受种者接种EV71疫苗后所患中枢神经系统脱髓鞘病不排除预防接种异常反应，即可能与疫苗相关。

1)接种后转天出现走路不稳、持物不稳、头左倾、双目无神等症状，发病与接种时间符合时间关联性，给予免疫治疗后症状好转。

2)根据现有资料，未发现该儿童有感染、神经系统疾病、家族遗传病史等。

3)疫苗质量合格，存储运输规范，接种符合要求。根据现有资料、病情资料，不能排除受种者所患中枢神经系统脱髓鞘病与接种EV71疫苗之间的因果关联。

机体损害等级评定依据:截至专家诊断会召开时，该受种者基本痊愈。根据当地《预防接种异常反应补偿办法》，参照《医疗事故分级标准》，考虑机体损害等级为四级。

(3)分类诊断结论反馈:组织单位在做出调查诊断结论，完成预防接种异常反应调查诊断书后，及时将调查诊断书交给当事人，当事人认为该病需5年以上时间未复发才痊愈，不认可诊断结果及补偿标准，向当地辖区医学会申请鉴定。医学会鉴定结果与调查诊断结果一致。依据当地补偿办法有关规定，按照机体损害级别对病例进行了补偿。接种单位工作人员对家属进行了安抚，同时告知待病情稳定后，其他疫苗可按照免疫程序接种。

## 5.案例启示

(1)神经系统脱髓鞘疾病是以神经髓鞘脱失为主的一组疾病，包括遗传性和获得性两大类。获得性神经系统脱髓鞘疾病多与病毒感染有关，接种疫苗后患中枢神经系统脱髓鞘病的情况较为罕见，在异常反应诊断和安全性监测等方面需引起足够的重视。

(2)本案例接种疫苗转天出现症状，与疾病发病免疫机理不尽相符，应进一步调查疫苗接种前一段时间健康状况，排查其他可能的病因，以目前资料得出的分类诊断结论值得进一步探讨。今后可以加强疫苗接种后发生中枢神经系统脱髓鞘病，包括多发性硬化、视神经脊髓炎、急性播散性脑脊髓炎等疾病的监测和分析，相关流行病学数据对分类诊断具有参考意义。

(3)本例在后续向家属反馈诊断结论和补偿情况时，家属不认可并向辖区医学会上诉，这是家属的权利，其间CDC有义务做好家属情绪安抚工作，加强沟通，普及疫苗及异常反应知识，避免产生舆情。

(4)本案例中，该儿童尽管既往已接种了20余剂次疫苗，但仍未有异常反应上报的意识，本次上报是在儿童疾病稳定、基本痊愈后，且由周围人提醒怀疑与疫苗接种有关才上报。CDC及接种单位应加强异常反应及时上报的科普与告知。

## 第十三节 接种流感疫苗和霍乱疫苗后的热性惊厥

### 1.病例摘要

男，8月22日(2岁6月龄)9:00左右接种儿童流感裂解疫苗第3剂和霍乱疫苗第3剂，观察30分钟无异常，当天13:00左右出现发热，2小时后出现抽搐，立即前往在A医院就诊并住院治疗。现病史：受种者入院前7小时无明显诱因出现发热，病初热峰38.3℃，入院前5小时受种者清醒状态下突然出现抽搐，表现为双目上翻，四肢抽动，牙关紧闭，口角流涎，呼之不应，持续5分钟自行缓解，抽后精神行为无异常，测体温38.9℃，予肌内注射苯巴比妥钠、地塞米松2.5mg治疗。体格检查：体温37.3℃，心率108次/分，呼吸26次/分，体重13.8kg，发育正常。血常规：WBC $7.3\times10^9$/L，N% 70.6%，L% 19.5%，Hb 118g/L，PLT $181\times10^9$/L，CRP<0.499mg/L。8月23日脑电图电生理检查：正常范围脑电图及脑电地形图，正常范围蝶骨电极脑电图。给予静脉滴注头孢曲松钠抗感染、喜炎平清热等治疗。住院4天后好转出院，出院诊断：急性咽喉炎、热性惊厥、代谢性酸中毒(代偿性)、应激性高血糖、高乳酸血症。儿童家属自述既往无过敏史和无家族史，1岁余有1次发热抽搐史。

## 2.病例报告

病例发病当年8月接种单位接到报告后，接报当天向辖区CDC报告并进行网络报告。辖区CDC接到接种单位报告后，经初步核实存在热性惊厥，立即向上级CDC及辖区卫生行政部门报告。

## 3.调查处置

接种单位经过初步核实接种疫苗后出现抽搐等，告知家属继续积极就诊，CDC人员会联系家属开展调查。辖区CDC在接到报告后48小时内对病例开展流行病学调查，了解病例既往病史、现病史、检查结果、临床诊断及治疗情况；对疫苗及疫苗接种情况进行了调查。

(1)疫苗接种情况：本次接种的儿童流感裂解疫苗和霍乱疫苗均为省级CDC统一招标，区疾控中心集中采购的非免疫规划疫苗，疫苗储存运输符合规定，于有效期内使用，该接种门诊两种同批次其他疫苗外观性状未发现异常，接种操作流程符合《预防接种工作规范》。截至发病当年8月，辖区两种同批次疫苗未报告同类不良反应。

(2)既往免疫史：该儿童既往接种过14种疫苗，共29剂次，其中包括卡介苗1剂、乙肝疫苗3剂，23价肺炎疫苗1剂，5价轮状病毒疫苗3剂，麻腮风疫苗2剂，乙脑减毒活疫苗2剂，灭活甲肝疫苗2剂，水痘疫苗1剂，AC群流脑结合疫苗3剂、A群流脑多糖疫苗1剂，流感疫苗2剂，DPT-IPV-Hib五联疫苗4剂，EV71(Vero细胞)疫苗2剂，霍乱疫苗2剂。既往无预防接种异常反应史。

## 4.调查诊断

辖区CDC在收集全部资料后组织召开了预防接种异常反应调查诊断专家会，从省级和辖区预防接种异常反应诊断专家库中选取儿科、神经内科、感染科及风湿免疫专业的5名专家组成调查诊断专家组。

(1)临床诊断及依据：经过专家诊断会讨论，该病例临床诊断为热性惊厥。

1)体温38.3℃，突发抽搐，表现为双目上翻，四肢抽动、牙关紧闭、口角流涎、呼之不应，持续5分钟自行缓解，抽后精神行为无异常。

2)脑电图电生理诊断：正常范围脑电图及脑电地形图，正常范围蝶骨电极脑电图。

(2)分类诊断结论及依据：排除疫苗质量事故；排除接种事故；受种者接种儿童流感裂解疫苗和霍乱疫苗后所患的热性惊厥不排除预防接种异常反应。

1)该儿童接种儿童流感裂解疫苗和霍乱疫苗约4小时出现发热(38.3℃),6小时左右出现惊厥表现,持续5分钟自行缓解。

2)参考文献中有关于接种流感疫苗和霍乱疫苗后出现热性惊厥的报道。

3)该儿童接种的流感疫苗和霍乱疫苗均有国家市场监督管理总局批签发证明。同期其他受种者无类似反应。

4)接种单位为辖区卫生行政部门指定的预防接种门诊,接种人员有资格证,疫苗接种符合《预防接种工作规范》的要求。综合分析,不能排除受种者所患热性惊厥与接种儿童流感裂解疫苗和霍乱疫苗之间的因果关联。

(3)机体损害等级评定依据:召开调查诊断会时,该儿童已基本痊愈。根据当地《预防接种异常反应补偿办法》,参照《医疗事故分级标准》,考虑机体损害等级为四级。

### 5.案例启示

(1)热性惊厥既往又称高热惊厥,系儿童时期发热所诱发的惊厥,是儿童惊厥中最常见的原因,有明显年龄依赖性和自限性。应告知有高热惊厥病史儿童家属应加强接种疫苗后不良反应观察,出现发热及时采取措施控制体温,避免再次出现惊厥。

(2)该儿童出现的发热是否由接种疫苗引起是关键点。病历资料中缺乏支持急性咽喉炎诊断的有关病史及检查资料,这提示我们今后在流调过程中应有针对性开展调查和病历资料收集。

## 第十四节　接种5价轮状病毒疫苗、五联疫苗等疫苗后的免疫性血小板减少症

### 1.病例摘要

男,7月19日(1.5月龄)接种5价轮状疫苗第1剂,8月2日(2月龄)接种DTaP-IPV-Hib五联疫苗第1剂,8月9日(2月龄)接种13价肺炎疫苗第1剂。8月9日16时(接种13价肺炎疫苗后8小时)出现发热,最高温度38.2℃,持续3天。8月12日发现双侧下肢、臀部、颈部及前胸出现散在棕褐色小瘀点,前往当地某医院就诊。体格检查:发育正常,营养中等,神清,精神反应可,呼吸平稳,无发绀,面色红润,自主体位。全身皮肤黏膜及口腔散在针尖大小出血点,口腔上腭可见较多出血点,部分融合成片,未见血疱,皮肤无皮疹,无苍白、黄染、卡痕(+)。全身浅表淋巴结未及肿大。口腔黏

膜光滑，咽无充血。双肺呼吸音粗，未闻及啰音。心音有力，心律齐。腹软不胀，肝脾肋下未及，四肢活动自如。血常规：Hb 103g/L，WBC $6.37\times10^9$/L，N% 13%，L% 77%，M% 8.2%，E% 1.6%，B% 0.2%，PLT $6.0\times10^9$/L，CRP 3.8mg/L。胸部X线片显示双肺纹理重，心膈无著变。予丙种球蛋白1g/kg 2天（累计2g/kg）冲击治疗，酚磺乙胺止血治疗，保护脏器及其他对症治疗，监测血小板很快增至正常，8月18日PLT $113\times10^9$/L，自动出院。临床诊断为免疫性血小板减少症、粒细胞缺乏症、双侧睾丸鞘膜积液（少量）。

患儿家属否认其他既往病史、过敏史、家族史。

## 2.病例报告

患儿发病当年8月12日接种单位接到患儿家属报告，接报当天向辖区CDC报告并进行网络报告。辖区CDC接报后经初步核实存在血小板减少症状，立即向上级CDC及辖区卫生行政部门报告。

## 3.调查处置

接种单位接报后首先询问患儿当前皮肤瘀斑状况，根据家属拍摄的患儿皮肤视频，怀疑是血小板减少症，指导家属立即就医，留存好就诊记录，保持电话畅通。在省级CDC指导下，辖区CDC接到报告后48小时内开展流行病学调查，得知患儿已入院，收集当前临床表现、初步诊断和预防接种相关资料，叮嘱家属遵医嘱积极治疗，后续会定期随访，同时告知异常反应分类诊断的规范流程及补偿政策，充分缓解家属焦虑情绪。

（1）疫苗及接种情况：使用的5价轮状疫苗、五联疫苗、13价肺炎疫苗均为省级CDC统一招标、辖区CDC集中采购的非免疫规划疫苗，疫苗储存运输符合规定，于有效期内使用，该接种单位同批次其他疫苗外观性状未发现异常，接种操作流程符合《预防接种工作规范》。截至8月13日，辖区同批次疫苗未报告同类不良反应。

（2）既往免疫史：该儿童既往接种2种疫苗，共3剂次，其中卡介苗1剂、乙肝疫苗2剂。既往无预防接种异常反应史。

## 4.调查诊断

辖区CDC在收集全部资料后组织召开了预防接种异常反应调查诊断专家会，从省级和辖区预防接种异常反应诊断专家库中选取血液科、内科、儿科、检验科、流行病学等专业5位专家组成调查诊断专家组。

(1)临床诊断及依据:经过专家诊断会讨论,该病例临床诊断为免疫性血小板减少症。

1)全身皮肤黏膜及口腔散在针尖大小出血点,口腔上腭可见较多出血点,部分融合成片。

2)血常规:Hb 103g/L,WBC $6.37\times10^9$/L,N% 13%,L% 77%,M% 8.2%,E% 1.6%,B% 0.2%,PLT $6.0\times10^9$/L,CRP 3.8mg/L。

3)入院后予丙种球蛋白治疗有效。

(2)分类诊断结论及依据:排除疫苗质量事故;排除接种事故;病例接种5价轮状疫苗、五联疫苗、13价肺炎疫苗后所患的免疫性血小板减少症属于预防接种异常反应。

1)在儿童免疫性血小板减少中,70%~80%在发病前2~3周左右有明确的病毒感染史或疫苗接种史。

2)接种前后无感染性疾病的证据。

3)该儿童发生血小板减少症前有明确疫苗接种史,存在时间关联性。

4)疫苗质量合格,存储运输规范,接种符合要求。

根据现有资料、病情资料,受种者所患免疫性血小板减少症与接种5价轮状疫苗、五联疫苗、13价肺炎疫苗之间有因果关联。

机体损害等级评定依据:截至专家诊断会召开时,该受种者已痊愈。根据当地《预防接种异常反应补偿办法》,参照《医疗事故分级标准》,考虑机体损害等级为四级。

(3)分类诊断结论反馈:组织单位在做出调查诊断结论,完成预防接种异常反应调查诊断书后,及时将调查诊断书交给当事人,依据当地补偿办法有关规定,按照机体损害级别向病例给予补偿,同时告知其他疫苗可按照免疫程序接种。

## 5.案例启示

(1)免疫性血小板减少症病因不十分明确,发病前常有病毒感染史,也可继发于疫苗接种、免疫缺陷病等。该案例未发现引起免疫性血小板减少的其他危险因素,发病前3周内先后接种了3种非免疫规划疫苗,因此考虑疫苗为危险因素之一,但未能区分具体哪种疫苗与所患疾病相关。

(2)既往发生疫苗接种后异常反应并非所有疫苗接种的绝对禁忌,CDC根据本例儿童的疾病种类、严重程度、病程长短、疾病特性等情况给出接种建议,但该儿童在发病至今4年未接种任何疫苗,提示CDC和接种单位应加强宣传教育,引导群众树立正确的异常反应认知和接种信念。

(3)及时发现异常反应并向接种单位上报对儿童及时就医、减轻疾病严重程度、缩短病程具有重要意义。本例儿童家属在发现异常时能够立即联系接种单位,并拍摄皮肤变化视频,让接种单位直观看到儿童状态,以便接种单位快速做出判断、第一时间指导家属就医,避免加重病情。

# 参考文献


[1]谢广中，刁连东，王树巧，等.预防接种的反应和处理(第三版)[M].上海：上海科学技术出版社.2009.

[2]曹雪涛，于益芝，熊思东.医学免疫学(第二版)[M].人民卫生出版社.2021.

[3]国家疾病预防控制局，国家卫生健康委员会.预防接种工作规范(2023年版)[M].2023.

[4]王陇德，齐小秋，于竞进.预防接种实践与管理[M].人民卫生出版社.2006.

[5]夏宪照，罗会明.实用预防接种手册第2版[M].人民卫生出版社.2012.

[6]Stanley A. Plotkin. Plotkin's Vaccines[M]. Elsevier Inc.：2023.

[7]沈洪兵，齐秀英.流行病学第9版[M].人民卫生出版社.2018.

[8]于爱莲，王月丹，田喜凤等.病原生物与免疫学[M].北京：北京大学医学出版社，2015，(06)：316-322.

[9]谢广中.预防接种与偶合症[J].上海预防医学杂志，2008，(05)：260-262.

[10]孙晓东.疑似预防接种异常反应和处理[M].上海科学技术出版社，2024.

[11]刘大卫.如何开展预防接种异常反应监测工作[J].中国计划免疫，2006，(04)：322-327.

[12]李娟.规范预防接种门诊告知义务防范接种纠纷[J].长江大学学报(自然科学.

[13]周勇，张冬娟，郑金凤，等.用全质量管理法探讨疫苗接种告知和健康状况询问的实施[J].海峡预防医学杂志，2011，17(04)：62-64.

[14]预防接种知情告知专家共识(上)[J].中国疫苗和免疫，2021，27(02)：121-151.

# 附录一

## 国际AEFI法律规范

### 一、WHO《全球免疫接种后不良事件监测手册(2016年版)》

#### (一)AEFI定义和分类

WHO在《全球免疫接种后不良事件监测手册(2016年版)》中将预防接种异常反应定义为：疫苗接种后发生的异常指标、症状或疾病等任何不良医学事件，与接种疫苗不一定有因果关系。报告的不良事件可以是由疫苗或免疫过程引起的不良事件，也可以是与疫苗或免疫过程无关但与免疫接种暂时相关的巧合事件。按照发生原因，分为五类：

(1)疫苗相关反应：是个体对疫苗固有特性的反应，可能与特殊的免疫介导反应或疫苗相关微生物因子的复制有关。

(2)疫苗质量缺陷有关的反应：是由疫苗(或其给药装置)在生产过程中出现缺陷而引起的。

(3)接种差错相关反应：由疫苗储存、运输、使用以及接种操作不当导致的反应。

(4)接种焦虑相关反应：因对接种感到焦虑导致的反应。

(5)偶合事件：非因疫苗固有特性、接种差错或接种焦虑引起的，与接种有时间关联的一类反应。

#### (二)AEFI监测

WHO于1968年建立了全球预防接种不良反应监测项目，有60多个国家参加。建立的数据库包括250万例AEFI，并且每年以20万例的速度递增。1999年，为进一步加强AEFI监测，成立全球疫苗安全咨询委员会，由世界各地的流行病学、免疫学、儿科学、传染病学、公共卫生和药物管理及药物安全领域的12~15名专家组成。通过与包括国家行政部门、医学院校、疾病控制机构和疫苗生产企业等所有参加者密切合作，针对全球各国所关心的疫苗安全问题，从基础研究到流行病学的最新进展进行综述，确定疫苗及其各种成分与疫苗不良反应的因果关系，提出科学建议供WHO、各国政府和国际组织在制定疫苗安全政策，特别是在解决发展中国家所面临的问题时参考。

## （三）AEFI报告

WHO在AEFI的报告中强调及时和全面。AEFI报告主体可以是现场卫生工作者、医务人员、志愿者，也可以是受种者父母或发现AEFI的其他任何人员。报告要注重时效性，一旦发现可能出现AEFI立即报告，不需要等待开展调查。报告范围为所有AEFI，只要怀疑可能与预防接种相关均需要报告，特别对于卫生工作者，发现下列情况，务必立即报告：

（1）严重的免疫接种后不良事件。

（2）与新引进疫苗有关的信号和事件。

（3）可能由接种差错引起的事件。

（4）接种疫苗后30天内发生原因不明的重大事件。

（5）引起父母或社会关注的事件。

报告采用标准的AEFI报告表，其中包括25个变量的核心数据集和33个变量的严重AEFI相关数据集，数据录入采用统一的表述，以便实现最佳的疫苗安全监测和对AEFI数据进行有意义的分析。

AEFI报告数据的录入、储存利用疫苗不良事件信息管理系统（VAEIMS）。VAEIMS是由国际疫苗研究所与WHO合作开发，将使用核心变量的AEFI数据从卫生保健系统的外围高效和有效地转移到中央数据库中，以便处理和转换为可以指导行动的信息。VAEIMS的设计考虑到不同国家不同的数据收集、整理、传输、分析和反馈系统，能够向一个国家不同层次的决策者和全球受众者提供快速可靠的信息。

## （四）AEFI调查

开展AEFI个案调查是为确定接种疫苗的详细情况，确定接种疫苗与事件发生之间的时间关联，确认报告的诊断或建立诊断，记录报告的不良事件的结果，查明AEFI的原因，确定报告的事件是单一事件还是群集事件之一等，但并非所有的AEFI报告都需要调查，WHO给出的需调查AEFI类型包括：

(1)可能是已知或未知原因的严重事件。

(2)属于AEFI群集事件之一。

(3)是以前未被认识到的与现有疫苗或新引进疫苗有关的事件。

(4)涉及某种已知疾病的数量或比率增加。

(5)疑似接种差错。

(6)为AEFI监测目录事件。

(7)引起受种者或父母或公众的关注。

AEFI调查遵循流行病学调查的标准原则:

(1)确认报告中的信息。获取患者的医疗记录,从医疗记录中查看患者和事件的详细信息(与AEFI报表核对,获取遗漏的细节),确定要纳入调查的其他案件。

(2)收集数据。患者免疫史、既往病史、有类似事件的家族史、临床描述、任何与AEFI和诊断事件相关的实验室结果、治疗、是否住院和结果。

(3)收集有关疫苗和服务的数据。疫苗的储存(包括开瓶)、分发和处置,稀释剂的储存、分配和配置(过程和时间),注射器和针头的使用和消毒,接种操作(配液、抽取疫苗、注射操作、针头和注射器安全),已开启疫苗瓶的处理。

(4)提出假设。关于事件发生的可能原因。

(5)验证假设。病例分布情况,实验室检测结果。

(6)结论。明确原因,完成AEFI调查表格,采取纠正措施,并建议进一步的措施。

对于预防接种后出现死亡病例应立即开展现场调查,将死亡情况通知所有行政级别,包括国家免疫规划部门。组建由临床、实验室和法医专家组成的小组进行死亡调查,建议所有怀疑由疫苗或免疫引起的死亡病例进行尸检。

## 二、WHO免疫接种后不良事件因果关系评估:世界卫生组织分类(修订)用户手册(2019年版)

免疫接种后不良事件因果关系评估应在几个不同的层面上进行。首先是在群体层面,有必要检验疫苗的使用与人群中的某种免疫接种后不良事件之间是否存在因果关系。其次,在个体免疫接种后不良事件病例报告层面,应该审查以前的证据,根据逻辑推导来确定某个体免疫接种后不良事件是否与使用疫苗有因果关系。第三,评估应包括对信号的调查。下面就群体层面和个体层面的因果关联评估进行简单介绍。

## 1.群体层面

检验疫苗的使用与人群中的某种疫苗接种后AEFI之间是否存在因果关系。在群体层面，评估的目的是要回答："所接种的疫苗是否会引起特定的不良事件?(即，会吗?)"。可通过流行病学调查来进行，只有第1项标准是绝对必需的。

(1)时间关联性：接种疫苗必须在AEFI发生之前。

(2)关联性强度：为了显示不是简单地由偶然的机会所致，关联性应在统计学上达到显著性要求。

(3)剂量-反应关系：如有证据显示增加接种疫苗的剂量发生不良反应的风险也增大，则提示存在因果关系。然而就疫苗来说，剂量和频率往往是固定的。

(4)证据的一致性：如在不同地方使用不同方法进行研究所得出的结果相似或相同，则支持存在因果关系。

(5)关联的特异性：疫苗是所发生事件的唯一原因。

(6)生物学合理性和一致性：疫苗与不良事件之间的关联应该有合理性，并与疫苗和不良事件的现有生物学知识相一致。

## 2.个体层面

(1)个体层面评估的意义及目的：在个体层面，根据单个疫苗接种后AEFI的病例报告，通常难以确定AEFI与特定疫苗之间是否存在确切的因果关系。重要的是要试图通过评估这种关系，以确定是否可能由新疫苗产品导致的不良反应，以及要确定该事件是否可以预防或者有补救措施。个体层面进行因果关系评估的目的是要回答："该AEFI是否由该疫苗导致"。在大多数情况下，评估应全面考虑发生AEFI所有可能的原因，最后得出结论。

(2)因果关系评估的先决条件：AEFI通常经由被动或加强的被动监测系统报告，而通过主动监测系统报告者较少。及时报告AEFI并进行恰当和详尽的调查非常重要。高质量的AEFI调查中所收集到的信息和证据，是成功评估事件及其发生情况的关键，并为事件发生的可能原因提供了重要线索。对AEFI进行因果关系评估前，应满足四个先决条件：①完成AEFI个案的全面调查；②获得病例的所有详尽资料，包括与调查相关的文件资料、必要时还需要实验室检测和尸检结果；③对于不利或意外的体征、异常实验室检测结果、相关的症状或疾病，必须有"有效的诊断"；④确定事件发生前接种的所有疫苗。

(3)因果关联评估的步骤:一般包括确定适评条件、检查资料清单、因果关联分析的流程指向和病例最终分类。

步骤1适评条件:旨在确定这种AEFI病例是否符合下述因果关系评估的最低标准。

1)确定是AEFI:确认该事件发生前接种过一种或多种疫苗,并具备AEFI的三要素:①可能的时间关联,即AEFI发生在接种疫苗后的合理时间范围内;②明确的临床损害,对组织或功能造成一定的损害;③可能的因果关联,临床损害与接种疫苗可能存在或暂时不能排除二者之间的因果关联。

2)确保完成AEFI调查并获得病例的所有详细资料。

3)掌握相关支持资料:如疫苗资料(特性、成分、工艺,储运等);相关的AEFI资料(如发生不良反应的种类、间隔、发生率,疫苗不可能引起的反应或疾病);疾病资料(如疾病病因、发病机制、流行病学特征、临床诊断标准、基础发病率);疫苗与反应因果关联的研究文献等。

4)具有有效诊断:对AEFI病例的诊断是否明确、诊断依据是否充分、与标准病例定义是否相符。如果可能,最好采用布莱顿协作组、标准医学文献或国家指南中的病例定义,也可以采用当地的病例定义。

步骤2检查资料清单(图附录1.1):系统地审核可获得的相关信息,提出引起AEFI的可能原因。

通过检查WHO提供的"因果关联评估清单"审核各项资料是否可以满足评估的需要,如不能满足则需要补充信息。WHO提出需要评估的要素信息包括:①是否有支持其他原因的证据?②医学文献中是否有与疫苗/疫苗接种已知的关联性的记载?如果有,所评估的事件是否发生在适当的时间窗口期内?如果是,是否与疫苗、接种事故或免疫接种相关的焦虑有关?③是否有任何不支持因果关联的有力证据?④其他与分类有关的因素(如以前发生过类似事件、事件的背景发生率、原有疾病、目前和既往健康状况、潜在的风险因素、药物治疗情况、生物学合理性等)。

| 检查项目 | 是 | 否 | 不知道 | 不适用 | 备注 |
|---|---|---|---|---|---|
| Ⅰ.是否有支持其他原因的有力证据? | | | | | |
| 患者病史、临床检查或实验室检测结果是否能确认别的原因? | | | | | |
| Ⅱ.是否与疫苗或疫苗有已知因果联系? | | | | | |
| **疫苗产品** | | | | | |
| 已发表的同行评议文献中是否有证据显示,即使正确使用这种疫苗也会引起此类事件? | | | | | |

**图附录1.1 AEFI因果关联资料检查清单**(待续)

| 检查项目 | 是 | 否 | 不知道 | 不适用 | 备注 |
|---|---|---|---|---|---|
| 该疫苗导致的此类事件是否具有生物学合理性? | | | | | |
| 该患者是否有特定的检测证明该疫苗与事件有因果联系? | | | | | |
| **疫苗质量** | | | | | |
| 该患者接种的疫苗是否可能有质量缺陷、不合格或假疫苗? | | | | | |
| **预防接种差错** | | | | | |
| 有处方错误或未按疫苗使用建议接种(如疫苗过期、接种对象错误等)吗? | | | | | |
| 接种的疫苗(稀释液)是否未能做到无菌操作? | | | | | |
| 接种时疫苗的物理性状(如颜色、浊度、杂质等)是否有异常? | | | | | |
| 接种人员的疫苗稀释/准备工作中是否有错误(如疫苗错误、稀释液错误、混合不当、注射器吸取不当等)? | | | | | |
| 疫苗处理过程中是否有错误(如疫苗运输、储存、接种周期中冷链中断等)? | | | | | |
| 疫苗接种操作过程中是否有不正确(如接种剂量、部位和途径错误,针头规格错误等)? | | | | | |
| **预防接种焦虑** | | | | | |
| 事件是否可能是免疫接种引起的应急反应(如急性应激反应、血管迷走神经性反应、换气过度或分离性神经症状障碍)? | | | | | |
| (时间):在第Ⅱ部分中所列的事件是否发生在风险增高的时间窗口期内?即对第Ⅱ部分中问题的回答为“是”。 | | | | | |
| 事件是否发生在疫苗接种后合理的时间窗口期内? | | | | | |
| Ⅲ.是否有不支持因果关系的有力证据? | | | | | |
| 是否许多已发表的证据(系统综述、全球疫苗安全咨询委员会综述等)不支持疫苗与事件之间存在因果关系? | | | | | |
| Ⅳ.其他影响分类的因素 | | | | | |
| 患者以前在接种类似疫苗后是否发生过类似事件? | | | | | |
| 患者过去发生此类事件是否与疫苗接种有关? | | | | | |
| 如果没有接种疫苗,该患者是否会发生目前的事件(背景率)? | | | | | |
| 该患者是否有导致此种事件发生的疾病、原有疾病或危险因素? | | | | | |
| 患者在接种疫苗前是否在使用任何药物? | | | | | |
| 该患者在事件发生前是否接触过(除疫苗外)潜在的危险因素(如过敏原、药物等)? | | | | | |

**图附录1.1(续)**

对检查清单中的所有问题,需要在“是”“否”“不知道”或“不适用”4个选项中选取4项作答,这是非常重要的。

步骤3算法流程(图附录1.2):根据检查清单中的相关信息获得因果关系的流程指向。

在完成检查清单后,就要准备将所调查的因果关系相关资料用于算法流程。算法流程的目的是要成为诊断专家组/鉴定专家组的技术路线图,但它不会、也不应该排除专家和将诊断与事件可能原因联系起来的内在推导逻辑过程。循序渐进的算法流程有助于判定AEFI发生原因并分类。

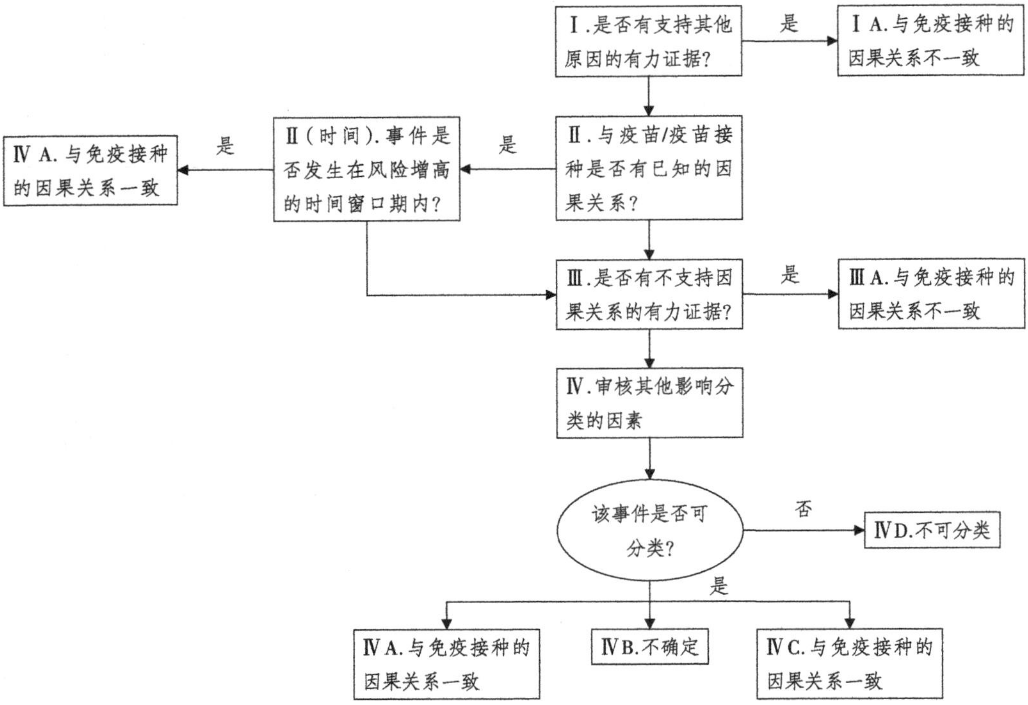


**图附录1.2 因果关系算法流程**

步骤4病例分类:根据评估流程中确定的流程指向,对AEFI与疫苗或免疫接种的关系进行分类。

依据国际医学科学组织理事会/世界卫生组织疫苗药物警戒工作组的报告《疫苗药物警戒术语的定义和应用》,并取决于是否能够获得足够的信息。

第一类:与免疫接种的因果关系一致(符合/有因果关系)。疫苗产品相关反应(一般反应或异常反应)、疫苗质量缺陷相关反应(疫苗质量事故)、免疫接种差错相关反应(接种事故)、免疫接种焦虑/应激相关反应(心因性反应)。

第二类:与免疫接种的因果关系不一致(偶合事件,不符合/无因果关系)。这可能是由于潜在的或新出现的疾病,或者是暴露于疫苗之外的其他因素所引起的疾病。

第三类：不确定。时间关系一致，但缺乏疫苗导致事件的明确证据（可能是新的与疫苗相关的事件）。这是一个潜在的信号，需要考虑做进一步的调查。

第四类："不可分类"。缺乏足够信息无法得出因果关系结论的病例，还需要更多的信息才能再进行因果关系审核；审核的其他影响分类的因素导致事件与免疫接种的因果关系是否一致有分歧（即可能与疫苗相关或是偶合事件，且无法明确地支持任何一个）。

## 二、美国

### （一）AEFI报告和监测

#### 1.疫苗不良事件报告系统（VAERS）

美国《国家儿童疫苗伤害法案》（NCVIA）规定，接种单位在接种疫苗后需要在VAERS系统中上报发生的不良反应。

VAERS系统由美国疾病预防控制中心和市场监督管理局联合管理，用于收集、整理、分析和解释与疫苗接种有关的不良反应数据。VAERS系统独立于市场监督管理局的药品不良事件报告系统，设有一个全国疫苗不良事件监测中心，采取集中报告的组织形式。其鼓励报告在美国已批准上市疫苗的任何临床的重要不良反应，即使不能确定不良反应事件是否由疫苗引起，但也应及时上报。

#### 2.哨点系统

哨点系统进行全美流感疫苗安全及其他医疗对策的及时主动监测，由美国食品药品监督管理局支持。哨点系统数据每季度刷新一次，其目标是获取、使用和评估稳定与完整的数据，以便在目标人群中及时进行流感疫苗安全监测。

#### 3.许可后快速免疫安全监测系统（PRISM）

建立于2009年，是一个全国性的活性疫苗及市场监督管理局监管产品的监测系统。PRISM监测将健康计划的数据与州和城市免疫登记处的数据联系起来，如果市场监督管理局确定有潜在安全问题，PRISM可以进行研究，以评估可疑的安全信号。

### 4.疫苗安全数据链（VSD）

VSD是一个用于主动监测和研究的链接数据库系统。该系统源自1990年美国疾病预防控制中心与8个管理式医疗组织的合作项目，旨在对疫苗安全性进行上市后评估。

### 5.妊娠疫苗和药物监测系统（VAMPSS）

VAMPSS是美国过敏、哮喘与免疫学会，加州大学圣地亚哥分校畸胎学信息专家组织研究中心，波士顿大学斯隆流行病学中心和哈佛妊娠研究小组合作开发的国家监测系统，旨在监测妊娠期间疫苗和哮喘药物的使用和安全性，在接触疫苗和药物后及时监测妊娠并发症和先天性畸形。

## （二）AEFI鉴定和补偿

### 1.《国家疫苗伤害赔偿计划》（VICP）

1988年，为应对群众对百白破疫苗的恐慌而对疫苗供应造成的威胁，确保疫苗供应足够、疫苗成本稳定，并为疫苗受害者提供了高效、便捷的补偿途径，美国国会依据NCVIA建立VICP。

VICP制订了疫苗伤害表，表中列出了国家补偿涵盖的疫苗清单、相应可能引起的伤害以及这些伤害最初发作的时间。如果索赔人的伤害或症状与疫苗伤害表中的情况相符并且在表格规定的时间内发生，索赔人将被推定受种疫苗和伤害间有因果关系，不用另外举证，除非卫生和公共服务部能够证明伤害是由其他因素引起，否则因疫苗受伤或死亡的儿童或其法定代理人就有资格获得国家补偿。

VICP建立了无过错补偿责任机制，可以快速、轻松、确定和慷慨地对疫苗受伤者进行补偿，补偿范围包括过去和将来用于诊断、治疗、特殊护理、康复、发展评价、特殊教育、职业培训和就业、个案管理服务、咨询服务、情感或行为治疗、居住、监护、服务费用、特殊设备、相关的差旅费及其他合理必要的设施费用等。若导致受种者死亡，将给予25万美元的补偿。

疫苗赔偿鉴定由美国联邦索赔法院审理，也被称为“疫苗法庭”。任何年龄的个人，只要接种了该法案覆盖的疫苗并认为自己因此受到伤害，都可以提出申请。父母、法定监护人和法定代表人可以代表儿童、残疾成年人和死亡的个人提出申请。申

请的受理和审核过程为:

(1)个人向美国联邦索赔法院提交诉状。

(2)美国卫生与公众服务部的医务人员审查赔偿申请书,确定其是否符合医疗赔偿标准,并提出初步建议。

(3)美国司法部将拟定一份报告,其中包括医疗建议和法律分析,并提交给法院。

(4)报告被提交给法院指定的特别法官,确定申请人是否应该得到赔偿。如果给予赔偿,确定赔偿的金额和类型。

(5)法院指令美国卫生与公众服务部作出赔偿。

如果对结果不认可,索赔者可以提出上诉,在民事法庭对疫苗公司和/或接种疫苗的卫生保健提供者提出索赔。

VICP补偿基金的设置以信托基金形式运营,主要资金来源是政府向免疫计划内的疫苗征收每剂75美分的消费税。

#### 2.《对策损害补偿计划》(CICP)

CICP是美国政府于2009年设立的一项伤害补偿计划,旨在为因使用特定对策(如疫苗、药物、设备或其他物品)而遭受严重伤害或死亡的个体提供补偿。甲流接种后引起的严重反应补偿就属于此范围。

## 三、欧洲联盟

### (一)EudraVigilance

EudraVigilance是管理和分析欧洲经济区临床试验中已批准或正在进行临床试验的药物疑似不良反应信息的系统。欧洲药品管理局(EMA)代表欧盟药品监管网络运营该系统。EudraVigilance通过以下方式进行疫苗安全监管:EMA、国家主管部门、上市许可持有人和EEA临床试验赞助商之间以电子形式交换个案安全报告,及早发现和评估可能的安全信号。

### (二)欧洲免疫技术咨询专家组(ETAGE)

ETAGE是由WHO欧洲区域主任任命的6~8名免疫专家组成。任务是为WHO中欧洲的疫苗可预防疾病和免疫方案提供独立审查和专家技术投入。

### (三)疫苗不良事件监测和通信系统(VAESCO)

VAESCO是2008年由荷兰鹿特丹伊拉斯姆斯大学医学中心开始运行的系统,用于芬兰、瑞典、挪威、德国、英国、荷兰、西班牙、意大利在内的8个欧洲国家的疫苗不良事件监测的国际医疗保健数据库,各国检测机构按照统一要求,使用统一软件对本国数据进行提取分析,并通过利用分布式数据模型和软件来建立国际数据共享,以便在药物领域使用统一的本地数据。

## 四、英国

### (一)AEFI监测和报告

英国于1968年建立了AEFI自愿报告系统(SRS)。目前SRS采取主动监测的方式收集AEFI数据,英国所有的医师和患者可通过网站、电话、电子邮件等多种形式反馈异常反应,所有数据会立即进入由MHRA管理的异常反应数据库。持续收集、分析AEFI报告和搜索安全信号可以识别以前没有发现过的疫苗安全问题,SRS数据与其他药品监管数据、医药文献以及临床试验数据一起由药品安全专家团队进行评估,MHRA根据评估结果进行相应的监督管理,如对疫苗上市许可证的修订等。

### (二)AEFI鉴定和补偿

1979年英国出台《疫苗损害补偿法》,该法案规定了当疫苗受害者的伤残程度达到80%以上,将一次性获得1万英镑的补偿。该法案经过后续多次修订,最终定位补偿标准从伤残80%降为60%以上,补偿额度从1万英镑提高到12万英镑,所覆盖的疫苗引起疾病的范围也进一步扩大。

法案规定,获得国家补偿需要满足:

(1)受害者必须在18岁生日前接种了疫苗,但若在英国暴发了传染病时接种的疫苗,如甲流疫苗等,则不受年龄限制。

(2)疫苗接种地点必须为英国或马恩岛。

(3)补偿申请只能在2岁之后提出,2岁之前不能要求补偿。

(4)提出补偿的最晚期限以下列日期中较迟的日期为准:在受害者21岁生日当天或之前(如其已死亡,则按照满21岁时的时间计算),或者是在疫苗注射后6年内提出。

收到补偿申请后，英国就业与退休保障部下设的疫苗伤害补偿机构会以书面形式通知索赔人是否可以获得国家补偿。如果索赔人不同意该结论，可以向疫苗伤害补偿机构质疑并申请撤销，即“强制撤销”；在申请中索赔人需要解释该结论错误原因并提供新的证据，之后疫苗伤害补偿机构会对最初的结论进行审查。如果审查后认为结论有误，则给出新的结论；如果认为结论无误，索赔人会得到一份“强制性撤销通知”解释原因。如果索赔人不同意该结果，可以再次要求撤销，索赔人提出撤销请求的次数没有限制，也没有时间限制。

如果索赔人对申请撤销的结果仍不满意，可以向社会保障和儿童支持法庭提出上诉，上诉无时间限制。在索赔人提出上诉后，其上诉和证据将由1名法官和1~2名专家（如医生）共同审查残疾程度和因果关系，然后由法官给出结论。

## 五、德国

德国于1976年制定了《药物伤害法》（AMG），规定生产有缺陷药物的生产者对此应承担严格责任。这也是欧洲最早的一部关于药品责任的专门立法。1977年修订发布为《药品法》，一旦发生药品责任诉讼时，药品的经营者（制造商、销售商）不能因为已获得政府批准或许可，以及他们遵守德国标准药典的规定而影响其承担民事或刑事责任。换言之，即使厂商生产的或销售的药品已获政府批准或许可而且符合德国标准药典的规定，只要服用这种产品的消费者能证明缺陷、伤害以及因果关系的存在，就可以使生产者和销售者承担损害赔偿责任。

德国药品不良反应的损害赔偿必须要通过诉讼途径获得，因此法院的赔偿判决是获得赔偿的前提。赔偿金的给付则由药品经营企业或其投保的保险公司支付。为保障受害者能及时得到补偿，德国卫生部下属的联邦药品与医疗用品研究所还会对其进行监督。

该法适用于因疫苗接种而致死亡或受到超出正常接种反应的健康损害。但赔偿责任限于：①当前医药科学知识的认知能力无法得知该疫苗所产生的不良反应，并且不良反应发生原因来源于疫苗研发及制造过程当中；②当前的医药科学知识无法获知疫苗标示、信息等方面而导致的不良反应。

该法规定了因疫苗接种导致死亡的赔付中应包括受害人所抚养人的抚养费用。而且除了赔偿身体或健康损害的医疗费用以外，还要赔偿受害人因该损害所致暂时性或永久性丧失或减少的劳动能力，因此或许需要增加额外的费用。赔付方式可以一次性给付，也可以每年给付。对于单一受害人，一次给付的上限标准为60万欧元，按年给付则每年不超过3.6万欧元；而对于同一疫苗致多人受害时，一次给付的上限标准应不超过1.2万欧元，按照年给付则每年不超过720万欧元。

赔偿的资金来源有两种：由制药企业投保，向各保险公司投入责任保险；由制药企业与当地金融机构或欧盟成员国的金融机构或属于其他国家但与欧洲经济区定有合约的金融机构约定，由该金融机构承担或提供保证。

赔偿申请程序是必须通过药品责任诉讼进行的。受害者向州法院提起诉讼后，法院根据《药品法》对诉讼进行审理，如符合不良反应救济范围，则判决给予受害者赔偿。

## 六、日本

1948年《日本预防接种法》出台，但当时的《日本预防接种法》并未规定预防接种损害救济制度。之后根据司法实践发现的疫苗损害和救济赔偿不统一的问题，学界和司法界不断探索，经过多次修订，最终形成现行法律。

法律规定申请国家赔偿的流程为：

(1)申请者(疫苗受害者本人或其监护人)向当地政府提出申请，当地政府经由县、府、道、都等上级政府将申请送达给厚生劳动省。

(2)厚生劳动省听取疾病及损害认定审查会传染病及预防接种审查分会对于该申请中预防接种与健康损害是否具有因果关系的认定意见，作出承认或否认具有因果关系的指示，下达到当地政府。

(3)由当地政府向申请者作出给付赔偿或者不给付赔偿的答复。

(4)如果申请者对决定不认可，可以向上级政府提出审查请求或提起行政诉讼。提出申请时需要准备必要的书面材料，主要包括医疗费账单、就诊证明，残疾抚育金申请书，残疾人生活保障金申请书、医疗诊断书等。如果公民因接种疫苗死亡，那么其利害关系人申请国家赔偿时还应提供死亡赔偿金申请书、遗属年金申请书、丧葬费、未给付额证明书等。

赔偿种类包括医疗费用、医疗补贴、残疾抚育金、残疾人生活保障金、一次性死亡赔偿金、丧葬费、遗属生活保障金(死者为家庭收入主要来源者时向其遗属支付)及一次性遗属赔偿金(死者并非家庭收入主要来源者时向其遗属支付)等，关于其赔偿数额也有十分具体的规定。疫苗损害赔偿数额的负担比例为国家的1/2，都、道、府、县等上级政府为1/4，市、町、村等当地政府为1/4。

传染病及预防接种审查分会人员主要由相关公职人员及业内著名专家两部分构

成。公职人员包括厚生劳动省健康局长、厚生大臣官方审议官、结核感染课长、预防接种室长等;业内专家包括国际医疗福祉大学药学部教授、国立感染症研究所感染症疫学中心主任、日本医师会感染症危机管理对策常务理事、霞关综合律师事务所高级合伙人、神户大学医学部临床医学教授等。

疫苗接种与损害发生的因果关系主要通过判断其是否符合医学上的合理性、时间上的紧密性、其他因素的可排除性3个要素,即:

第一,由预防接种行为导致该健康损害的发生在医学上具有合理性。

第二,预防接种行为与健康损害结果的发生在时间上具有紧密性和连续性。

第三,可以排除其他可能导致损害结果的合理原因。

申请者如果对不给付赔偿的结果不认同,可以提起行政诉讼。

# 中国AEFI法律规范

## 一、《预防接种后异常反应和事故处理试行办法》和《预防接种工作实施办法》

20世纪80年代,我国政府积极响应WHO倡导的扩大免疫规划(EPI)。1980年,国家卫生健康委员(原卫生部)下发《关于认真落实计划免疫工作的通知》,要求到1981年底全国各地全面实行计划免疫,并颁发《预防接种工作实施办法》和《预防接种后异常反应和事故处理试行办法》(以下简称"《办法》"),从全国层面对预防接种工作的组织领导、儿童免疫程序、异常反应诊断和处理、经费和物质装备,以及预防接种工作的奖惩做了明确规定。

《办法》将预防接种反应定义为:预防接种所使用的生物制品,对机体来说是一种异物(微生物及其产物、异性蛋白等),接种后会引起机体一系列的生理病理及免疫反应,在这些反应过程中所表现出来的临床症状。并将预防接种反应分为两类:一般反应和加重反应以及异常反应。

一般反应和加重反应:指由于制品本身的特性引起的反应,其性质和强度随制品而异。加重反应指一般反应的加重或发生的比例略多一些,均属正常反应。异常反应:指同一批制品同时接种很多人,只在极个别人中发生的一类反应。其特点为:①与制品的种类有一定联系,但只发生于个别人(与受种者体质有关);②反应性质、临床表现与一般反应不同;③反应程度比较严重,必须及时就医诊治。同时提出偶合和事故不属于反应。

《办法》第二条明确“在省、自治区、直辖市市场监督管理局领导和组织下建立预防接种反应诊断小组，由各省、自治区、直辖市卫生防疫站、有关医院和制品的生产单位组成，对于难以确诊或病情严重的病例进行讨论和鉴定。”关于诊断小组的组成在《预防接种工作实施办法》第十一条有更为明确的规定：“各地在卫生行政部门领导下，聘请本地有经验的卫生医师、临床医师、检验及有关人员，组成异常反应诊断小组，对一些疑似与预防接种有关并伴有严重后果的病例诊断，必要时邀请所在区生物制品研究所共同讨论确定。”具体处理程序为：

(1)接种单位于每次预防接种后应及时了解接种反应和事故的发生，一旦发现接种后异常反应和事故，接种单位应及时作登记并逐级上报。如为一般的异常反应(如晕、荨麻疹等)可在基层医疗机构或县级医院就诊并报告卫生防疫站。

(2)各级医疗单位在诊治过程中凡遇与预防接种有关的病例，诊断必须慎重，必要时可进行病例讨论或会诊。如认为可能是预防接种反应，应先和当地卫生防疫站联系，共同研究分析反应情况或通过预防接种诊断小组诊断后，再向家属说明，在未明确之前，不在口头上或病史上向家属说明是接种反应。

(3)凡属预防接种后异常反应或事故，各级医疗防疫部门必须及时诊治或立即组织抢救并上报县、市卫生防疫站认真进行调查分析，在确定性质后加以妥善处理。

(4)凡是严重的异常反应或同时发生多起的异常反应，必须经当地县、市级以上医疗、防疫部门共同讨论确诊。如难以确诊，病情又在继续发展，可由当地卫生主管部门报请上一级卫生主管部门会同有关医疗、防疫和生产部门组织会诊或通过预防接种反应诊断小组作出鉴定。

(5)接种后发生原因不明的死亡病例，应立即报请当地卫生行政部门，组织各有关单位进行调查研究，并进行尸体解剖查明死亡原因，予以处理。

《办法》还明确了各类预防接种反应的补偿：“经会诊或鉴定后如确属预防接种引起的异常反应，所需医药费用除公费、劳保报销外，剩余部分可酌情在当地卫生事业经费内开支。加重原有疾病或急性发作：原有慢性心肝肾等疾病，如确因接种后引起症状加重或急性发作者，其医药费用除公费、劳保报销外可在当地卫生事业经费内作一次性报销至症状缓解时止。经会诊或预防接种反应鉴定委员会鉴定后，为不属于预防接种反应的偶合病例，由诊治的医疗单位负责向患者及其亲属说明原因进行解释。如患者或其亲属无理取闹时，其所在单位应组织配合进行说服教育，经再三劝告不听并造成严重后果者，可报请当地司法机关处理。”

关于预防接种反应的监测和报告,《办法》要求:“发现接种后异常反应和事故,各级卫生防疫部门必须做好登记和统计工作。县、市卫生防疫站应及时进行调查并填写预防接种异常反应和事故调查表,于每种疫苗接种工作结束后上报省、自治区、直辖市卫生防疫站,省、自治区、直辖市卫生防疫站将严重反应上报卫生部(现国家卫生健康委员会)并抄送制造该生物制品的单位和卫生部(现国家卫生健康委员)生物制品检定所。”

《办法》首次对预防接种后反应的分类、诊断、处理、报告和补偿进行了统一规定,对于接种单位进一步规范接种实施和应急处置、科学开展受种者宣传沟通工作发挥了十分积极的作用。但在实际工作实施中也存在一些不足,如预防接种反应定义中未能区分同样会表现临床症状的偶合症、心因性反应等与接种目的无关的反应,分类中加重反应在实际操作上与一般反应无法明确界定,因接种引起原有疾病加重或急性发作者其“医药费作一次性报销至症状缓解时止”中的症状缓解标准不易统一等。

## 二、《全国计划免疫工作条例》

1982年,国家卫生健康委员会(原卫生部)下发《全国计划免疫工作条例》,第五章异常反应的诊断和处理在《预防接种工作实施办法》基础上进行了调整。第二十一条“在预防接种中,遇有严重异常反应,接种单位及卫生人员,应积极处理并及时向卫生行政部门报告,卫生防疫部门应立即派员进行现场调查,并向上一级卫生防疫部门报告。必要时可提请异常反应诊断小组会诊确定。任何医疗单位或个人均不得单方面出具诊断证明,所出证明一律无效。”增加了出现预防接种严重异常反应及时向卫生行政部门报告的工作要求。

第二十二条“确属预防接种所引起的异常反应,其治疗费从当地卫生事业费内核销。”剔除了因接种事故产生的医疗费用从卫生事业费内核销的内容,完善了原来异常反应与接种事故责任划分不清的问题。以上规定,一定程度上明确了政府对预防接种异常反应的补偿责任,但对于补偿标准、补偿方式等都缺乏进一步的界定。虽然明确了补偿费用由当地卫生事业费支出,但在相当一段时间内地方政府的卫生事业经费不是很充足,导致一些异常反应补偿并未落到实处。

## 三、《计划免疫技术管理规程》

1987年,为保证计划免疫工作质量,实现3个85%的目标,国家卫生健康委员会(原卫生部)下发了《计划免疫技术管理规程(试行)》。1998年,随着科学发展和社会进步，计划免疫工作的内容和方法都发生了较大变化，国家卫生健康委员会（原卫生部）组织有关专家在总结以往计划免疫工作的基础上，对《计划免疫技术管理规程（试行）》进行了修订。修订版中明确“预防接种异常反应及事故病例的诊断必须由县级或县级以上卫生行政部门预防接种异常反应诊断小组会诊确定。”将之前“必要时可提请异常反应诊断小组会诊确定”修改为“必须”，进一步规范了预防接种异常反应的诊断流程。

## 四、《医疗事故处理条例》

2002年，国务院颁布《医疗事故处理条例》，预防接种异常反应结论存在争议时参照执行。《医疗事故处理条例》主要针对卫生行政部门接到医疗机构关于重大医疗过失行为的报告或者医疗事故争议当事人要求处理医疗事故争议的申请或医患双方协商解决医疗事故争议，需要进行医疗事故技术鉴定的情况，明确了鉴定专家库组成以及鉴定流程。因《医疗事故处理条例》鉴定范畴主要针对临床医疗事故，部分如鉴定专家选择、取证材料要求等并不完全适配于预防接种异常反应。

## 五、《疫苗流通和预防接种管理条例》

2005年，国务院发布《疫苗流通和预防接种管理条例》（以下简称《条例》），第五章预防接种异常反应的处理是继《预防接种后异常反应和事故处理试行办法》之后，对预防接种异常反应的定义、分类、诊断、处置、报告、补偿和鉴定等全流程进行了较为完整的修订和完善。

《条例》对预防接种异常反应的定义做了很大的改变，定义强调“合格的疫苗”在“规范实施接种”后，“各方均无过错”的情况下出现的受种者机体组织器官、功能损害方为预防接种异常反应，从定义上与接种事故区分开。同时明确六类不属于异常反应的情况：

（1）因疫苗本身特性引起的接种后一般反应。

（2）因疫苗质量不合格给受种者造成的损害。

（3）因接种单位违反预防接种工作规范、免疫程序、疫苗使用指导原则、接种方案给受种者造成的损害。

（4）受种者在接种时正处于某种疾病的潜伏期或者前驱期，接种后偶合发病。

（5）受种者有疫苗说明书规定的接种禁忌，在接种前受种者或者其监护人未如实提供受种者的健康状况和接种禁忌等情况，接种后受种者原有疾病急性复发或者病情加重。

(6)因心理因素发生的个体或者群体的心因性反应。

在《办法》中偶合症和接种事故不属于异常反应基础上，提出接种后发生的心因性反应也不属于异常反应范畴。

《条例》第四十二条“疾病预防控制机构和接种单位及其医疗卫生人员发现预防接种异常反应、疑似预防接种异常反应或者接到相关报告的，应当依照预防接种工作规范及时处理，并立即报告所在地的县级人民政府卫生主管部门、药品监督管理部门。接到报告的卫生主管部门、药品监督管理部门应当立即组织调查处理。”第四十三条“县级以上地方人民政府卫生主管部门、药品监督管理部门应当将在本行政区域内发生的预防接种异常反应及其处理的情况，分别逐级上报至国务院卫生主管部门和药品监督管理部门。”增加了药品监督管理部门在预防接种异常反应处理中的工作职责。

《条例》第一次规定了对预防接种异常反应争议的处置，第四十四条“预防接种异常反应争议发生后，接种单位或者受种方可以请求接种单位所在地的县级人民政府卫生主管部门处理。”第四十五条“预防接种异常反应的鉴定参照《医疗事故处理条例》执行，具体办法由国务院卫生主管部门会同国务院药品监督管理部门制定。”

《条例》规定“因预防接种异常反应造成受种者死亡、严重残疾或者器官组织损伤的，应当给予一次性补偿”，第一次明确两类疫苗引起的异常反应的补偿经费来源：“因接种第一类疫苗引起预防接种异常反应需要对受种者予以补偿的，补偿费用由省、自治区、直辖市人民政府财政部门在预防接种工作经费中安排。因接种第二类疫苗引起预防接种异常反应需要对受种者予以补偿的，补偿费用由相关的疫苗生产企业承担。”2016年，国务院组织了《条例》修订，在此基础上，增加了“国家鼓励建立通过商业保险等形式对预防接种异常反应受种者予以补偿的机制”，这是保障补偿费用的一项重要措施。《条例》规定“预防接种异常反应具体补偿办法由省、自治区、直辖市人民政府制定”，由于国家没有统一的补偿标准，各省执行因当地经济、政策各有差异。

## 六、《预防接种异常反应鉴定办法》

2008年，为规范预防接种异常反应鉴定工作，国家卫生健康委员会(原卫生部)根据《疫苗流通和预防接种管理条例》和《医疗事故处理条例》的规定制定下发了《预防接种异常反应鉴定办法》(以下简称《鉴定办法》)。《鉴定办法》规定“省、自治区、直辖市医学会建立预防接种异常反应鉴定专家库，为省级、设区的市级医学会的预防接种异常反应鉴定提供专家。专家库由临床、流行病、医学检验、药学、法医等相关学科的专家组成，并依据相关学科设置专业组。医学会可以根据预防接种异常反应鉴定的实际情况，对专家库学科专业组予以适当增减，对专家库成员进行调整。”明确专家库的候选人标准。

《鉴定办法》明确了异常反应的报告方，为“各级各类医疗机构、疾病预防控制机构和接种单位及其执行职务的人员”，规定了三类严重的异常反应（①受种者死亡、严重残疾；②群体性疑似预防接种异常反应；③对社会有重大影响的疑似预防接种异常反应。）应当由设区的市级或者省级预防接种异常反应调查诊断专家组进行调查诊断，并规范了异常反应鉴定流程。

## 七、《全国疑似预防接种异常反应监测方案》

2010年为做好疫苗使用安全性监测工作，国家卫生健康委员会（原卫生部）与国家市场监督管理总局组织制定了《全国疑似预防接种异常反应监测方案》（以下简称“《监测方案》”）。《监测方案》整合了《中华人民共和国传染病防治法》《中华人民共和国药品管理法》《疫苗流通和预防接种管理条例》《突发公共卫生事件应急条例》等法律、法规关于预防接种异常反应监测报告相关要求，明确了监测病例定义，首次提出异常反应的报告范围，对接种单位有很强的实际指导意义。

《监测方案》中报告人和报告单位增加了“药品不良反应监测机构、疫苗生产企业、疫苗批发企业”，报告程序新增了出现严重异常反应的报告要求“责任报告单位和报告人应当在发现后2小时内向所在地县级卫生行政部门、药品监督管理部门报告；县级卫生行政部门和药品监督管理部门在2小时内逐级向上级卫生行政部门、药品监督管理部门报告。”

《监测方案》首次提出以省（区、市）为单位，每年达到以下疑似预防接种异常反应监测指标要求：

（1）疑似预防接种异常反应在发现后48小时内报告率≥90%。

（2）需要调查的疑似预防接种异常反应在报告后48小时内调查率≥90%。

（3）死亡、严重残疾、群体性疑似预防接种异常反应、对社会有重大影响的疑似预防接种异常反应在调查后7天内完成初步调查报告率≥90%。

（4）疑似预防接种异常反应个案调查表在调查后3天内报告率≥90%。

（5）疑似预防接种异常反应个案调查表关键项目填写完整率达到100%。

（6）疑似预防接种异常反应分类率>90%。

（7）疑似预防接种异常反应报告县覆盖率达到100%。

并对预防接种信息管理系统数据的审核与分析利用提出要求，各级疾病预防控制机构维护管理，各级药品不良反应监测机构应当共享疑似预防接种异常反应监测信息。县级疾病预防控制机构应当根据疑似预防接种异常反应调查诊断进展和结果，随时对疑似预防接种异常反应个案报告信息和调查报告内容进行订正和补充。国家、省级疾病预防控制机构和药品不良反应监测机构至少每月进行一次分析报告，市、县级疾病预防控制机构和药品不良反应监测机构至少每季度进行一次分析报告。

2022年，国家卫生健康委员会、国家药品监督管理局联合发文对《监测方案》部分内容进行修改：一是将“为加强疫苗使用的安全性监测，根据《中华人民共和国传染病防治法》《中华人民共和国药品管理法》《疫苗流通和预防接种管理条例》《突发公共卫生事件应急条例》等法律、法规，参照WHO的疫苗不良反应监测指南，制定本方案”，修改为“为规范全国预防接种异常反应监测工作，根据《中华人民共和国传染病防治法》《中华人民共和国药品管理法》《中华人民共和国疫苗管理法》《突发公共卫生事件应急条例》等法律、法规，制定本方案”。二是增加“省级、设区的市级和县级疾病预防控制机构应当成立预防接种异常反应调查诊断专家组，负责预防接种异常反应调查诊断。调查诊断专家组由流行病学、临床医学、药学等专家组成。疾病预防控制机构、药品不良反应监测机构的人员不进入预防接种异常反应调查诊断专家组”。三是将“因预防接种异常反应造成受种者死亡、严重残疾或者器官组织损伤的，依照《疫苗流通和预防接种管理条例》有关规定给予受种者一次性补偿”，修改为“实施接种过程中或者实施接种后出现受种者死亡、严重残疾、器官组织损伤等损害，属于异常反应或者不能排除的，依照《中华人民共和国疫苗管理法》有关规定给予受种者补偿”。四是将“因疫苗质量不合格给受种者造成损害的，以及因接种单位违反预防接种工作规范、免疫程序、疫苗使用指导原则、接种方案给受种者造成损害的，依照《中华人民共和国药品管理法》及《医疗事故处理条例》有关规定处理”，修改为“因疫苗质量不合格给受种者造成损害的，以及因接种单位违反预防接种工作规范、免疫程序、疫苗使用指导原则、接种方案给受种者造成损害的，依照《中华人民共和国药品管理法》《中华人民共和国疫苗管理法》及《医疗事故处理条例》有关规定处理”。五是将严重疑似预防接种异常反应的定义进行了修改。

## 八、《中华人民共和国药品管理法》

2019年8月全国人民代表大会常务委员会对《中华人民共和国药品管理法》进行了修订，提出“国家建立药物警戒制度，对药品不良反应及其他与用药有关的有害反应进行监测、识别、评估和控制”，第七章药品上市后管理规定“药品上市许可持有人应当制定药品上市后风险管理计划，主动开展药品上市后研究，对药品的安全性、有效性和质量可控性进行进一步确证，加强对已上市药品的持续管理。”进一步规范了疫苗上市后的安全性监测要求。

## 九、《中华人民共和国疫苗管理法》

2019年12月，《中华人民共和国疫苗管理法》（以下简称“《疫苗管理法》”）颁布实施。《疫苗管理法》对预防接种异常反应补偿制度进行了完善，明确规定造成“死亡、严重残疾、器官组织损伤等损害”应当给予补偿，同时将不能排除属于预防接种异常反应的情形纳入补偿范围，更好地保障受种者权益。《疫苗管理法》规定补偿范围实行目录管理，明确由国务院制定预防接种异常反应补偿的范围、标准和程序，使补偿范围更加清晰明确，方便实际操作，有利于减少各省之间补偿差距过大的问题。

## 十、《预防接种异常反应补偿范围参考目录及说明（2020年版）》

2020年，为贯彻落实《疫苗管理法》关于预防接种异常反应实行目录管理的规定，国家卫生健康委员会办公厅印发《预防接种异常反应补偿范围参考目录及说明（2020年版）》，对异常反应调查诊断、鉴定和补偿提供一定参考范围，明确对不在目录范围内的损害，如果能够证明与预防接种存在因果关系，也应当给予补偿。

# 附录二

## 典型AEFI案例图像

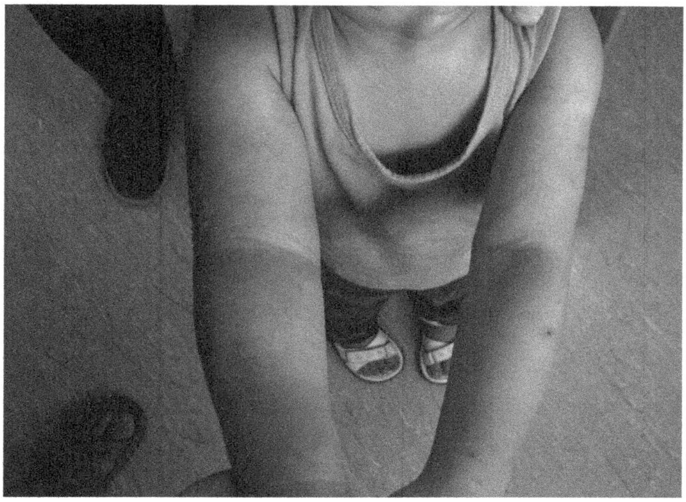

图附录2.1　血管性水肿。

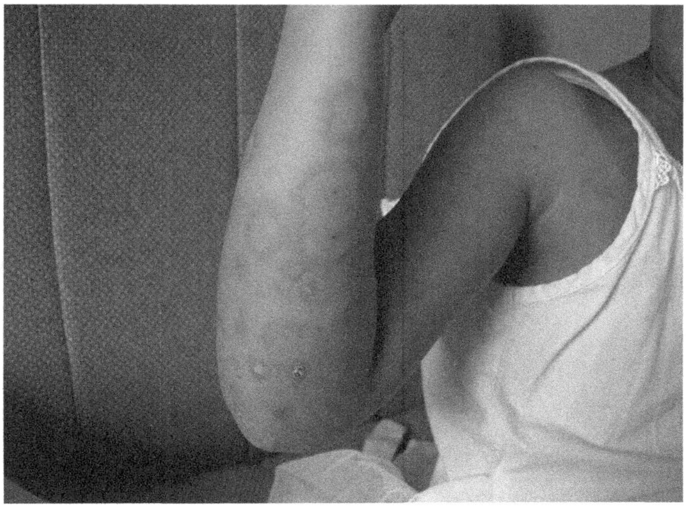

图附录2.2　过敏反应——多形红斑。

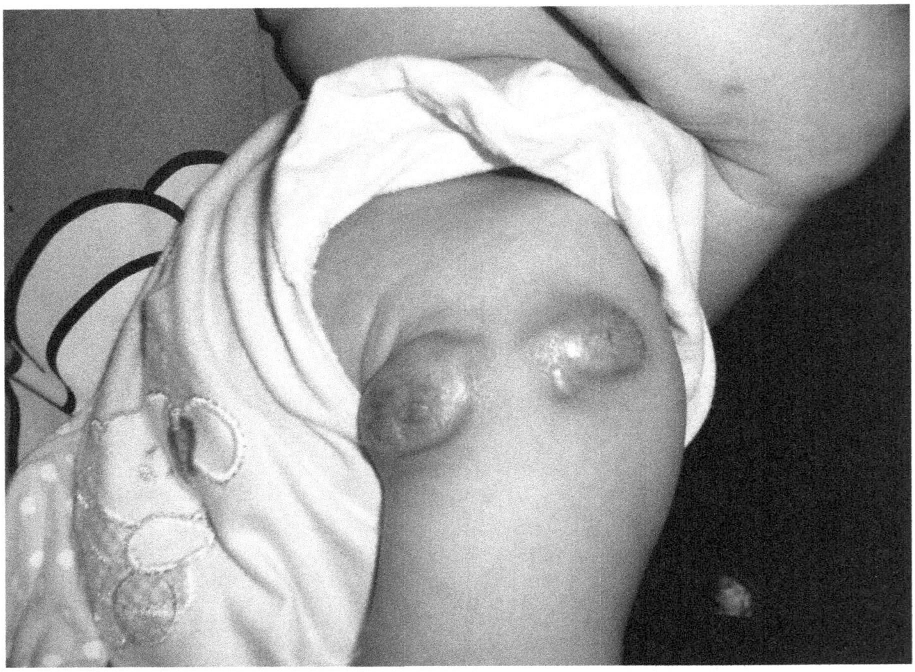

图附录2.3　瘢痕增生。

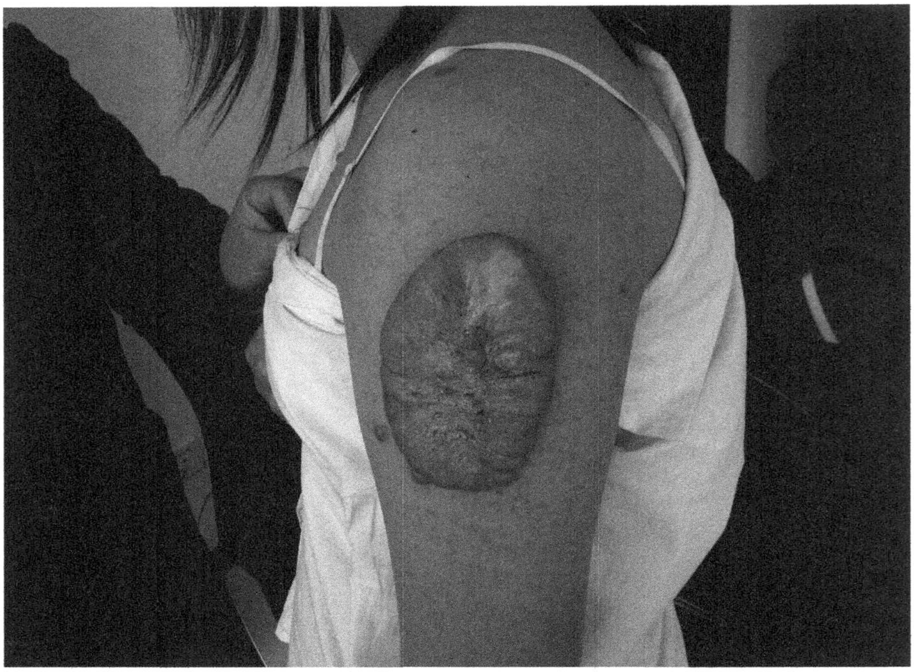

图附录2.4　瘢痕增生。

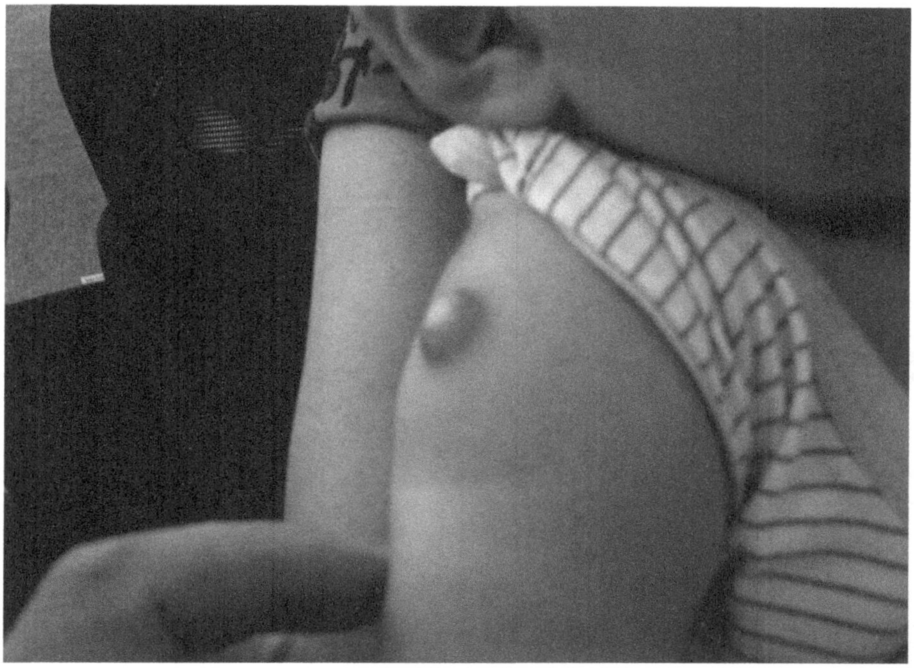

图附录2.5 无菌性化脓。

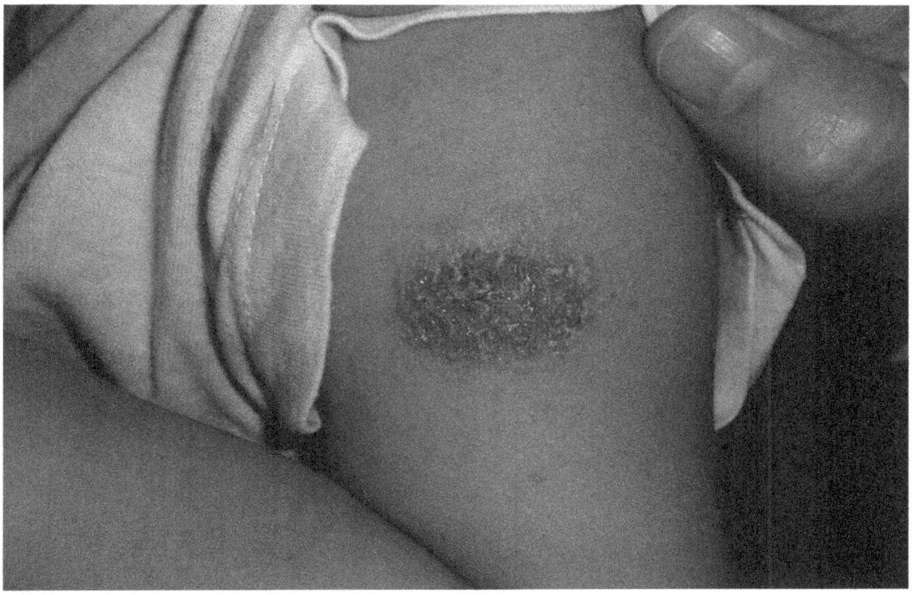

图附录2.6 接种部位湿疹。

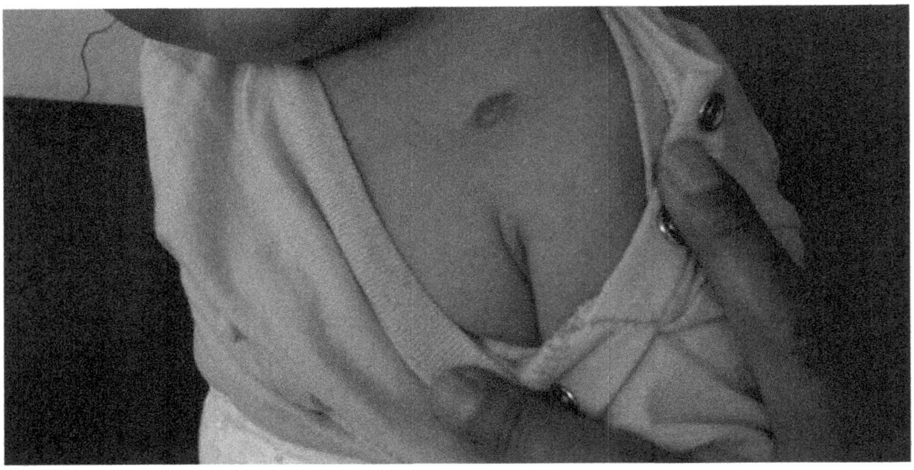

图附录2.7 锁骨上淋巴结肿大化脓破溃。

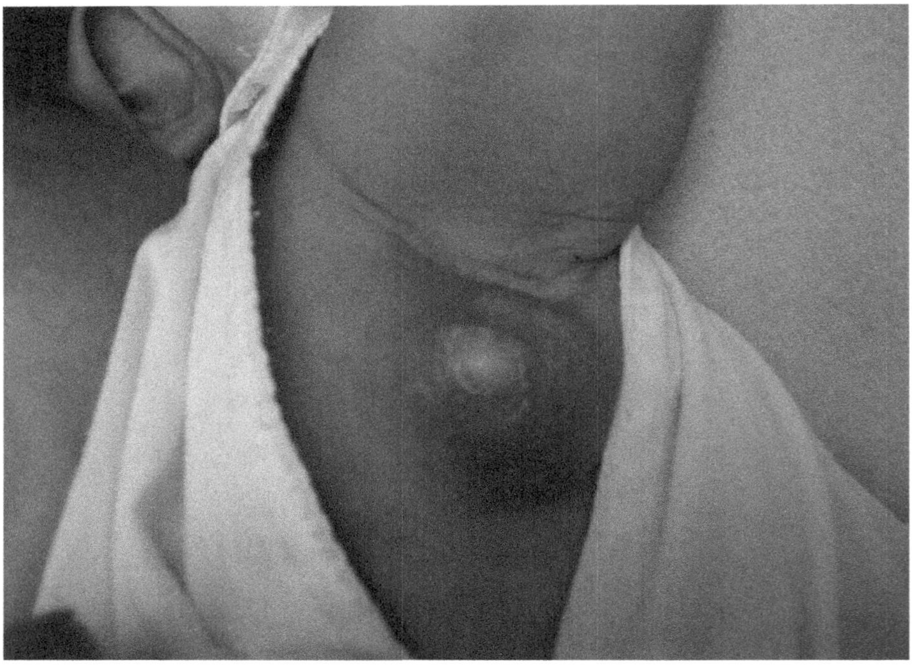

图附录2.8 腋下淋巴结肿大化脓。

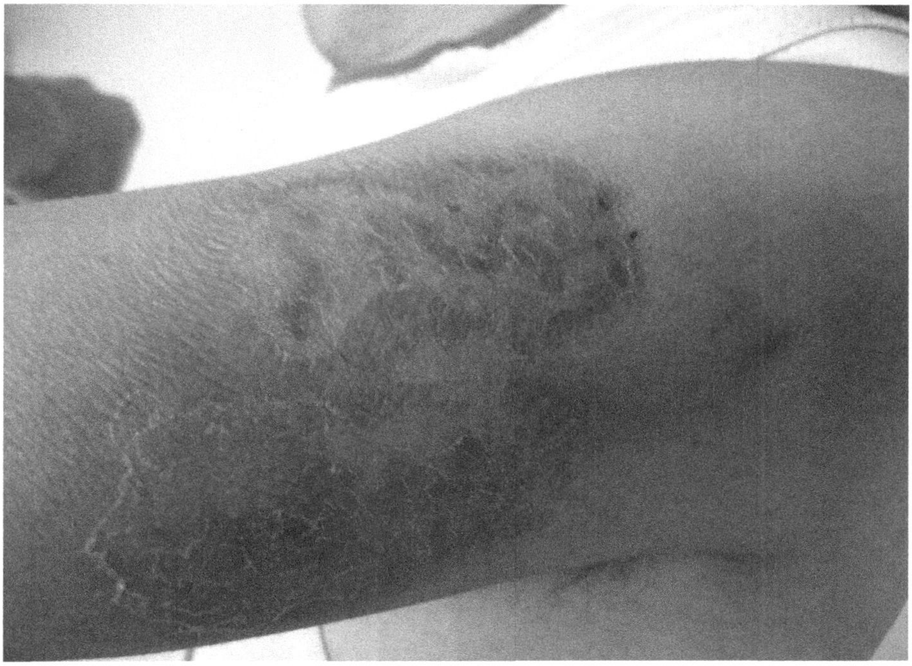

图附录2.9 阿瑟氏反应。

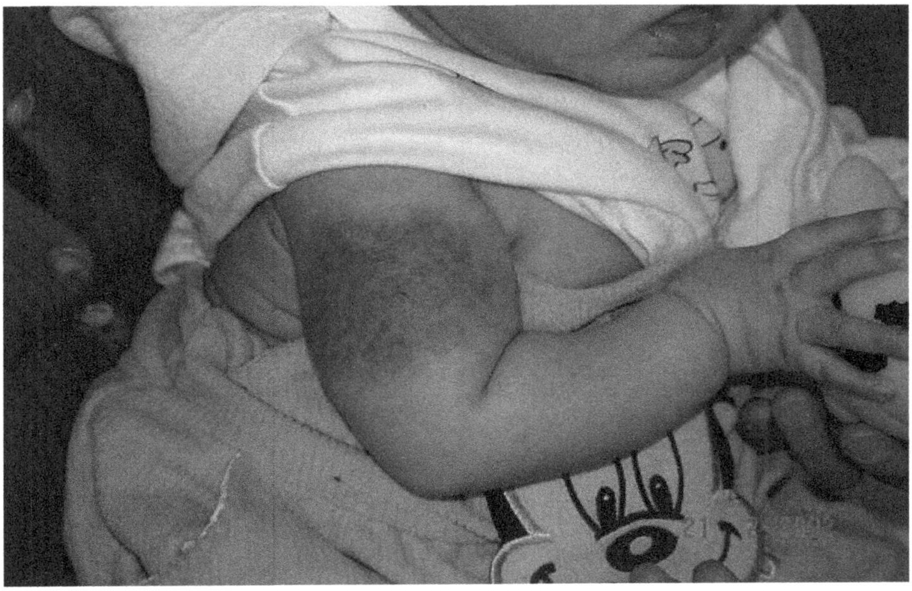

图附录2.10 阿瑟氏反应。

# 缩略词

| 缩略词 | 中文 |
|---|---|
| AEFI | 疑似预防接种异常反应 |
| AFP | 急性弛缓性麻痹 |
| AG | 阴离子间隙 |
| ALP | 碱性磷酸酶 |
| ALT | 丙氨酸转氨酶 |
| ANA | 抗核抗体 |
| Anth | 皮上划痕人用炭疽活疫苗 |
| APTT | 部分凝血活酶时间 |
| ASO | 抗链球菌溶血素O |
| AST | 天冬氨酸转氨酶 |
| B | 嗜碱性粒细胞 |
| BBB | 血脑屏障 |
| BCG | 卡介苗 |
| BE | 碱剩余 |
| bOPV | 口服脊髓灰质炎减毒活疫苗 |
| CDC | 疾病预防控制中心 |
| CDFI | 彩色多普勒超声 |
| CK | 肌酸肌酶 |
| CKMB | 肌酸激酶同工酶 |
| CKMB | 心肌酶 |
| CMV | 巨细胞病毒 |
| COX | 柯萨奇病毒 |
| CRP | C反应蛋白 |
| CSF | 脑脊液 |
| dsDNA | 双链DNA |
| DT | 吸附白喉破伤风联合疫苗 |
| DTaP | 白喉、破伤风和无细胞型百日咳疫苗 |
| DTaP+Hib | DTaP+Hib四联疫苗 |
| DTaP-Hib | 吸附无细胞百白破b型流感嗜血杆菌联合疫苗 |
| DTaP-IPV/Hib | 吸附无细胞百白破灭活脊髓灰质炎和b型流感嗜血杆菌(结合)联合疫苗 |

（待续）

续表

| 缩略词 | 中文 |
|---|---|
| E | 嗜酸性粒细胞 |
| EBV | EB病毒 |
| EHF | 肾综合征出血热灭活疫苗 |
| ELISA | 酶联免疫吸附测定法 |
| ESR | 红细胞沉降率 |
| ETAGE | 欧洲免疫技术咨询专家组 |
| EV71 | 肠道病毒71型 |
| FER | 血清铁蛋白 |
| Fg | 纤维蛋白原 |
| Flu.V | 流感病毒疫苗 |
| GLU | 葡萄糖 |
| Hb | 血红蛋白 |
| HBsAb | 乙型肝炎表面抗体 |
| HCT | 血细胞比容 |
| HepA-I | 甲型肝炎灭活疫苗 |
| HepA-L | 甲型肝炎减毒活疫苗 |
| HepB | 重组乙型肝炎疫苗 |
| HepE | 重组戊型肝炎疫苗 |
| Hib | b型流感杆菌疫苗 |
| HIV | 人类免疫缺陷病毒 |
| HPV | 人乳头瘤病毒疫苗 |
| Hr | H反射 |
| HSV | 单纯疱疹病毒 |
| ICH | 颅内出血 |
| IgA | 免疫球蛋白A |
| IgD | 免疫球蛋白D |
| IgE | 免疫球蛋白E |
| IgG | 免疫球蛋白G |
| IgM | 免疫球蛋白M |
| IL | 白细胞介素 |
| INR | 国际标准化比值 |
| IPV | 脊髓灰质炎灭活疫苗 |
| ITP | 免疫性血小板减少症 |
| iVDPV | 免疫缺陷者疫苗衍生脊髓灰质炎病毒 |
| IVIG | 静脉注射免疫球蛋白 |
| JE-I | 乙型脑炎灭活疫苗 |
| JEV-L | 乙型脑炎减毒活疫苗 |

（待续）

续表

| 缩略词 | 中文 |
| --- | --- |
| L | 淋巴细胞 |
| LDH | 乳酸脱氢酶 |
| Lep | 钩端螺旋体疫苗 |
| Mb | 肌红蛋白 |
| MBP | 髓磷脂碱性蛋白 |
| MCH | 红细胞平均血红蛋白含量 |
| MCV | 运动神经传导速度 |
| MCV-AC | AC群脑膜炎球菌多糖结合疫苗 |
| MCV-ACYW135 | ACYW135群脑膜炎球菌多糖结合疫苗 |
| MMR | 麻疹风疹腮腺炎联合减毒活疫苗 |
| MOG | 髓鞘少突胶质细胞糖蛋白 |
| MONO | 单核细胞 |
| Mp | 肺炎支原体 |
| MPL | 单磷酰脂质A |
| MPSV-A | A群流行性脑脊髓膜炎多糖疫苗 |
| MPSV-AC | AC群流行性脑脊髓膜多糖疫苗 |
| MPV | 血小板平均的体积 |
| MPV-ACYW135 | ACYW135群脑膜炎球菌多糖疫苗 |
| MR | 磁共振 |
| MRI | 磁共振成像 |
| MV | 麻疹疫苗 |
| N | 中性粒细胞 |
| Na | 钠含量 |
| NC | 脓细胞 |
| NK | 自然杀伤细胞 |
| OCB | 寡克隆区带 |
| OPV | 口服脊髓灰质炎减毒活疫苗 |
| PA | 前白蛋白 |
| PAS | 碘酸-雪夫染色 |
| $PCO_2$ | 二氧化碳分压 |
| PCR | 聚合酶链反应 |
| PCT | 降钙素原 |
| PCV13 | 13价肺炎球菌疫苗 |
| PDW | 血小板分布宽度 |
| PH | 酸碱度 |
| PLT | 血小板 |
| $PO_2$ | 氧气分压 |

（待续）

续表

| 缩略词 | 中文 |
|---|---|
| PPD | 结核菌素试验 |
| PPV23 | 23价肺炎球菌疫苗 |
| PRISM | 许可后快速免疫安全监测系统 |
| Pro | 蛋白质 |
| PT | 凝血酶原时间 |
| PT-INR | 凝血酶原国际标准化比值 |
| qd | 每天1次 |
| RBC | 红细胞 |
| RNP | 核糖核蛋白 |
| RV | 轮状病毒减毒疫苗 |
| SBC | 标准碳酸氢盐 |
| SCV | 感觉神经传导速度 |
| SEP | 体感诱发电位 |
| SMA | 平滑肌肌动蛋白 |
| SSA | 干燥综合征A |
| TB | 结核分枝杆菌 |
| tid | 每天3次 |
| tOPV | 3价脊髓灰质炎减毒活疫苗 |
| TP | 梅毒螺旋体抗体 |
| T-spot | 结核感染T细胞实验 |
| TT | 凝血酶时间 |
| VAESCO | 疫苗不良事件监测和通信系统 |
| VAMPSS | 妊娠疫苗和药物监测系统 |
| VAPP | 疫苗相关麻痹型脊髓灰质炎病例 |
| VDPV | 脊髓灰质炎疫苗衍生病毒 |
| VEP | 视觉电生理检查 |
| VSD | 疫苗安全数据链 |
| VZV | 水痘减毒活疫苗 |
| WBC | 白细胞 |
| WHO | 世界卫生组织 |
| γ-GT | γ-谷氨酶 |

# 索引